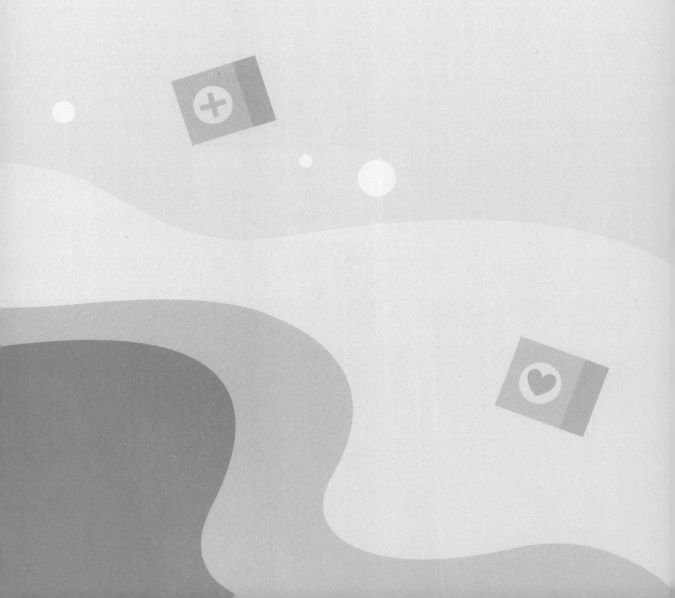

GENERAL
EDUCATION 通识
大学生 教育

浙江省普通本科高校"十四五"重点立项建设教材

"健康中国2030"素质教育系列教材

高等院校数字化融媒体特色教材

Public Health Nursing

公共卫生护理

（融媒体通识版）

李 鲁 杨 勇 主审 ■

许 虹 李冬梅 楼 妍 主编 ■

ZHEJIANG UNIVERSITY PRESS

浙江大学出版社

·杭州·

图书在版编目（CIP）数据

公共卫生护理：融媒体通识版 / 许虹，李冬梅，楼

妍主编. -- 杭州：浙江大学出版社，2024.10

ISBN 978-7-308-24933-1

Ⅰ. ①公… Ⅱ. ①许… ②李… ③楼… Ⅲ. ①公共卫

生－卫生服务－中国－教材②护理学－教材 Ⅳ.

①R199.2②R47

中国国家版本馆 CIP 数据核字（2024）第 091762 号

公共卫生护理（融媒体通识版）

主　编　许　虹　李冬梅　楼　妍

策划编辑	阮海潮（1020497465@qq.com）
责任编辑	阮海潮
责任校对	王元新
封面设计	续设计
出版发行	浙江大学出版社
	（杭州市天目山路 148 号　邮政编码 310007）
	（网址：http://www.zjupress.com）
排　　版	杭州星云光电图文制作有限公司
印　　刷	杭州宏雅印刷有限公司
开　　本	787mm×1092mm　1/16
印　　张	16.75
字　　数	397 千
版 印 次	2024 年 10 月第 1 版　2024 年 10 月第 1 次印刷
书　　号	ISBN 978-7-308-24933-1
定　　价	49.00 元

《公共卫生护理》
（融媒体通识版）

编委会

主　编　许　虹（杭州师范大学健康与护理研究院、杭州师范大学护理学院）

李冬梅（桂林医学院护理学院）

楼　妍（杭州师范大学护理学院、杭州师范大学健康与护理研究院）

副主编　冯志仙（浙江树人学院医学院附属树兰（杭州）医院）

钱　英（杭州师范大学护理学院、杭州师范大学健康与护理研究院）

王大辉（杭州师范大学公共卫生学院）

吴育红（杭州师范大学护理学院、杭州师范大学健康与护理研究院）

编　委　（按编写章节顺序排序）

李冬梅（桂林医学院护理学院）

许　虹（杭州师范大学健康与护理研究院、杭州师范大学护理学院）

冯志仙（浙江树人学院医学院附属树兰（杭州）医院）

邢宇航（浙江省疾病预防控制中心）

孙　艳（桂林医学院公共卫生学院）

楼　妍（杭州师范大学护理学院、杭州师范大学健康与护理研究院）

廖　珺（桂林医学院护理学院）

李小雪（北京协和医学院）

钱　英（杭州师范大学护理学院、杭州师范大学健康与护理研究院）

王丽萍（杭州师范大学护理学院、杭州师范大学健康与护理研究院）

王大辉（杭州师范大学公共卫生学院）

王晓蕾（杭州师范大学护理学院）

吴育红（杭州师范大学护理学院、杭州师范大学健康与护理研究院）

梁　琦（浙江树人学院医学院）

郑迦棋（绍兴护士学校）

葛媛媛（北京中医药大学东方学院）

秘　书　郑迦棋　梁　琦　葛媛媛

前　言

　　2020年初,新型冠状病毒感染疫情突然暴发,使各国公共卫生事业面临严峻的挑战,也对护理人的职责、使命提出了新的要求。护理人员作为守护人民全生命周期健康的主要力量,践行着预防疾病、恢复健康、减轻痛苦的使命和任务。健康中国建设,需提升全民健康素养。大学生作为国家的未来、社会的栋梁,承载着一个民族的希望。如何引导及培养大学生的"大健康"理念,延伸护理范畴与内涵,开拓"大护理"新局面,提升大学生乃至全民公共卫生素养和能力,是护理教育界研究的重大课题。

　　本教材作为浙江省普通本科高校"十四五"重点立项建设教材、首部"新医科"公共卫生领域通识教育课程教材,依据《"健康中国2030"规划纲要》,紧扣加强健康教育、塑造自主自律的健康行为、加强重点人群健康服务、建设健康环境、保障食品药品安全等内容,针对大学生和普通人群面临的问题,本着培养"人人为健康,健康为人人"公共卫生意识的初衷,旨在倡导健康文明的生活方式,提升健康素养,同时也增强大学生的社会责任感、爱国情怀及民族自豪感。教材共分十三章:绪论、健康教育与健康促进、流行病学与公共卫生护理、社区公共卫生、家庭公共卫生、优生与儿童卫生保健、孕产妇卫生保健、老年人卫生保健、慢性病患者卫生保健、职业卫生、环境公共卫生、营养与食品卫生、传染病及突发公共卫生事件的管理。在编写过程中还融入了我国传统的中医药文化,将中医"治未病"的理念贯彻于公共卫生护理的防病治病中。

　　本教材依据"新医科"教材及通识教育课程教材的要求,在体例上,每章首明晰学习目标,以身边熟悉的案例引导学生在真实情境中发现问题、思考问题;采用二维码、流程图、框架图、知识链接及数字资源呈现各知识点,以增强其视觉感和理解力;以通俗易懂的内容和图文并茂的形式,增强教材的趣味性和可读性;每章末设立"测试一下""拓展阅读"小栏目,以培养学生主动获取知识和积极思考的能力。

　　感谢多学科编写团队成员的辛勤付出;感谢浙江树人学院校长、国内知名社会医学专家、博士生导师李鲁教授对教材编写大纲的审定;感谢著名胸心外科、"治未病"与健康管理专家、博士生导师、浙江中医药大学附属杭州市中医院原院长、党委书记杨勇教授对教材体例、内容的指导和审改;感谢杭州师范大学、浙江大学出版社、浙江省教育厅领导和为本书顺利出版付出劳动的每个人,同时也向相关参考文献的作者表示诚挚的谢意。

本教材可作为高校各专业学生通识教育课程教材，也可作为临床医护人员、社区卫生人员、养老及母婴护理员、卫生行政管理人员、社会工作者等各类在职人员的继续教育教材和民众普及公共卫生知识的读本。

由于间不容砺，力所不及，书中难免有不当之处，希望广大同仁批评、指正，以便再版时进一步修改和完善。

许 虹 李冬梅 楼 妍

2024 年 9 月 16 日

目　录

第一章 绪 论

知识目标

1. 掌握健康、疾病、亚健康、公共卫生、公共卫生护理、"治未病"的概念;掌握公共卫生的特点及职能。
2. 熟悉公共卫生护理的工作内容。
3. 了解中医"治未病"的理念和内涵。

能力目标

1. 能说明健康、疾病和亚健康的关系。
2. 能分析健康与公共卫生的关系。
3. 能说明中医"治未病"在公共卫生中发挥的作用。

素质目标

帮助学生建构"大健康"理念,提高其公共卫生服务素养和能力,树立仁爱、博爱精神,弘扬我国中医药文化和中华优秀传统文化。

导入情境与思考

2020 年初,新型冠状病毒感染疫情来势汹汹,一座座城市按下了"暂停键",而医护人员却奋战在抗击疫情的最前线,用他们的生命守护着民众的健康。小王,1994年出生,是一名在某社区卫生服务中心工作的护士。面对疫情,她坚决服从中心安排,转战在社区、隔离酒店、高速公路收费站卡口等,承担照护发热患者、转运疑似患者、测量外来人员体温等工作。正值春节,她和同事第一时间掌握社区疫情动态,维护重点人员管理系统,为全市疫情防控工作提供基础数据,她用自己的实际行动诠释了新一代公共卫生护士的责任与担当。

请思考

1. 公共卫生的特点有哪些?
2. 公共卫生有哪些职能?
3. 请说明公共卫生护理的特点和护理人员在公共卫生服务中发挥的重要作用。

在人类发展历程中,公共卫生是保障人民健康的重要因素之一。促进公共卫生可持续发展,是提高人口素质、维护社会稳定、推动经济发展的先决条件。全面推行"健康中国"战略,以维护并促进公众健康为目标的公共卫生越来越得到社会各界的重视。

1-1 教学 PPT

第一节 健康与公共卫生

健康是人类的基本需求和权利,社会进步的重要标志和潜在动力。世界卫生组织(World Health Organization,WHO)提出"不分种族、宗教、政治信仰、经济和社会状况,享有可达到最高水准的健康是每个人的基本权利之一"。实现人人享有卫生保健已成为全球的共同目标。

一、健康与疾病

受传统观念和世俗文化的影响,长期以来人们理解健康为"无病、无伤、无残",不健康是"有病、有残、有伤",而 20 世纪中期以后,随着科学研究的不断深入,健康的内涵更加丰富和全面。

(一)健康

健康是一个复杂、多维、综合且不断变化的概念。对健康的理解受年龄、社会经济地位、教育程度、风俗习惯和价值观等因素的影响。

1. 健康的概念

WHO 于 1986 年提出"健康不仅是没有疾病,而且包括躯体健康、心理健康、社会适应良好和道德健康",强调从社会公共道德出发,维护健康人人有责;不仅要对自己的健康负责,还要为社会群体的健康承担社会责任。

中医学认为,人是一个有机的整体,与社会、自然环境息息相关。在正常情况下,人体生理活动与外界环境处于相互协调的动态平衡状态,称为"健康",即"未病"状态。健康为"阴阳自和""神与形俱""天人合一",是人体生理活动正常、心理状态平静、社会行为正常、能适应外界环境变化的一种状态。

2. 健康的标准

WHO 提出的十条健康标准见图 1-1。

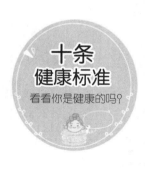

■ 有足够充沛的精力，能从容不迫地应付日常生活和工作的压力而不感到过分的紧张。
■ 处事乐观，态度积极，乐于承担责任，事无巨细不挑剔。
■ 善于休息，睡眠良好。
■ 应变能力强，能适应环境的各种变化。
■ 能够抵抗一般性感冒和传染病。
■ 体重适当，身材匀称，站立时头、臂、臀位置协调。
■ 眼睛明亮，反应敏锐，眼睑不发炎。
■ 牙齿清洁，无空洞，无痛感，牙龈颜色正常，无出血现象。
■ 头发有光泽，无头屑。
■ 肌肉、皮肤富有弹性，走路感觉轻松。

图 1-1　WHO 提出的十条健康标准

3.人类十大健康危机

WHO 公布的人类十大健康危机见图 1-2。

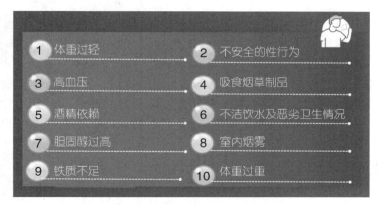

图 1-2　WHO 公布的人类十大健康危机

(二)疾病

随着社会的进步和医学科学的发展，人们对疾病的认识已从单纯的生物医学模式向生物—心理—社会医学模式转变。

在我国，疾病中的"疾"字是一个病字框，里面一个"有的放矢"的"矢"，"矢"即为"射箭"的"箭"，寓意为如感冒、风寒、传染病等外来因素向人体放"冷箭"，导致出现"疾"；"病"字里面是一个"丙"，在中华文化中"丙"是火的意思，五脏器官中丙代表心，"丙火"又称为"心火"，即心里感到不适而有火，人就有"病"了。

现代医学认为，疾病是在一定病因作用下自稳调节紊乱而发生的异常生命活动过程，并引发一系列代谢、功能、结构的变化，表现为症状、体征和行为的异常。不同学科对疾病的认识有不同的侧重点(见图 1-3)。

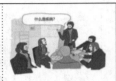

生物学观点	哲学观点	社会学观点	中医学观点
疾病是机体功能、结构和形态偏离正常，内环境动态平衡紊乱。	疾病是机体损伤与抗损伤的斗争，是机体应对有害因子作用的过程。	疾病是社会行为，关注疾病的社会后果与劳动能力的改变。	疾病是在致病因素（六淫和七情等）作用下，机体与环境关系失调。

图 1-3　不同学科对疾病的认识

（三）亚健康

随着生活、学习、工作压力的不断增大，以及人口老龄化的日益加剧，人们承受的精神和心理压力也越来越大，加之不健康的生活方式，使得亚健康人群数量呈现上升趋势。

1. 亚健康的概念

亚健康是现代医学提出的一个新概念，即健康为"第一状态"，疾病为"第二状态"，介于健康与疾病之间的称为"第三状态"，也称"亚健康"状态或"灰色"状态。亚健康是指人们未能达到健康的标准，又不符合现代医学有关疾病的临床或亚临床诊断标准。

在我国，两千多年前人们就对亚健康有了一定的认识。古代"疾"与"病"含义不同，"疾"是指不易察觉的小病（疾），如果不采取有效措施，就可能发展到可见的程度，称为"病"。这种患疾的状态，类似于现代医学所指的"亚健康"或"第三状态"，中医学称之为"未病"。

2. 亚健康的表现（见图 1-4）

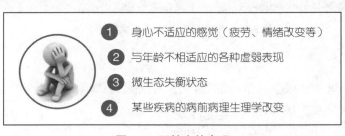

1　身心不适应的感觉（疲劳、情绪改变等）

2　与年龄不相适应的各种虚弱表现

3　微生态失衡状态

4　某些疾病的病前病理生理学改变

图 1-4　亚健康的表现

中医学认为，亚健康状态的发生是先天不足、劳逸失度、起居失常、饮食不当、情志不遂、居处不慎、年老体衰等因素引起机体阴阳失衡、气血失调、脏器功能失和所致。

1-2　中医九种体质

（四）健康、亚健康与疾病的关系

在传统观念中，人们认为健康与疾病各自独立且相互对立，是"非此即彼"的关系。现代医学则认为，健康与疾病是连续统一的，人的健康与疾病可以比作一根轴，轴的一端是健康,另一端是死亡,健康和疾病是一个连续、动态的过程,而中间状态为亚健康。亚健康经过及时有效的调控,可向健康状态转变;如果任其发展,进一步恶化,就会转向疾病,甚至死亡。健康、亚健康和疾病的关系见图 1-5。

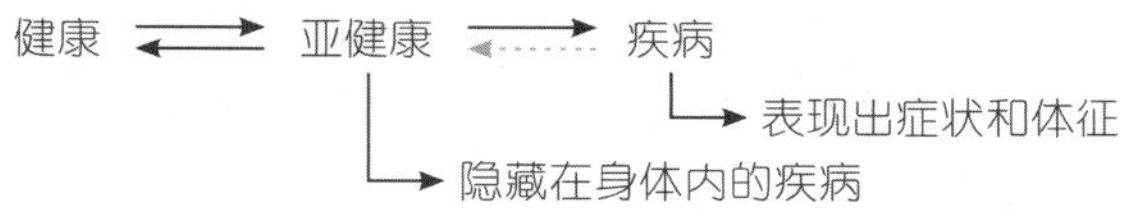

健康 ⇄ 亚健康 ⇢ 疾病
⤷ 表现出症状和体征
⤷ 隐藏在身体内的疾病

图 1-5 健康、亚健康和疾病的关系

二、公共卫生的概念、范畴

公共卫生(public health)也称公共健康或公众健康。在人类漫长的历史演进过程中经过不断探索和经验的积累,人们对公共卫生的认识也在不断深化。

(一)公共卫生的概念和特点

步入 20 世纪后,随着急性传染病的控制和消灭,公众健康有了很大改观,但随之而来的饮食结构配比不当、营养过剩、不良生活方式、环境污染等,给公共卫生带来了新的挑战。

1.公共卫生的概念

在原始社会,有巢氏带领先民"构木为巢,以避群害",使人们得以安居,开创了巢居文明(见图 1-6)。燧人氏则"钻木取火,以化腥臊",由此获得最初级的卫生保健知识。"卫生"一词最早见于先秦典籍《庄子·杂篇·庚桑楚》,意为"卫全其生",指养生、保护生命。

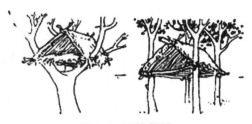

图 1-6 原始巢居

被西方尊为"医学之父"的古希腊医师希波克拉底(Hippocrates)在《关于空气、火、场所》中将疾病与当地气候、饮水、居民体格和衣食住行等联系起来。17 世纪欧洲工业革命时期,随着大量农民从乡村涌入城市,工业生产从小作坊过渡到大工厂。由于居住密集、饮水污染、粪便垃圾堆积如山、蚊蝇滋生等,导致伤寒、霍乱和痢疾等疾病流行,居民健康状况下降。为了改善民众的健康,政府采取了一系列环境卫生措施,如整治上、下水道,饮水净化消毒,处理粪便垃圾,控制蚊蝇滋生,改善居住和营养条件等,这些都是对公共卫生最早的朴实认识和具体实践行动。

美国公共卫生领袖人物、耶鲁大学温斯洛(Charles-Edward A. Winslow)教授在 20 世纪 20 年代初提出"公共卫生"的概念,他认为公共卫生是"一门通过有组织的社会努力以预防疾病、延长寿命、增进健康与效率的科学与艺术。有组织的社会努力包括改善环境卫生状况、控制传染病、教育公众注意个人卫生、组织基本医疗和护理服务人员提供早期诊断和预防性治疗的服务,以及建立发展有效的社会机制,以保证每个人拥有足以维持健康的生活水准,使每个居民都能享有健康和长寿的权利"。

我国在 2003 年的全国卫生工作会议上首次提出了公共卫生的中国定义:"公共卫生是组织社会共同努力,改善环境卫生条件,预防控制传染病和其他疾病流行,培养良好卫生习惯和文明生活方式,提供医疗服务,达到预防疾病、促进人民身体健康的目的。"这是国内第一次提出较为系统全面的公共卫生定义。该定义明确提出了公共卫生需要全体社会成员的努力,描述了公共卫生的工作内容与目标,以及各级政府应承担的责任,对于我国公共卫生服务具有重要的指导作用。

2.公共卫生的特点

公共卫生是以持久的全人群健康改善为目标的集体行动,其特点主要体现在五个方面,见图1-7。

(二)公共卫生的职能

公共卫生不仅在抵御健康风险、避免和减轻疾病损害方面,而且在保障公共安全和国家安全、维护社会稳定、促进经济建设和社会发展等方面作用巨大。WHO 提出的基本公共卫生职能主要有:

(1)监测和评估人口的健康状况、卫生服务利用率,以及对危险因素和健康威胁的监测。

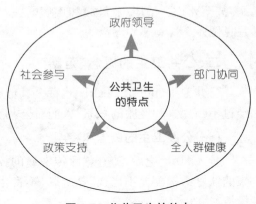

图1-7 公共卫生的特点

(2)突发公共卫生事件的管理。

(3)确保有效的公共卫生治理、监管和立法。

(4)支持高效和有效的卫生系统以及关于人口健康多部门规划、筹资和管理。

(5)保护人口免受健康威胁,包括环境和职业危害、传染病威胁、食品安全、化学和辐射危害等。

(6)促进对疾病(包括非传染性和传染性疾病)的预防和早期发现。

(7)促进健康和福祉,采取行动解决导致健康和不公平问题的因素。

(8)确保促进健康和福祉方面的社区参与和社会动员。

(9)确保公共卫生人力的数量和质量。

(10)确保公共卫生服务的质量和可及性。

(11)推进公共卫生研究。

(12)确保基本药物和其他卫生技术的公平获得和合理使用。

(三)公共卫生的历史进程

人类趋利避害的本性,以及集居的生活特征使公共卫生一直伴随着人类的发展。从最开始与恶劣的自然环境作抗争,到今天公共卫生作为政府职能的一种重要体现,公共卫生与人类活动相伴始终。

1.公元前后时期

公元前4000年,在印度经书中即记载有各种临床疾病的治疗与卫生保健,其中特别重视的是个人卫生和新鲜空气。公元前1500年到前1000年,埃及人亦有个人卫生及环境卫生观念,如食物的保存、安置排水管、建造厕所、垃圾及排泄物的清除、住房消毒等措施,同时还有隔离麻风病患者、防止传染病的扩散等。

古罗马人相信疾病的预防比治疗更重要,认为污浊的空气、不洁净的水、尸体残骸、个人卫生不良等是导致不健康的因素。因此,他们修建输水道输入纯净的水,修建排水道排出污物,促进公共厕所的修建和完善,使人们生活更健康(见图1-8、图1-9)。尽管古罗马城发生过一些流行病,但相比于古希腊却很少暴发严重疫情,这与古罗马人重视环境卫生有一定关系。

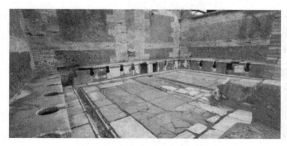
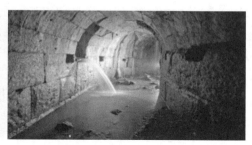

图1-8　古罗马时期的公共厕所　　　　　　图1-9　古罗马时期的下水道

2.中世纪

中世纪人口数据资料显示,平稳的人口增长一直持续到14世纪,之后因为黑死病,即腺鼠疫大流行导致人口锐减。在中世纪,城镇已经采取了有效的卫生措施,城市的公共卫生服务初见雏形:建立饮水源保护措施;实施食品卫生监督;行业产生的垃圾和副产物必须适当处理;对传染病患者进行隔离;设立公共卫生机构和公立医院,为穷人提供基本医疗服务和社会救济帮助。

欧洲经历了麻风病、黑死病(见图1-10)的大流行后,人们更加认识到公共卫生的重要性,以政府为主导的现代公共卫生开始萌芽。威尼斯于1845年建立了国境卫生检疫制度,来自鼠疫流行区的船只必须在港口外检疫观察40天。

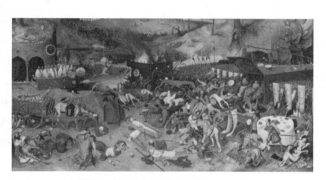

图1-10　老彼得·勃鲁盖尔绘制的《死亡的胜利》(欧洲中世纪黑死病惨状)

3.文艺复兴时期

文艺复兴时期是公共卫生的萌芽时期,人们开始注意到健康与社会环境息息相关,于是开始致力于病因的探讨。在此期间建立了许多图书馆、大学、医学院等,同时出现了一些医学科学开拓者。

1675年,荷兰人列文虎克利用自制的显微镜首先发现了原生动物,并于1683年将观察到的微生物绘制后予以公开。此举改变了人类对疾病原因的看法,使得人们不再认为生病是一种上天的惩罚。1798年,英国人金纳发明牛痘疫苗用以预防天花,开了免疫学等预防医学的先河(见图1-11)。

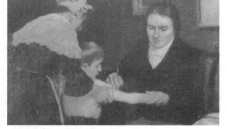

图1-11　1798年人类首次接种牛痘疫苗预防天花

4. 公共卫生发展时期

17 世纪中期英国工业革命兴起，人口急剧增加给城市管理、安全及卫生带来严峻的挑战。当时的伦敦，到处都是冒着浓烟的工厂、布满粪便的街道、破旧不堪的出租屋，泰晤士河被称作"伦敦的化粪池"（见图 1-12）。

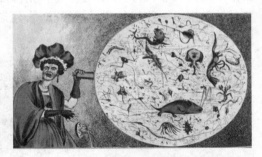

图 1-12　《怪物汤》（一位女士看到显微镜下的泰晤士河水）

这些问题直到 19 世纪初才被重视。1848 年，被誉为"现代公共卫生之父"的卡维克促成英国国会通过了《公共卫生法案》，这是世界上第一个卫生法案，并成立了英国卫生协会。

为了防止鼠疫及黄热病的蔓延，1851 年，12 个国家在法国巴黎举办了第一次世界性卫生活动。1907 年，在巴黎正式签署卫生协定，收集和分发关于霍乱、鼠疫、黄热病、天花、斑疹伤寒的疫情报告给各会员国，每月出公报，并研究建议改革国际公约及检疫规则。至此，公共卫生问题成为世界各国关切的问题。世界各国为此谋求合作并努力寻求解决之道。

1902 年，美洲 21 个国家成立了第一个国际机构泛美卫生组织（原国际环境卫生局）。1946 年，世界卫生组织（WHO）正式成立，总部设在日内瓦。WHO 主导世界性卫生的目标及措施，主要任务之一是预防、缓解和完全阻止致命感染性疾病的传播。1980 年，全球消灭了天花——一种传染性极强的致命疾病，它仅在 20 世纪就夺去了约 3 亿人的生命（见图 1-13）。

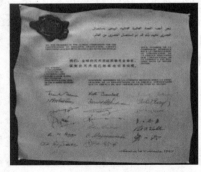

图 1-13　1979 年 12 月 WHO 在日内瓦签署全球消灭天花认证的文件

在我国，现代公共卫生始于 1910 年伍连德领导的东三省防治鼠疫行动。此后，使公共卫生理论和方法在我国得以全面应用。公共卫生先驱陈志潜于 1932—1938 年期间在河北定县建立了中国第一个农村卫生实验区，成为中国近代医学史上时间最早、方向正确的医学教育研究机构，促进了地方卫生工作的探索。

自中华人民共和国成立至 20 世纪 70 年代末，我国公共卫生机构处于创立和发展阶段，全国各省、地市和区县三级全面建立卫生防疫站，并成立地方病、麻风病、结核病等专病防治所（院），与卫生防疫站初步形成了疾病预防控制服务体系，建立起覆盖县、乡、村三级医疗预防保健网的公共卫生体系。

1-3　中国公共卫生学之父陈志潜

2002 年中国疾病预防控制中心成立，标志着我国新型疾病预防控制体系的形成。2003 年以后，我国初步建立了"国家—省—市—县"四级以疾病预防控制为主的专业公共卫生工作体系、卫生监督体系和城乡基层公共卫生体系。党的十八大以来，随着"健康中国"战略的提出和实施,我国公共卫生体系开始从"以治病为中心"向"以人民健康为中心"转变,突出强调"预防为主、关口前移、资源下沉、全方位全周期维护和保障人民健康"。

三、健康与公共卫生的关系

公共卫生建立之初注重解决生物学因素(细菌、病毒、寄生虫等)引起的健康问题(传染病和寄生虫病),主要方法是消除环境中的致病微生物,控制携带致病微生物的虫媒、动物等,侧重于"生理健康"。随着生物—心理—社会医学模式的诞生,人们不仅强调生理健康,还强调心理健康和社会适应能力良好,因为除了生活环境的整洁外,社会(制度、文化、教育等)、生活方式、个体行为等均会对健康产生作用。

20世纪中叶以来,健康理念不断深化拓展,公共卫生领域趋向更为综合的健康观。"健康中国"战略明确指出,提升民众健康水平需要政府及相关部门、大众的共同努力。为了更为准确地体现和着重强调"健康"概念,我国卫生行政主管部门的名称由"卫生"调整为"卫生健康",突出了新的大健康理念。

第 二 节 公 共 卫 生 概 述

公共卫生是关系一个国家或一个地区居民健康的公共事业,是一种成本低、效果好,但又是社会效益回报周期相对较长的服务。公共卫生与针对个人提供的医疗服务有一定区别,主要是指针对社区或者社会的医疗保健措施。

一、公共卫生体系

一个国家或地区的公共卫生体系是否完善直接影响其民众的健康水平、卫生安全乃至社会稳定。健全的公共卫生体系能有效保障民众的健康需求,提升健康水平,有效预防疾病和伤害,控制各种突发性事件。

(一)公共卫生体系的概念

公共卫生体系是指管辖地区内所有有利于提供公共卫生服务的公共、私人及志愿机构,是由影响特定人群健康水平的相互关联、相互作用的不同角色参与者构成的网络。

公共卫生体系中的组织和部门很多,如各级政府公共卫生机构、健康促进组织、公共安全组织、社会慈善组织、志愿者组织等。其中,政府公共卫生机构和卫生保健的提供者是公共卫生体系的核心。

(二)中国公共卫生体系

目前,我国已建立了比较完善的公共卫生体系(见图1-14),提供的公共卫生服务从中央辐射到省、市、县,并建立了县、乡、村"三级农村卫生网络"。

我国公共卫生体系

政府公共卫生机构：疾病预防控制机构、卫生监督机构、传染病医院

预防和治疗服务机构：医院、社区卫生服务中心、社会团体

保障公共安全的机构：公安、消防等

保障生存环境的机构：环境劳动保护、质量监督等

促进精神健康的机构：文化、教育、体育等

交通运输部门

提供经济资源的商务机构

救助弱势群体的民政慈善机构

图1-14　我国公共卫生体系

二、公共卫生相关法规与政策

公共卫生法规与政策是在特定的历史环境下，国家整体发展建设战略下的产物，其变迁与政府执政理念及治理模式密切相关。

（一）卫生事业福利时期（1949—1978年）

新中国成立后，我国以"全民化福利"作为卫生领域发展理念，致力于构筑全民普惠、共同享有的医疗卫生体系，此阶段称为"卫生事业福利时期"。

1954年，卫生部颁布《卫生防疫站暂行办法和各级卫生防疫站组织编制规定》，组建卫生防疫站，中央、省、市、县四级卫生防疫体制建成，成为公共卫生系统的核心机构和地方防疫业务指导中心。

对于县以下农村地区，依托"农村合作医疗"和"赤脚医生"制度，建立起了县级卫生防疫站、公社防保组、大队卫生室的三级医疗预防保健网（见图1-15）。1961年，中国已领先全球近20年消灭天花，主要烈性传染病、地方病、寄生虫病等均得到有效控制。

（二）市场化改革时期（1978—2003年）

党的十一届三中全会后，公共卫生政策强调"市场效率"，即寻求构建高效化和多样化的公共卫生体系，以"放权让利"的方式引入竞争机制，以此激发整个医疗卫生体系发展的内生动力，此阶段称为"市场化改革时期"。

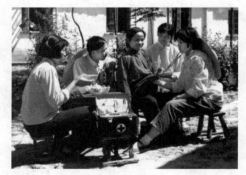

图1-15　我国的"赤脚医生"为居民提供医疗卫生服务

1992 年 9 月,卫生部颁布《关于深化卫生改革的几点意见》,进一步要求预防保健机构"扩大预防保健有偿服务的范围和覆盖面,合理确定有偿服务收入的分配比例,并大力推广各种形式的预防保健保偿制"。

随着市场化改革的不断推进,政府卫生事业投入的效率提升,国家利用有限的资金推动了整个社会医疗卫生事业高速发展。

(三)卫生事业回归公益性时期(2003—2015 年)

针对"看病难、看病贵"问题,政府和社会对市场化改革后的医疗卫生政策进行了反思,力推公共卫生服务公益性的回归,此阶段称为"卫生事业回归公益性时期"。

2003 年,严重急性呼吸综合征疫情暴发,当时我国针对突发公共卫生事件尚未建立起一套健全的机制,在疫情防控初期暴露出了一系列问题。为此,同年 5 月我国颁布《突发公共卫生事件应急条例》,标志着我国突发公共卫生事件应急处理工作纳入法制化轨道。

2009 年 7 月,我国颁布《关于促进基本医疗服务均等化的意见》及《国家基本公共卫生服务项目》。各级政府建立健全公共卫生机构与组织体系,促进了公共卫生服务公益性的回归。

(四)"健康中国"战略建设时期(2015 年至今)

2016 年 8 月 19 日—20 日,全国卫生与健康大会在北京召开,大会将"健康中国"建设作为国家战略。同年,中共中央、国务院印发《"健康中国 2030"规划纲要》,对公共卫生政策的制定及执行提出了新的要求,此阶段称为"'健康中国'战略建设时期"。

2019 年 6 月 24 日,国务院印发《关于实施健康中国行动的意见》(国发〔2019〕13号),国务院办公厅印发《健康中国行动组织实施和考核方案》,在国家层面成立了健康中国行动推进委员会,并制定印发了《健康中国行动(2019—2030 年)》,明确了 2030 年基本实现健康公平的总体目标,以及主要健康指标。

三、公共卫生信息化

公共卫生信息系统是用于实现公共卫生事件的实时监测与预警、疾病预防与控制、突发公共卫生事件应急与指挥、医疗救治、卫生监督、公共卫生服务管理等功能的计算机网络系统。

随着信息技术和基础设施的普及,我国初步建立了以疫情监测、疾病防治、卫生监督为主体的公共卫生信息系统,形成了从县到中央的四级卫生防疫信息网络。

1-4　人工智能设计与使用指导原则

2003 年,严重急性呼吸综合征流行期间,疫情的上报主要依赖电话与传真机,各医疗卫生机构信息系统自成体系。疫情之后,我国正式启动疫情及突发公共卫生事件网络直报系统,使传染病控制和应急反应能力明显提高。

第三节 公共卫生护理

护理人员作为医务人员的主体之一，在公共卫生事业中扮演着重要角色，在保护生命、防治疾病、促进健康方面发挥着重要作用，对全方位、全生命周期维护和保障人民健康具有重要作用。

一、概述

公共卫生护理是公共卫生服务中一个重要的专业领域，承担着健康促进、疾病预防和健康保护的任务。

（一）护理概述

1. 护理的概念

"护理"一词源于拉丁语"nutricius"，原意是养育、抚育、保护、照顾等。现代护理事业的开创者南丁格尔认为："护理既是艺术，也是科学"；"护理应从最小限度地消耗患者的生命力出发，使周围环境保持舒适、安静、美观、整洁、空气新鲜、阳光充足、温度适宜，此外还有合理地调配饮食"；"护理的主要功能在于维护人们良好的状态，协助他们免于疾病，达到他们最高可能的健康水平"。

1980年，美国护士协会（American Nurses Association, ANA）将护理定义为："护理是诊断和处理人类对现存的或潜在的健康问题所产生的反应。"这个概念的提出明确了护理学是为健康服务的一门学科，其研究对象为各种健康水平的人；同时，还指出护理的研究内容应该包括"现存的健康问题"以及"潜在的健康问题"。因此，护理的工作任务从减轻痛苦、恢复健康扩展到了维持健康、促进健康。

2. 护理学的内涵

护理学是一门自然科学和社会科学相互渗透的综合性应用型学科，包含四个最基本的概念——人、健康、环境和护理（见图1-16）。

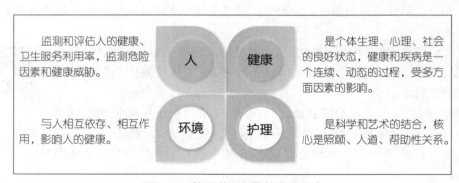

图1-16 护理学四个最基本的概念

（二）公共卫生护理的概念

"公共卫生护理"（public health nursing）一词最早由美国现代公共卫生护理创始人丽莲·沃德（Lillian Wald）提出。1929年，美国国家公共卫生护理组织首次将公共卫生护理定义为"护士向个人、家庭和社区提供有组织的社区服务"。

1980年，美国公共卫生协会公共卫生护理组（American Public Health Association Public Health Nursing Section，APHAPHN）将公共卫生护理定义为："以改善社区健康为目标，集公共卫生科学和护理专业理论知识于一体的护理。"这一定义于1996年被修订为"公共卫生护理是指运用护理学、社会学和公共卫生科学知识促进和保护人群健康的实践"。

（三）公共卫生护理的特点

公共卫生护理是公共卫生服务中一个重要的专业领域，承担着促进和保护公众健康的任务，主要包括以下5个特点：①注重全人群健康需要；②采用全面、系统的方法评估人群健康；③注意健康的多种影响因素；④注重初级卫生保健；⑤针对个人、家庭、社区和影响其健康的所有层面实施干预。

（四）公共卫生护理的目标

公共卫生护理的目标是培养公众解决健康问题的能力，强调促进人们采取健康行为来提高和保障健康，启发及培养保健观念，协助民众早期发现疾病、早期治疗疾病，辅导民众履行健康生活，促进全民健康。

二、公共卫生护理的工作内容

马拉·S.怀特（Marla S. White）于1982年提出明尼苏达模式（Minnesota model），也称为公共卫生护理概念。该模式强调：首先，要评估影响社区人群健康的因素，包括生物、环境、医学技术/医疗机构、社会性因素等；其次，应按照预防、保护和促进的优先次序制订护理计划。在执行护理措施时，采取公共卫生护理领域常用的三种措施：①教育，指向公众提供卫生咨询，使其行为向健康方向转变；②工程，指以科学技术的方法控制影响健康的危险因子；③强制，指以法律规则强制大众实施有利于健康的行动。此模式要求社区护士应从预防疾病、维护和促进健康的公共卫生角度对社区人群进行健康管理。

美国明尼苏达州卫生部制定的公共卫生干预轮（Public Health Intervention Wheel，PHIW）将公共卫生护士的工作内容划分为五个模块，包括17项干预措施，具体如图1-17所示。

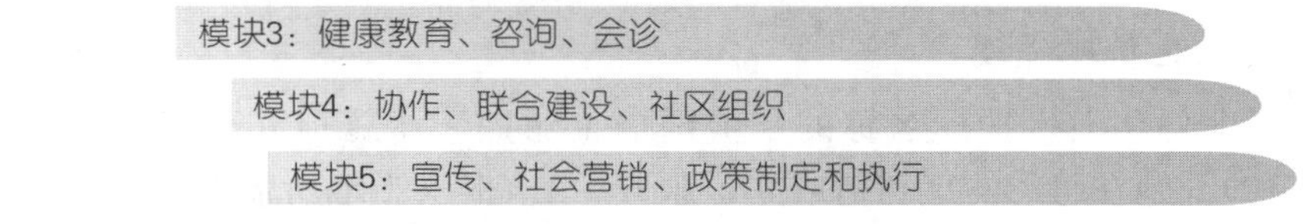

模块1：监测、疾病和其他健康事件调查、推广、筛查、病例发现

模块2：转诊和随访、个案管理、授权职能

模块3：健康教育、咨询、会诊

模块4：协作、联合建设、社区组织

模块5：宣传、社会营销、政策制定和执行

图1-17 公共卫生护士工作内容

干预措施分为个人和家庭、社区、系统三个层级。个人和家庭层级侧重改变个人的认知、态度、信念、做法和行为，主要面向个人或作为家庭或团体的成员；社区层级侧重改变社区的规范、态度、意识、做法和行为，面向社区内的整个人群，或人群中的特定群体；系统层面侧重改变宏观层面的组织、政策、法律和权力结构。

三、护理人员在公共卫生服务中的作用

在公共卫生护理实践中，护理人员不仅承担照护个体的责任，而且要把服务延伸至家庭、社区及其他领域（见图 1-18）。

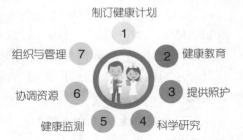

图 1-18　公共卫生护理人员服务内容

四、公共卫生护理的发展历程

公共卫生护理是利用护理、社会和公共卫生科学的知识促进和保护公众健康的实践活动，通过强调预防和促进健康行为等来改善公众健康。

（一）国外公共卫生护理的发展历程

国外公共卫生护理在建立初期以照护贫困和流浪患者为主，后逐渐发展至面向所有人群。

1. 公共卫生护理的起源

中世纪，许多修道院接收贫困、流浪者，主要是出于宗教信仰照顾患者。12—13 世纪，在十字军东征过程中，许多人参加了疾病及自然灾害的救助工作。这些可以说是公共卫生护理的雏形。文艺复兴时期，圣文森·保罗（St. Vinvent De Paul，1576—1660）和葛瑞丝（Mademoiselle Le Gras）出于宗教信仰，组织信徒为贫苦者服务，探视照顾，减轻其病痛。

2. 正式地段访视护理阶段

英国利物浦的企业家威廉·勒斯朋（Willian Rathbone）因妻子患病卧床在家，请玛丽·罗宾森（Mary Robison）到其家中进行护理，减轻了患者的痛苦。他深感家庭护理的必要性，于 1859 年在玛丽·罗宾森的帮助下在利物浦成立了第一个地段访视护理机构。后来该机构与利物浦皇家医院合办护士训练学校，学生毕业后成为"保健护士"（health nurse），从事疾病照顾、环境卫生及疾病预防等工作。1874 年，伦敦成立了全国访问贫病护士协会，各地设有分会。

受到英国公共卫生护理的影响，美国也设立了地段访视护理，开创者是弗朗西斯·鲁特（Frances Root），她于 1877 年开始在纽约为贫困人群提供家庭访视。之后在波士顿、费城等地相继成立地段护理组织。此时访视的对象以患病的贫困群体为主，经费来源多为慈善救助。1885 年，在纽约成立了地段访视社，后统一命名为"访视护士协会"（Visiting Nursing Association），至 1890 年，相关的访问护士机构已有 21 家。

3. 公共卫生护理阶段

正式提出公共卫生护理名称的是美国护士丽莲·沃德（Lillian Wald，1867—1940年）（图 1-19）。她在纽约的亨利街成立了服务中心，提供当地所需的各项护理服务。她致力于学校环境卫生的改善和防治学生的传染病，创立了学校卫生；成立儿童局，从事妇

幼卫生研究,促使当局关注妇幼群体的卫生问题,护理的服务对象从贫病者扩大到一般群体。1893 年,公共卫生护理学会成立,并制定了公共卫生护理服务的原则和标准,提出了公共卫生护理教育的课程标准,并将其逐步纳入大学教育体系。

4.社区公共卫生护理阶段

1970 年,露丝·依瑞曼(Ruth Perelman)开始引用"社区护理"一词,认为社区护理是指护理人员在各种不同形式的机构内进行多项卫生工作。社区护士的服务重点在社区,其工作重点如下:

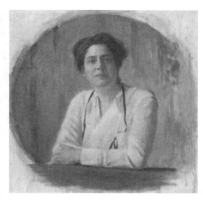

图 1-19　首次提出公共卫生护理名称的美国护士丽莲·沃德

(1)不再局限于刚出院的患者或者长期慢性病患者,而是整个社区居民。

(2)促进民众健康。因此,护士的角色不仅是照顾患者,而且是健康教育、咨询者、策划者、社区健康代言人。

(3)凡从事健康服务的人员均应合作,各个卫生组织均是促进卫生的一个环节。

(二)我国公共卫生护理的发展历程

1923 年,北平卫生局第一卫生事务所与北京协和医院合办公共卫生训练班,在南京开设公共卫生护士(public health nurse,PHN)训练班,开始培养中国本土公共卫生护士。

1925 年,北京协和医学院教授格兰特在北京创办第一家公共卫生事务所,培养公共卫生护理专业人员。1929 年,该事务所被指定为全国唯一正式的公共卫生训练学校,招收已从医学、护理学专业毕业的学生学习公共卫生课程。公共卫生护士被认为在整个医疗卫生事业中具有基础性地位。

1934 年,全国护士大会将公共卫生讲座加入标准课程,要求每所注册的护校每年必须至少开设 15 次公共卫生讲座,并在学校书面章程上增加对公共卫生事业的重视。1945—1951 年,北京协和医学院成立了公共卫生护理系,课程包括健康教育、心理卫生、家庭访视与护理技术等(见图 1-20)。

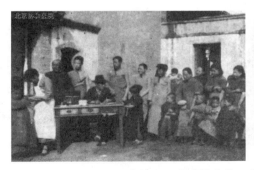 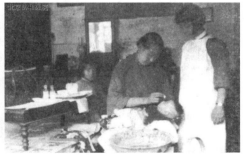

图 1-20　北京协和医学院的公共卫生护士积极参与大量的公共卫生工作

新中国成立后，公共卫生事务所改为各城区卫生局，局内设防疫站、妇幼保健所、结核病防治所等。1958年，为贯彻"扩大预防，以医院为中心指导地方和工矿的卫生预防工作"的方针，市、县医院设立保健科、保健组，负责地段保健工作。

1983年，在高等护理教育课程中增加了护士预防保健意识和技能的训练。依据英国、美国对公共卫生护士的角色功能分析，我国培养的灾害专科护士、社区护士等基本可归为公共卫生护士，但工作侧重点有所不同。2006年以后，国家陆续出台了一系列社区卫生服务政策，一些大城市已初步建立了以社区为基础、以人群为对象、以服务为中心，融预防、医疗、保健、护理和健康教育为一体的连续、综合的社区护理服务模式。

第四节　中医"治未病"与公共卫生

"治未病"是中医预防保健的重要理论体系，在预防疾病、维护身心健康和延缓衰老等方面发挥着积极作用。中医"治未病"理念和方法，是中华民族几千年来通过总结经验形成的健康理念及养生方法，在健康状态辨识、养生保健、未病先防、病中防变、病后康复等方面积累了大量的实践经验，总结形成了独有的理论体系。

一、中医"治未病"理念

中医"治未病"理念源自《黄帝内经》，指采取预防或治疗手段，防止疾病的发生、发展，是中医学的核心理念之一。"未病"有两层含义：一是无病状态，目的是养生强体，预防疾病的发生；二是"已病"，指人体已经处于疾病状态，目的在于阻止"已病"加重或者防止进一步发展。

二、中医"治未病"的内涵

中医"治未病"的内涵主要包括"未病先防、欲病救萌、既病防变、瘥后防复"，即防病于未然，强调养生，预防疾病的发生；当疾病还处于萌芽状态时或将发未发之时，就应采取有效措施，防止疾病的发生；既病之后防其传变，强调早期诊断和早期治疗，及时控制疾病的发展演变；预后防止疾病的复发以及治愈后遗症（见图1-21）。

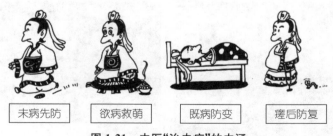

| 未病先防 | 欲病救萌 | 既病防变 | 瘥后防复 |

图1-21　中医"治未病"的内涵

（一）未病先防

中医"治未病"理念在疾病未发生阶段主张"未病先防"，即在没有出现临床症状的情况下,根据病因学、发病理论和体质学说等充分认识发病前的可能影响因素,分析病邪与机体正气的矛盾性,结合病情特点和病邪性质,积极采取提前综合干预措施,以消除病邪,提高人体正气,增强体质,达到防病目的。未病先防的主要措施如下。

1.扶助机体正气

扶助机体正气的措施见图1-22。

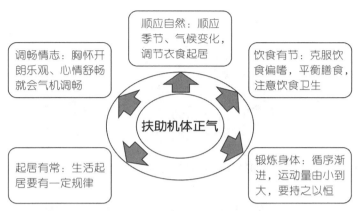

图 1-22　扶助机体正气的措施

2.防止病邪侵害

(1)避其邪气:邪气是导致疾病发生的重要条件,有时甚至可变为主要因素,故未病先防强调的是避免病邪的侵害。

(2)药物预防:事先服用某些药物,可提高机体的抗邪能力,有效地防止病邪的侵袭,从而起到预防疾病的作用。

(二)欲病救萌

欲病救萌是指当人体出现一些偏离健康的迹象、征兆时,要及时调理、治疗,防止其发展为疾病。《黄帝内经》中的《素问·八正神明论》说"上工救其萌芽""早遏其路",即疾病虽未发生,但已有先兆或处于萌芽状态,应积极治疗,从而防止疾病的发生。临床上许多病证,多数有先兆症状,只要及早发现,采取适当的治疗措施,就能避免疾病或危重症的发生。

(三)既病防变

中医"治未病"理念在疾病发展阶段主张"既病防变",包括早期诊治和防止传变。早期诊治是抓住早期良好的治疗时机,积极有效地防止疾病的发展和加重。既病防变的主要措施如下。

1.早期诊治

早期诊治是指在疾病的初期及时做出正确的诊断,从而给予及时有效的治疗。由于邪正斗争和消长,疾病的发展多会出现由浅入深、由轻到重、由单纯到复杂的发展变化。疾病的发生初期,病位较浅,病情较轻,正气未衰,病较易治,因而传变较少。临床诊治越早,疗效就越好,如不及时诊治,病邪就有可能步步深入,使病情愈趋复杂、深重,治疗也就愈加困难;另外,医者必须善于发现疾病亚临床阶段的一些细微征兆,做到早期正确诊疗。

2. 防止传变

防止传变是指认识和掌握疾病发生发展的规律及其传变途径,早期诊断,采取及时有效的防治措施,从而制止疾病发展和恶化。防止疾病传变的措施如图 1-23 所示。

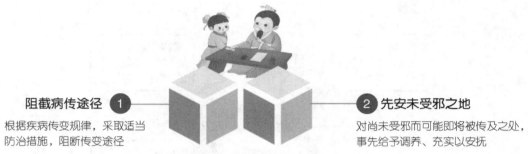

阻截病传途径 1
根据疾病传变规律,采取适当防治措施,阻断传变途径

2 先安未受邪之地
对尚未受邪而可能即将被传及之处,事先给予调养、充实以安抚

图 1-23　防止疾病传变的措施

在传染病初发阶段,中医要发挥自身诊疗特点,不能被动地等有了病原学信息再辨证论治,而要根据临床特点开展中医药治疗。这种早期介入治疗,对于保护肺脾功能、减少受损程度、提高治疗效果有积极作用。

(四)瘥后防复

中医"治未病"理念在疾病后期或临床治愈后主张"瘥后防复",即在疾病临床症状得到控制后,不可忽视后期的调护,仍需要进一步加强恢复期的防护,积极采取措施干预机体,使机体正气得到充分恢复,消除疾病可能的后遗症或者复发可能。

一般情况下,疾病初愈,症状虽消失,但邪气未尽,正气未愈,气血未定,阴阳未平,需待调整方可渐趋康复,故在病后需适当予药物巩固,配合饮食调养,劳逸得当,起居规律,避免疾病复发。瘥后防复的主要措施如下。

1. 调养心神

调养心神主要指情志上的调摄。中医学认为人体有"三宝",即精、气、神。精气神是生命之根本,是维持人体生命活动的三大要素。精气是神的物质基础,神是精气的外在体现,精气足则神气清,神气安则精气畅。神形统一,身心健康。善于养生之人,应胸怀宽广,心胸豁达,清净安闲,虽形体劳作而不使疲倦,能随其所欲而满足自己的愿望,体健无病。因此,调养心神为"治未病"要法。

2. 合理饮食

合理饮食能给健康带来极大的裨益,我国的传统饮食结构为"五谷为养,五果为助,五畜为益,五菜为充"。合理健康的饮食对预防疾病发生有着重要的作用。中医学认为"味过于酸,肝气以津,脾气乃绝;味过于咸,大骨气劳,短肌,心气抑;味过于甘,心气喘满,色黑,肾气不衡;味过于苦,脾气不濡,胃气乃厚;味过于辛,筋脉沮弛,精神乃央",建议"谨和五味"。

3.调理体质

现代医学认为,体质是在人体遗传、环境的影响下发育形成的相对稳定的状态。中医学认为,根据临床上的证候表现、脉象、舌苔,主要有9种体质,根据临床辨证,通过药膳、起居、运动有针对性地调养。

1-5　扁鹊三兄弟的故事

三、中医"治未病"与公共卫生

中医"治未病"早在2006年就已被列入健康工程内容,成为一种以人的健康为目的、实现个体化诊疗的新医学模式,是当今公共卫生工作的重点。国务院印发的《中医药发展战略规划纲要(2016—2030年)》(国发〔2016〕15号)提出:预防为主,预防和治疗共同实施,开展健康生活方式,预防疾病发生,实现健康可持续发展。

(一)中医"治未病"与基本公共卫生服务的关系

国家基本公共卫生服务面向群体提供服务,具有均等化的特性。中医在防治群体疾病中也能够充分发挥作用,采取相应防范及治疗措施,如在抗击严重急性呼吸综合征、禽流感、新冠病毒感染疫情等过程中,中医预防和治疗有力地保护了民众的生命健康,证明了中医药在公共卫生服务方面有着不可替代的作用。

要以"治未病"为核心理念,以健康为中心,采取具有中医特色的预防保健措施来预防疾病的发生、发展。按照人的体质特点、健康状况、年龄层次和季节气候特点,为居民建立相应的健康档案,对其体质进行分型,这不仅能够使居民了解自身的健康信息,而且能够结合体质提供具有个性化的中医医疗、膳食、起居、运动、心理等干预,对保障其健康具有重要作用。

(二)中医"治未病"与亚健康的管理

中医"治未病"在调控亚健康方面优势突出。以体质辨识为主的中医"治未病"特色被纳入《国家基本公共卫生服务规范(第三版)》,是唯一一项中医体检内容,弥补了基本公共卫生服务对个体服务的不足,实现了中医药首次进入国家公共卫生体系。中医体质辨识与西医体检和生物医学工程技术动态检测等手段相结合,对受检者健康状况进行个性化评估,提供具有中医特色的辨识体检报告,定期跟踪,开展四季养生、冬病夏治等。体质辨识可以弥补西医体检在亚健康领域的不足,针对个体形成中医特色的健康管理服务,防止亚健康状态的发生、发展。

(三)中医"治未病"与慢性病管理

慢性病作为现代医学中一种"长期的、不能自愈的、不可治愈的、只能用药物治疗的"疾病,大多与长期的不良生活方式有着密切的关系,所以改变不良的生活方式成为慢性病管理的重要内容。"治未病"理念强调顺应自然、形神共养、协调阴阳等,体现"未病先防、欲病救萌、既病防变、瘥后防复"的核心内涵,从而发挥中医"治未病"在慢性病管理中的作用。

中医"治未病"理念与当今人们的健康需求有较高的契合度,能够进一步拓展公共卫生服务领域,提升服务质量,对推进中医药的应用具有积极意义。宣传中医"治未病"理念,可提高民众防患意识,促进预防保健工作的开展,同时对弘扬传统中医药文化具有积极作用。

测试一下

1. 解释健康、疾病及亚健康的概念,以及三者之间的关系。
2. 公共卫生的概念和职能是什么?
3. 简述公共卫生护理的概念。护理人员在公共卫生中可发挥哪些作用?
4. 中医"治未病"的理念是什么? 说明其内涵。
5. 说明中医"治未病"与公共卫生的关系。

拓展阅读

[1]道布森.医学图文史:改变人类历史的 7000 年:彩色精装典藏版[M].苏静静,译.北京:金城出版社,2016.

[2]晋聪聪,商临萍.4R 危机管理理论在新型冠状病毒肺炎防控中的应用研究[J].中华护理杂志,2020,55(增刊):243-245.

[3]李洁.从"制度"到"生活":新中国 70 年来公共卫生政策演变[J].中国公共卫生,2019,35(10):1281-1284.

[4]杨勇,许虹.中医节气养生与健康管理[M].北京:人民卫生出版社,2017.

[5]赵岳,章雅青.公共卫生护理[M].北京:人民卫生出版社,2022.

(李冬梅、许 虹)

第二章　健康教育与健康促进

知识目标

1. 掌握健康素养、健康教育、健康促进的概念。
2. 熟悉开展健康教育、健康促进,提升公众健康素养的方法。

能力目标

1. 能详细叙述健康的生活方式。
2. 能说出健康教育的主要方法,能对不同的人群开展健康教育。
3. 能说出实施健康促进方案的具体路径。

素质目标

各级人员在健康管理和服务中,能持续提升自己的健康素养,教育、影响社会各阶层人员,为健康中国努力。

导入情境与思考

李先生和姚阿姨于三年前退休。李先生工作时非常辛苦,退休后觉得应该要好好休息,他每天晚上看电视、看手机直到深夜,即使姚阿姨催促其按时睡觉,并向其讲述睡眠对健康的意义,但李先生总是以"次日又不用上班"为由不肯上床睡觉。姚阿姨退休前是一名护士,每天工作无论多忙都要散步30分钟以上,退休后她更加注重锻炼,规律作息,还加入了社区舞蹈队。同时,姚阿姨利用自己的医学知识,作为志愿者进行社区健康科普,向居民,尤其是老年人科普合理饮食知识,受到了社区居民的欢迎。今年社区组织体检,李先生被告知血糖、血脂都升高了,体重增加了,视力也下降了,而姚阿姨的各项检查指标都正常。李先生说:"之前我的身体很好,怎么退休后反而更差了呢?"

请思考

1. 个人在提升公众健康素养中应该如何发挥作用？
2. 请结合自己的经验，说明提高健康素养的方法。
3. 根据健康素养的理念，请说明如何培养正确的健康观。

"健康中国"已上升为国家战略。人民健康是国家富强和民族昌盛的重要标志，要完善国民健康政策，为人民提供全方位、全生命周期的健康服务。健康教育与健康促进在推进"健康中国"战略中发挥关键作用。公众健康素养提升使个体深刻理解并有效管理个人健康；健康教育为个体提供必备的健康知识与技能，促使做出明智的健康决策；健康促进通过创设支持性环境，建设健康型组织和社会。这些元素相辅相成，为实施"健康中国"战略提供有力支撑。

2-1　教学PPT

第一节　健康素养

《"健康中国2030"规划纲要》指出，要健全覆盖全民的健康素养和生活方式的监测体系，提升公众健康意识、知识与技能，促进健康行为，是实现"健康中国"目标的基础与保障。

2-2　健康素养的三个维度

一、健康素养的概念

健康素养的定义最早出现在美国政府发布的《健康人民2010》一文中，指的是"一个标尺，用来衡量一个人是否具备自如地获取、理解和采纳相关健康信息的能力，是否能接受健康方面的服务，并能借助这些信息的服务，对自己的健康做出恰当的决定"。根据WHO的定义，健康素养是指一个人有能力获得、处理和理解健康决策所需要的基本健康信息和服务的程度。

健康素养水平受多因素影响，包括社会环境、群体、个体自身（见图2-1）。社会环境因素包括经济、卫生政策等；群体因素包括群体文化程度、生活环境等；个体自身因素则包括性别、年龄、知识、态度、行为等。这些复杂而多样的因素相互交织，共同决定了健康素养水平。

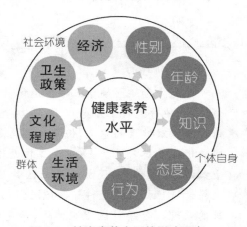

图2-1　健康素养水平的影响因素

二、健康生活方式和行为

WHO于1996年提出：健康的生活方式是健康的基石。健康生活方式是指有益于健康的习惯化的行为方式,主要包括健康饮食、规律运动、戒烟限酒、良好生活习惯、心理健康和良好睡眠等(见图2-2)。维持健康的生活方式有助于对公众健康产生积极影响,不仅有助于预防慢性病,还能提升心理健康。

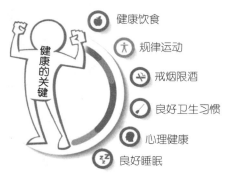

图 2-2　健康生活方式

1. 健康饮食

健康饮食是指将患所有疾病的危险和患病的条件降低到最低程度的饮食。通常以卫生、均衡、适量为原则,每日摄入食物可为身体提供所必需的能量、蛋白质、维生素等营养物质,以保证机体正常代谢,并且应避免摄入过量而导致肥胖。

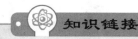

知识链接

什么是"三减行动"?

"三减行动"是国家在《全民健康生活方式行动方案(2017—2025 年)》中提出的六个专项行动之一,即减盐、减油、减糖。公众在选择食物时,可参考下列标准,培养自身健康饮食意识,共同迈向健康生活。

1. 减油　选择健康油脂,如橄榄油、亚麻籽油。烹饪时使用少量油,采用蒸、煮、烤的健康烹饪方式,减少炸制食品和不必要的油脂摄入。

2. 减糖　选择天然甜味剂,如蜂蜜、纯枫糖浆或椰子糖,还有水果,代替精制白糖;限制加工食品、饮料和甜点的摄入,选择低糖或无糖的饮料、酸奶等;注意食品标签,避免摄入隐藏糖分。

3. 减盐　使用香料、草本调味品、酱料代替过多的盐,降低盐的摄入量。减少食用高盐食品,如咸味零食、罐头食品等。通过自制酱料和调味品可以控制盐、糖和油的量。用新鲜的食材制作酱料,避免高盐、高糖调味料。

2. 良好的睡眠习惯

人的一生大约有三分之一的时间是在睡眠中度过的。良好的睡眠是指容易入睡、睡眠维持好以及总睡眠时间长(7~8 小时)。良好的睡眠是健康、学习、工作和保持能量的关键,其涵盖多个方面,包括定时作息、确保睡眠环境、饮食调控、适度运动、避免摄入咖啡因、控制酒精摄入、选择合适的床垫和枕头、白天避免长时间睡眠。

2-3　有助睡眠的方法

3. 规律运动

定期体育锻炼不仅能够增强人体免疫力,降低疾病发生的风险,还能缓解或消除不良情绪,减轻心理压力。规律运动的要求包含以下几方面:渐进增加、热身放松、运动选择多样性、选择适合自己的锻炼方式、保持水分、适时进食、避开高温时段、注意身体信号、休息充足(见图 2-3)。

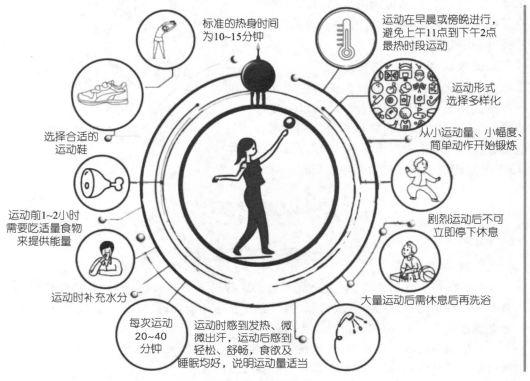

图 2-3　适度的锻炼

4. 良好的个人卫生习惯

常洗手、每天洗脸刷牙、定期洗澡、衣物和鞋子整洁、避免接触传染性物质和患者等，保持这些良好的个人卫生习惯有助于减少疾病传播，保持身体健康。

5. 保持环境卫生

环境卫生是指控制人类身体活动周围的所有环境内一切妨碍或影响健康的因素。个人卫生习惯、个人卫生防护、室内环境卫生、废物处理、食品安全等个人环境卫生是环境卫生的重要组成部分。强调个人日常生活中的行为习惯，以及对个人周围环境的管理，对维护个人健康和促进环境卫生有重要的意义。

2-4　如何保持环境卫生

6. 有效的情绪管理

情绪管理是个体对情绪进行控制和调节的过程，主要包括情绪认知、情绪表达、积极思维、压力管理、情绪释放、培养人际关系、放松训练、寻求支持、自我关怀。合理使用压力管理有助于改善负面情绪，提高生活质量。公众应正确看待压力，积极寻求帮助，采取有效的策略应对压力，促进身心健康。

2-5　如何管理情绪

7.有益健康的爱好

健康的爱好与人的健康息息相关,它能激励人们进行运动、社交和创新,从而减少不良习惯。在选择有益的爱好时需注意:符合个人兴趣、适应身体状况、合理安排时间、考虑经济成本、促进社交互动、满足身心需求、挑战自我、促进学习创新、实现放松休闲、确保长期持续。

2-6 有益的爱好

8.及时体检和就医

定期体检与就医是对自我健康筛查与监控的重要形式。通过定期体检,对一些慢性病可以得到早期发现、早期诊断、早期治疗,有助于预防疾病的发生或发展。

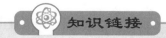

如何正确看待体检报告?

1.关注"异常项目" 体检报告中如果存在异常项目,会有明显标识。若同一项目在多次检查中出现异常,则需要关注其发展趋势,结合其他检查结果判断是否存在器质性疾病。

2.重视"结论和建议" 体检报告的结论和建议是重要的参考依据,需要认真阅读,并按照医生的建议进行后续检查和治疗。

3.避免"过度解读" 对于一些检查项目,需要了解其意义和局限性,如肿瘤标志物等,避免对其结果产生过度解读或误解,引发不必要的恐慌。

三、健康素养的基本技能

健康素养的基本技能是指个体在维护和促进健康方面所需的关键能力,包括心理健康、精神健康、功能性健康、电子健康和批判性健康等技能。这些技能有助于个体更好地管理健康,做出明智选择,提升生活质量。

(一)心理健康素养技能

心理健康素养是一个综合反映个体或群体的心理健康状况的相关理念、认知、行为、技能水平的健康指标。这一技能包括自我认知、情绪管理、应对压力等。

1.自我认知

自我认知是了解自己的情感、想法和行为的过程。通过反思和自我观察,人们能够更好地理解自己的需求、欲望和价值观,有助于建立积极的自我形象,并促使个体采取积极的行为。

2.情绪管理

情绪管理是识别、理解和应对情绪的能力。通过学会认知情绪、表达情感、应对负面情绪和培养情感平衡,个体能够更好地处理生活中的挑战,减少情绪的消极影响。

3. 应对压力

应对压力是处理生活中各种压力和挑战的能力。这包括积极的问题解决、时间管理、放松技巧等，有助于减轻紧张感，提高适应能力，提高生活质量，促进情感平衡和应对挑战。

（二）精神健康素养技能

精神健康素养技能是关注和维护个体精神健康的能力，有助于预防精神健康问题、提升情感韧性和建立积极的心态。主要包括识别特定心理问题和精神障碍相关疾病的能力；了解如何寻求心理健康信息；了解精神障碍的危险因素及病因、自我治疗和可获得的专业帮助的知识；帮助公众和个体建立适当寻求帮助的态度。

2-7　心理健康素养技能和精神健康素养技能

（三）功能性健康素养技能

功能性健康素养技能是关注并维护身体功能的能力，有助于保持身体健康、提高生活质量。当前，提升功能性健康素养技能的途径呈多样化趋势，如传统的线下宣教、与之并行的远程工具（手机 APP 和微信公众号）被广泛运用于信息传递；针对特定人群的软件开发、个性化机器人的设计、针对性发放的宣传册、药品说明书皆为宣教手段；量身定制的课程和多样化的科普微信平台也是知识传播的有效工具。具备功能性健康素养技能，使个体在保持身体功能的同时，能够更了解健康相关信息，有效应对日常生活中的健康问题，有助于维护个体的生活自理能力，促进身体功能的发展，提升日常生活的品质。

（四）电子健康素养技能

电子健康素养技能是个体从各种网络资源中搜索、获取、理解和评价健康信息，并用来解决健康问题的能力。它包括从可靠的健康网站和应用程序中获取正确的健康信息；有效使用健康跟踪设备，记录生活习惯、身体指标和健康事件；能通过在线医疗平台，与医疗专业人士进行远程交流，获取诊断、处方和健康建议。具备电子健康素养技能，能有效利用科技资源，获取健康信息，提升健康管理和健康决策的能力。电子健康素养百合模型如图 2-4 所示。

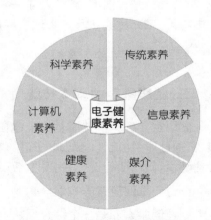
图 2-4　电子健康素养百合模型

（五）批判性健康素养技能

批判性健康素养技能是指个体能批判性地分析健康信息，灵活应用于不同情景，影响他人或倡导社区行动。随着科技的发展，健康信息的来源变得多样化，具备批判性健康素养技能，能够辨别健康信息，做出明智的健康选择，提升健康决策水平。

2-8　电子健康素养的 6 种核心素养

批判性健康素养技能包括：①健康信息评估：学会评估健康信息的来源、准确性和可信度，避免受到虚假或误导性信息的影响；②权衡健康决策：通过比较不同干预措施的优缺点，权衡风险和收益，做出基于科学证据的健康决策；③健康传媒素养:了解健康相关媒体的传播特点,识别过度夸大或夸张的健康宣传,以更理性的态度对待健康信息。

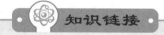

健康素养技能在日常生活中的具体应用

1. 掌握营养知识　了解各营养成分的作用、推荐摄入量,制订均衡饮食计划,选择多样食物,限制高糖、高盐、高脂食品。

2. 学习锻炼方法　掌握不同类型的运动和锻炼技巧,以促进身体健康;选择适合的锻炼方式,制订计划,逐步增加运动强度,坚持持续锻炼。

3. 了解用药危险性　认识药物正确用法、副作用和潜在危险;避免滥用、误用药物,确保安全使用;详细阅读药物说明书,遵循医生建议,不随意改变剂量或停药,注意药物相互作用。

4. 医疗救助和医疗自救　学习基本急救技能,知晓在紧急情况下如何求助专业医疗和如何进行初步急救。

5. 社会环境安全健康标识　在日常生活中能识别并理解各种安全和健康标识,识别潜在危险,遵守安全规则,保护自己和他人。

6. 自然灾害的逃生　了解灾害预警信号、逃生路线和避难场所;参与应急演练,在灾害发生时采取适当行动以保障安全。

第二节　公众健康教育

健康是公众获得全面发展的基础,是衡量生活是否幸福最重要的指标。随着传统生物医学模式向生物—心理—社会医学模式的转变,公众的健康观念有了很大转变,对健康知识的需求与日俱增,对获得健康知识的途径也有着越来越高的要求。这既为健康教育工作提供了良好的机遇,同时也提出了新的挑战。《"健康中国 2030"规划纲要》提出的五个重点领域中,"普及健康生活"被置于首位,进一步突出了健康教育与健康促进在公共卫生领域的重要性,有助于加快推动卫生健康工作"从以治病为中心"向"以人民健康为中心"转变,为人民健康提供保障。

一、公众健康教育的概念

公众健康教育是指通过有计划、有组织、有系统的教育活动,使公众自觉地采纳有益于健康的行为和生活方式,消除或减轻影响健康的危险因素,预防疾病,促进健康,提高生活质量,并对教育效果做出评价。健康教育的核心是教育公众树立健康意识,通过连续不断地学习养成健康的行为，促使公众改变不健康的行为方式，以减少或消除影响健康的危险因素。

二、公众健康教育的内容

1. 宣传普及《中国公民健康素养——基本知识与技能》

配合有关部门开展公民健康素养促进行动，如提供专业支持、开展健康宣传、提供医疗保健、参与政策制定等。

2. 重点人群健康教育

由于不同人群在健康问题上的需求和关注点可能存在差异，健康教育内容应具有针对性，见表2-1。

表2-1　重点人群健康教育内容

人群	健康教育内容
青少年	饮食均衡、适度运动、心理健康、避免不良行为
女性	生理健康、妇科保健、孕育与育儿知识、乳腺健康
老年人	饮食调整、体育锻炼、慢性病预防和管理、防止跌倒/坠床
残疾人	根据不同残疾类型提供相应的指导，并鼓励社会支持和包容
0～6岁儿童家长	婴幼儿营养、早期教育、安全知识

3. 主题宣传

结合爱国卫生工作和各种卫生主题宣传日，开展健康生活方式宣传；限盐、戒烟限酒、控制药物依赖、戒毒等可干预危险因素的健康教育。积极运用中医理论，在饮食起居、情志调摄、食疗药膳、运动锻炼等方面开展中医健康教育。

4. 慢性病健康教育

开展高血压、糖尿病、冠心病、哮喘、脑卒中等常见慢性病，乳腺癌和宫颈癌等妇女常见肿瘤疾病，以及结核病、肝炎、艾滋病、流感等常见传染病的健康教育。

5. 公共卫生问题健康教育

开展食品安全、职业卫生、放射卫生、环境卫生、饮水卫生、学校卫生、计划生育等公共卫生问题健康教育。如食品安全教育包括正确的食品存储、烹饪、食用方法以及识别有害食品和食品中毒的迹象；针对不同职业群体特点，提供相关的职业健康知识，教育他们预防职业病和事故；向公众传递关于放射卫生和核辐射的知识，帮助他们了解防护方法，减少与放射性物质接触的风险及有关计划生育、性健康和生殖健康的知识等。

6. 应急救护知识技能健康教育

开展突发公共卫生事件应急处置、防灾减灾、家庭急救等健康教育，提升公众的应对能力和紧急情况下的自救自护能力，保护生命和健康。如学校管理部门定期积极组织师生参与预防火灾专题教育活动,强化师生安全意识,提高疏散逃生技能,增强对突发事件的应变能力,培养紧急救护技能,如心肺复苏。

7. 法律法规健康教育

宣传普及医疗卫生法律法规及相关政策,提高公众和医务人员的法律意识,降低发生医疗纠纷的风险,保障医疗卫生领域的合法权益,维护医疗安全和医疗质量。

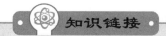

"中国公民健康素养66条"主要内容

1. 基本知识和理念(25条)　如合理膳食、适量运动、戒烟限酒、心理平衡等健康生活方式。

2. 健康生活方式和行为(34条)　如勤洗手、常洗澡,不共用毛巾和洗漱用具;不随地吐痰;不在公共场所吸烟等。

3. 基本技能(7条)　如需要紧急医疗救助时拨打120急救电话;遇火灾拨打火警电话119;会识别常见的危险标识等。

三、公众健康教育的程序

公众健康教育的程序包括评估、诊断、计划、执行、评价五个环节(见图2-5)。

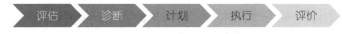

图2-5　公众健康教育的程序

(一)评估

在实施公众健康教育前进行评估有助于明确目标受众、确定实施方式和时间、预测可能的问题和挑战,为后续顺利开展健康教育提供参考和依据。公众健康教育评估的常用方法如下。

1. 问卷调查

通过问卷调查,收集目标人群对于健康需求和健康教育的反馈与意见,了解他们的健康状况和需求。

2. 访谈

通过与目标人群进行访谈,深入了解他们的健康状况、健康需求、健康行为和态度等方面的情况。

3. 观察法

观察目标人群的行为、实际表现和所处环境等,了解他们对于健康的需求和实际情况。

4.社区评估

通过社区评估，了解社区内的健康需求和资源情况，确定健康教育的目标和策略。

5.文献回顾

通过查阅相关文献，了解目标人群的健康需求和相关研究，为健康教育提供科学依据。

（二）明确公众健康问题诊断

全面、完整的健康教育应该从科学的健康问题诊断开始。通过系统地调查、测量、评估来收集各种公众健康资料，然后进行分析、归纳、推理、判断，确定与健康问题有关的行为和影响因素，从而为确定健康教育干预目标、策略和方法提供依据。公众健康问题诊断主要包括社会诊断、流行病学诊断、行为与环境诊断、教育与生态诊断、管理与政策诊断。

（三）制订公众健康教育计划

计划是公众健康教育成功与否的关键环节，是基于健康教育诊断，通过分析研究，提出健康教育目标以及为实现该目标所采取的一系列具体的方法与步骤。

1.制订公众健康教育计划的原则（见图2-6）

（1）目标性原则：要明确总体目标，制定具体的、可量化、可测量的目标。

（2）参与性原则：要让公众早期参与，鼓励公众积极参与计划的制订以及各项干预活动。

（3）整体性原则：要体现发展的整体性和全局性，目标要体现长远性和先进性。

（4）可行性原则：要一切从实际出发，提出符合实际、易为公众所接受、切实可行的干预计划。

（5）灵活性原则：因面向公众，要尽可能地预计实施过程中可能发生的其他变化，以确保健康教育计划顺利实施。

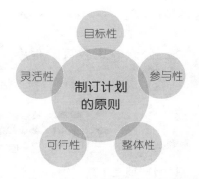

图2-6　制订公众健康教育计划的原则

2.制订公众健康教育计划的基本步骤

（1）确定优先项目：公众人多面广，在影响目标人群众多的健康问题中，分析确定哪些项目最重要、干预最有效、所投入资源最少而效益最大，将其设定为优先项目，用最少的投入获取最佳的效益。

（2）制定具体目标：制定可衡量的具体目标，以便于评估健康教育计划的实施效果，包括教育目标、行为目标、健康目标、政策环境目标等。

（3）拟定健康教育内容：包括主题、知识点、教育方法等。内容与目标人群的需求和健康状况相关，具有实用性和可操作性。

（4）确定健康教育人员：根据公众需要，形成多层次、多结构、多部门参与的网络组织。

（5）制订监测与评价方案：建立系统、完善的质量控制与监测体系，及时发现公众健康教育实施中的问题并进行调整。

（6）制定项目预算：根据健康教育计划的具体内容，制定相应的项目预算，以确保计划的顺利实施。

（四）实施公众健康教育活动

实施活动是健康教育的主要工作，也是健康教育工作的重点和关键。在面向公众实施健康教育活动时，为切实保证活动达到预期效果，实施过程中应遵循以下原则和步骤。

1. 原则（见图 2-7）

（1）科学准确：基于科学准确的研究数据，避免传播未经证实的信息和错误的健康观念。

（2）全面覆盖：应覆盖身体健康、心理健康、社会适应等多个方面，不仅关注疾病预防，也要关注健康生活方式和健康心理。

（3）个体化：针对不同个体和群体的健康需求和问题，提供个性化的健康教育方案，以满足不同人群的需求。

（4）早期干预：注重早期干预，通过普及健康知识、提供健康咨询和服务，预防和减少健康问题的发生。

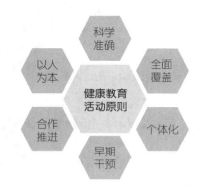

图 2-7 实施公众健康教育活动的原则

（5）合作推进：需要多部门、多领域的合作和协调，包括卫生、教育、媒体等，共同推进健康教育工作。

（6）以人为本：以人的健康为中心，注重人的需求和感受，提供人性化的服务和支持。

2. 实施步骤

（1）分析需求、确定目的：根据公众的不同需求，分析不同人群的异同，确定健康教育的目的。

（2）准备教育材料：根据教育计划，制作相应的教育材料，如海报、宣传册、视频等。

（3）确定教育方式：针对不同的对象，选择合适的教育方式，如讲座、研讨会、示范活动等。

（4）实施教育活动：按照计划，组织教育活动，邀请专业人士、志愿者等参与。

（5）评价教育效果：通过问卷调查、观察、记录等方式，了解健康教育活动的效果，如了解受众的知识掌握情况、行为改变情况等。

四、公众健康教育的方式、方法

健康教育主要是使用传播、教育和干预的手段来促使公众的行为发生改变。学习和运用健康教育的方式、方法和技巧是公共卫生工作者应该掌握的一项基本功。

(一)公众健康教育的方式

根据不同的目标人群和健康教育主题进行选择和组合传播方式,以更好地实现健康教育目标。公众健康教育内容的传播方式如图2-8所示。

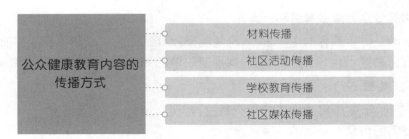

图2-8　公众健康教育内容的传播方式

1.材料传播

健康教育材料泛指健康教育活动中所使用的辅助传播媒介,如传单、报刊、小册子、墙报、折页、标语、宣传画等平面材料和录像片、录音带、光盘等声像材料。为保证传播材料的可得性和可接受性,防止信息的失真,传播材料的发放应有准备、有计划地进行。对发放使用人员进行培训,使其了解这些传播材料的内容、发放方法、注意事项及适用的目标人群等。

2.社区活动传播

在社区中举办健康讲座、健康咨询活动、健康展览等,邀请专业人士、医生等向公众传递健康知识,增强公众的参与感和互动性,提高公众的健康意识和健康素养。

3.学校教育传播

将健康教育纳入学校课程体系,通过课堂教学、校园活动等方式向学生普及健康知识,培养健康行为习惯。

4.社交媒体传播

利用微博、微信等社交媒体平台发布健康教育内容。该传播方式具有互动性、个性化、即时性、交融性的特点,能够快速传播健康信息。

(二)公众健康教育的方法

公众健康教育的方法有很多种(见图2-9),可根据不同的目标人群和健康教育主题进行选择和组合,以适应社会发展和公众健康需求的变化。如以传播知识为目标的健康教育可采用阅读法、讲授法;以转变观念态度为目标的健康教育可采用座谈法;以提升技能为目标的可采用演示法。

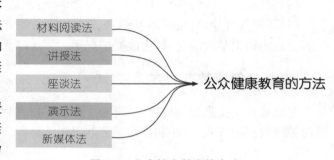

图2-9　公众健康教育的方法

1. 材料阅读法

材料阅读法是指公众通过阅读健康教育宣传材料来获得知识或巩固知识的方法,具有使用范围广、持续时间久的特点。设计制作适宜的、高质量的健康教育材料是实现健康教育效果的重要前提;健康教育材料张贴和摆放地点要选择公众经常通过、易于驻足的地方,如街道集市上的布告栏;张贴的高度以阅读时不必过于仰头为宜;根据宣传重点和季节变化等因素更换健康教育材料。

2-9 健康教育宣传材料中图片的制作要点

2. 讲授法

讲授法是指教育者通过循序渐进的叙述、描绘、解释等向公众传递信息,传授知识,阐明概念,帮助公众理解和认识健康问题,树立健康的态度和信念。讲授法的要点包括:演讲者衣着应整洁大方、庄重朴素、色彩和谐,与演讲的内容相辅相成;演讲时间长度适宜,安排适当的休息时间;发音吐词清晰,语言生动,速度适中,尽量避免使用专业词汇,适当重复重要的和不易被理解的内容;恰当地运用举例引证、示范与演示的技巧,增强演讲的效果。

2-10 讲授过程中如何开展互动

3. 座谈法

座谈法是针对需要解决的健康问题,召集目标人群就某一专题进行座谈讨论,参与人员充分交流,表达自己的想法和建议,推进对健康知识的深入了解。座位的布置应围成圆圈式或马蹄形,以利于参与者面对面地交谈。座谈过程中,交替采用封闭型问题、开放型问题、探究型问题等提问方式深入了解公众对健康的看法和态度。利用各种语言和非语言的方式表示在专心地认真听,不轻易打断交谈者的发言,支持公众的正确观点和行为要态度鲜明;纠正公众错误观点和行为要和缓、婉转、耐心。

2-11 非语言传播技巧

4. 演示法

演示法是通过健康教育者展示实物、教具使公众获得健康知识的方法。为了能成功地进行规范操作的演示,事前准备所需实物或模型,并根据演示程序将实物或模型顺序摆放整齐,将相关仪器调试完毕。为提升健康教育效果,演示场所应有足够的空间,方便公众围绕在教育者周围进行近距离观察。健康教育者面对公众,便于他们观察操作步骤和细节。对于关键环节适当进行强调和重复,同时用语言强调相关步骤,便于公众学习和领会。通过参与操作练习,帮助他们更好地掌握相关技能。操作演示结束后,向公众提问,了解他们是否有不清楚的地方,并对提问做出回答,对关键知识点和操作要点进行小结。

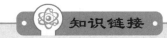

知识链接

如何提升演示法的健康教育效果?

如为老年人举办的口腔健康讲座,可以穿插示范正确的刷牙技术,需要准备牙齿模型、牙刷模型。演示还需要一定的环境支持，如老年人居家防跌知识宣传，可准备1间"样板间"，安装防滑地板，提供明亮的灯光，准备安全的家具物品等。

如指导照护卧床老人，健康教育人员在示范翻身术后，再让照护者练习，观察他们的行为是否正确，及时纠正错误做法，确保照护者掌握相关技术，达到较好的培训效果。

5. 新媒体法

包括建立专门的健康信息网站，提供可靠、权威的健康知识和技能；开发健康相关的手机应用程序，为公众提供个性化的健康教育和管理服务；提供在线健康培训课程，向公众传授健康知识和技能；建立在线健康问答平台，让公众可以向医生、专家提问并获得专业的回答。同时利用大数据和人工智能技术，对公众的健康数据进行分析，提供个性化的健康建议，更好地满足不同人群的健康需求，提高健康教育效果。

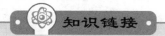

知识链接

如何利用人工智能技术为公众提供个性化的健康建议？

1. 数据收集和分析 收集公众健康相关数据，包括个人的基本信息、生活习惯、健康状况、家族病史等。

2. 健康状况预测 利用人工智能的预测模型，根据公众的健康相关信息，预测其未来的健康状况，从而为其提供更加精准的建议。

3. 个性化推荐 推荐适合的饮食、运动等方面的建议。

4. 智能提醒和预警 通过智能设备的应用，为公众提供及时的健康提醒，如提醒按时服药、定期体检、调整饮食结构等。

5. 健康知识推荐 精准推荐与健康相关的文章、视频等资源，帮助公众更好地了解自己的健康状况和改善方法。

第三节 公共卫生领域的健康促进

健康促进（health promotion）作为健康教育发展的结果、公共卫生的基础与核心及"人人享有卫生保健"全球战略的关键要素，在调动个人、家庭和社会健康意识，提升健康知识水平和健康技能，理解和配合采取各种公共卫生措施，促进健康和预防疾病等方面发挥积极的作用。

一、健康促进的概念

1995 年，WHO 将健康促进定义为："健康促进是指个人与其家庭、社区和国家一起采取措施，鼓励健康的行为，增强人们改进和处理自身健康问题的能力。"健康促进主要内容见图 2-10。

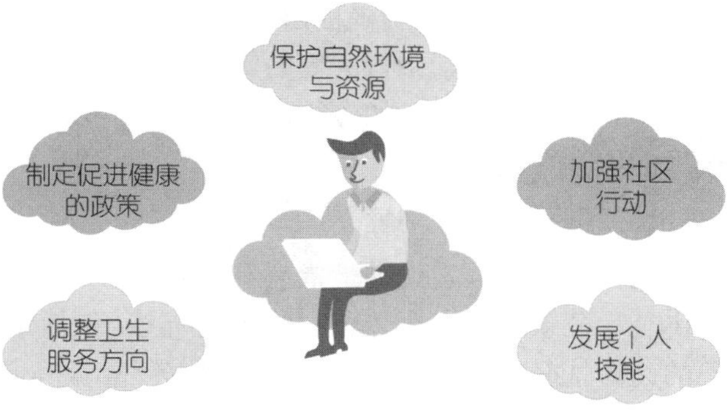

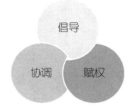

图 2-10　健康促进的主要内容

二、健康促进的策略

实现健康促进的方法和路径多种多样，不同的国家在不同的发展阶段，会有不同的选择和侧重点。1986 年 11 月 21 日，在加拿大渥太华召开的第一届健康促进国际会议上发布的《渥太华宪章》提出了健康促进的基本策略（见图 2-11）。

（一）倡导

倡导健康是社会、经济、个人发展的重要资源，也是生活质量的重要组成部分，包括面向各级政府决策者的倡导、对社会各成员部门的倡导、面向公众的倡导。通过政策支持，提升卫生及相关部门的健康促进力度，激发公众的参与意识，共同朝着有利于健康的方向发展。

图 2-11　健康促进的基本策略

（二）赋权

赋权是指提高公众辨识健康影响因素以及在健康方面做出正确选择和决定的能力，从而保障人人享有卫生保健资源的平等机会，包括针对社区的能力建设和针对个人的能力建设。实现途径为创建健康支持性环境，开辟获取健康信息和技能的途径。

（三）协调

协调控制健康的影响因素，实现健康目标，需要协调政府机构、卫生部门和其他社会经济部门、非政府和志愿者组织、地方权威机构、企业和媒体等利益相关各方，个人、家庭和社区成员积极参与，互相协作，各司其职。

三、健康促进的目标、任务

健康促进的总体目标是通过倡导、赋权和协调，促使公众承担对健康所应负有的责任，推进有益于健康的政策改革和支持性环境的创建，不断提高社会群体健康水平进而达到提高人类生命质量的目的。《渥太华宪章》提出的健康促进五大工作领域是健康促进的五个方面任务（见图 2-12）。

（一）制定关于健康的公共政策

2013 年，WHO 在芬兰赫尔辛基召开了第八届全

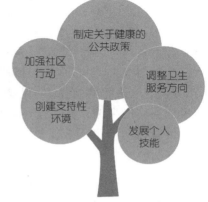

图 2-12　健康促进五大工作领域

球世界健康促进大会,明确提出"将健康融入所有政策"的理念,强调人类的健康受社会、经济、环境、个体因素和行为等的影响,各个部门制定的公共政策都会对人群健康和健康公平产生深刻的影响。如传染病防治法、环境保护法等都是鼓励公众作出健康生活方式选择的支持性政策。

(二)创建支持性环境

支持性环境从宏观讲是指有利于促进公众健康的物质、社会经济和政治环境,从微观讲是为公众创造安全、满意、愉悦的环境,包括家庭、工作和休闲地、社区、获取健康资源的途径,创建有利于健康的自然和社会环境,确保对公众的健康有积极的益处。

(三)加强社区行动

社区是公众获取健康信息并作出有益于健康的决定的重要场所。开展以社区为基础的健康促进活动,其核心在于赋权社区群众,使其充分发挥自身的力量,积极有效地参与卫生保健计划的制订和执行;同时,利用各类社会资源,充分而持续地获取卫生信息、学习机会以及各种资助,帮助他们更清晰地认识自己的健康问题,并找出解决问题的方法。

(四)发展个人技能

发展个人技能是实现最佳健康状态的重要措施。健康促进通过健康教育和提高生活技能来促进个人和社会的发展,促使公众不断学习,有准备和适宜地应对人生各阶段可能出现的健康问题。学校、家庭、工作场所和社区均有责任在发展个人技能方面提供帮助。

(五)调整卫生服务方向

卫生部门除了提供临床医疗服务,还应把预防、健康促进、健康管理作为职能的一部分。重视卫生研究及专业教育与培训的转变,以全民健康改善和公平性优化为导向,由个人、卫生专业人员、社区组织、卫生机构、政府部门等共同承担为公众提供卫生保健服务及健康促进的责任。

四、公共卫生领域健康促进的内容

健康促进作为公共卫生领域的重要发展方向之一,强调个体、群体、社会等三方面加强管控引发疾病的危险因素,主要包括健康促进家庭、健康促进社区、健康促进学校、健康促进医院、健康促进企业五大内容(见图2-13)。家庭和社区在健康促进中扮演着关键角色,通过鼓励健康的生活方式、提供健康教育和支持、创建良好环境等方式,使民众主动提高健康知识水平,自觉参与并维护公共健康,有助于提升整个社会的健康水平。

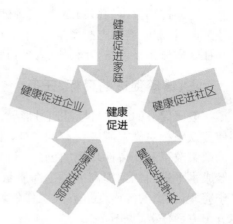

图2-13 公共卫生领域主要场所的健康促进内容

(一)健康促进家庭

家庭是最小的社会单元,是个人健康和疾病发生发展的重要因素,更是预防疾病和促进健康的主要场所。建设健康家庭是公共卫生事业最基础的工作内容之一。

1. 健康促进家庭建设内容（见图 2-14）

（1）倡导和推动政策支持：健康促进家庭建设一般由社区负责。社区工作人员应积极学习并掌握相关的政策、制度、标准与创建方法等，将其纳入社区建设总体规划工作中。

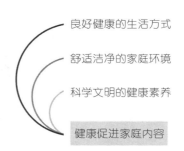

图 2-14　健康促进家庭建设内容

（2）全面开展家庭健康教育：通过调查家庭基本情况，组织健康家庭评估，找准教育时机、场所，以多种形式进行健康教育，提升家庭成员自我建设能力，预防家庭重大疾病和社会心理问题的产生。

（3）积极推进典型示范工程：社区可以积极组织家庭竞赛、座谈会等活动，活跃氛围，考评遴选优秀家庭作为典型示范，倡导健康家庭的理念，便于家庭之间互相比较、监督，达到促进健康的目的。

2. 健康促进家庭发挥的作用

（1）提供健康知识和信息：健康促进可以向家庭成员提供关于营养、体育锻炼、心理健康等方面的知识和信息。这些知识和信息有助于家庭成员了解如何保持健康的生活方式，并采取适当的预防措施来避免潜在的健康问题。

2-12　健康促进家庭案例

（2）培养健康行为和习惯：健康促进可以通过各种方式，如宣传活动、健康咨询和培训等，促使家庭成员养成健康的行为习惯。

（3）创建健康的环境：健康促进可以帮助家庭营造一个有利于健康的生活环境，如提供清洁的饮用水、良好的卫生设施、舒适的住房和安全的家庭环境。此外，健康促进还可以鼓励家庭成员避免吸烟、限制酒精消费，并提供心理健康支持。

（4）促进家庭成员的参与和互动：可以通过组织家庭健康活动项目，以及提供支持和鼓励，促进家庭成员的参与和互动，有助于增强家庭凝聚力和合作精神，并在家庭中形成积极的健康氛围。

（二）健康促进社区

健康促进社区建设是健康城市建设的重要内容之一，是通过健康教育和社会支持，改变个体和群体行为，建立健康的生活方式，优化环境影响，降低个体的发病率和死亡率，提高社区人群的健康水平和生活质量的所有社会活动过程。健康促进社区由健康教育和其他能促使行为及环境向有益于健康改变的一切社会支持系统构成。健康促进社区建设内容见图 2-15。

1. 倡导健康政策

社区积极关注并了解国家层面宏观政策、标准，落实健康促进社区建设赋予的各项任务和要求，同时不断倡导和推广促进社区居民健康的政策，把维护居民健康作为全社区的共同责任，树立以人为本、以健康为中心的管理和建设理念。

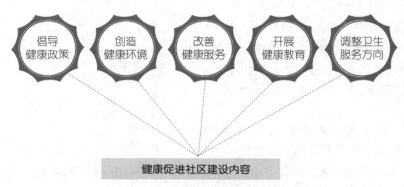

图 2-15　健康促进社区建设内容

2.创造健康环境

社区是群众生活工作的场所,环境好坏直接影响人的健康。通过优化社区环境、完善健康设施设备、保障社区居民用水清洁、推行无烟社区等都有利于促进社区居民健康。应保证居民区公共场所环境整洁,道路平整;卫生设施布局合理,管护良好;卫生无死角,定期除"四害";公共场所禁烟。

2-13　健康促进社区案例

3.改善健康服务

积极动员并开发社区中各类健康资源,与相关卫生健康机构建立合作,把居民健康服务纳入社区日常管理工作;不断了解居民健康需求,建立健康档案;有针对性开展传染病、慢性病、常见病的健康指导和行为干预;对不同人群、不同健康需求提供个性化健康服务,开展戒烟限酒、平衡膳食、规律运动等生活方式指导等。

4.开展健康教育

针对不同人群、不同健康问题开展全方位、全周期健康教育工作。制订社区健康教育计划并组织实施,实施方式应多元化,具有创新性,适时开展效果评价,不断激发居民主动健康意识,提升健康素养。

5.调整卫生服务方向

根据社区健康问题,优先做好预防工作,并对群众最关心的、主要的、重要的健康问题进行积极干预。

(三)健康促进学校

健康促进学校是指通过学校和全体师生的共同努力,改善学生的学习和生活环境,提高学生的健康水平,并促进家庭和社区的更广泛参与,以保障和促进学生的健康。健康促进学校建设内容见图 2-16。

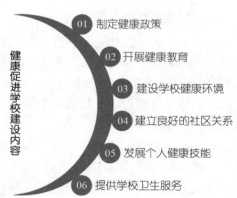

图 2-16　健康促进学校建设内容

1.制定健康政策

在熟悉健康促进学校相关政策、国内外先进理念和经验的基础上,健全并完善组织建设,推行有利于学生健康的政策。

2.开展健康教育

把健康教育纳入学校正式课程计划并在其他课程中融入健康教育内容,为学生提供健康信息,帮助他们做出正确的选择,建立健康的行为和生活习惯等。

3.建设学校健康环境

做好校舍建筑的选址、运动设施设备、教室采光通风等物理环境建设。同时,优化社会健康环境建设,如教师和学生应保持良好的沟通,支持学生心理和个性的良好发展,根据不同年龄阶段学生开展素质教育等。

4.建立良好的社区关系

学校积极与当地所在社区合作,师生共同参加社区活动,提倡家庭和社区支持和参与学校事务,营造良好的外部健康促进环境。

5.发展个人健康技能

学校要创新形式、建立载体、完善制度,全方位、多途径、多形式开展健康教育和健康促进工作,帮助学生树立健康意识,掌握健康技能,养成文明生活方式,促进身心健康和全面发展。

6.提供学校卫生服务

学校和有关健康卫生服务机构建立合作关系,向学生和教职员工提供直接服务,定期组织健康体检,建立相应的师生健康档案,开展实施健康促进优先项目等。

(四)健康促进医院

健康促进医院是 WHO 在全球倡导的、有利于提高医护质量与患者生命质量、改善医患关系、促进人文医学发展的国际行动。健康促进医院的基本工作内容如下。

1.将健康促进融入医院管理政策

医院将健康教育与健康促进融入医院发展战略、服务理念、规章制度及工作流程等,制定、完善有益于患者、家属、社区居民以及医院员工自身健康的规章制度。

2.建立与完善健康促进组织管理体系

医院应成立健康促进领导小组,配备专职健康促进工作人员,建立与完善开展健康教育服务的组织网络,制订健康促进工作计划,落实健康促进工作经费与设施。

3.开展员工能力建设培训与动员

试点医院定期开展健康促进医院工作的组织动员及医护人员健康教育技能培训,提高员工开展健康促进工作的积极性与技能水平。

4.建设安全、和谐、健康的诊疗环境

诊疗环境包括物质环境和社会环境。积极营造有利于患者、家属及医护人员健康的氛围。

2-14　健康促进学校案例

5.加强宣传教育和培训

提高患者、家属和社区居民及医护人员健康促进的知识与技能。

6.开展特色健康教育与健康促进活动

针对妇女儿童、老年人等特定人群开展创新型或有特色的健康促进与健康管理服务。

2-15 健康促进医院案例

7.无烟医院建设

按照《无烟医疗卫生机构标准》，严格执行无烟医院规章制度，医院室内场所全面无烟，开展面向患者、家属和医护人员的戒烟教育及服务。

（五）健康促进企业

健康促进企业是指为保护和促进企业所有员工的健康和安全，由员工和管理者共同采取的持续改进过程以及可持续发展的企业场所，是劳动者职业安全的主阵地。健康促进企业建设内容见图 2-17。

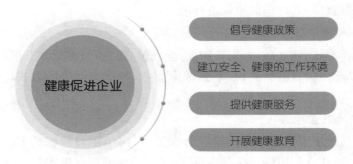

健康促进企业

倡导健康政策

建立安全、健康的工作环境

提供健康服务

开展健康教育

图 2-17　健康促进企业建设内容

1.倡导健康政策

企业将健康促进工作纳入年度工作计划，制定促进职工健康的规章制度和相关措施，如职业防护、职业病防治、无烟控烟等，联合其他相关政府部门和健康机构，共同倡导并推广各项健康政策。

2.建立安全、健康的工作环境

优化工作的物理环境，包括工作场所建筑符合安全、环保等要求；工作区域通风、照明条件良好；仪器设备、生产工具安全；对实体环境中的有害因素开展有效控制，提供员工个人防护措施与安全指导等。建立和谐的社会环境，包括完善各类制度、工作流程；加强企业文化建设；提供压力应对指导，支持和鼓励员工保持健康的个人生活方式，监护个人身心健康状况等。

3.提供健康服务

企业通过增强员工个人的健康资源，包括提供医疗服务、医疗信息、培训、经费支持、配套设施、政策支持等，以方便并促进员工采取健康的生活方式，形成并完善健康行为。以职业健康体检为抓手开展员工健康管理，开展健康风险评估，制订员工健康干预计划，不断推进健康促进企业建设，确保企业员工的健康。

4.开展健康教育

企业应有职业卫生专业人员从事健康教育与健康促进工作,制订健康促进企业工作计划,定期组织内容丰富、形式多样的健康教育和岗位培训,尤其对新招收、新上岗人员开展教育。比如组织健康讲座、设置健康专栏、开展健康科普活动,通过利用多媒体、报纸、电视等设置健康教育与健康促进专题栏目等,不断强化员工职业卫生、劳动保护和健康意识,提升健康技能。

2-16 健康促进企业案例

测试一下

1.解释健康教育、健康促进的概念,以及两者之间的关系。

2.如何基于公众健康教育的程序和方法,为社区居民开展老年饮食健康教育讲座?

3.护理人员如何在健康促进家庭和社区建设中发挥作用?

拓展阅读

[1]健康中国行动推进委员会办公室.健康中国行动文件汇编[M].北京:人民卫生出版社,2019.

[2]健康中国行动推进委员会办公室.健康中国行动文件解读[M].北京:人民卫生出版社,2020.

[3]刘治军.药物相互作用基础与临床[M].北京:人民卫生出版社,2009.

[4]中国营养学会.中国居民膳食指南(2022)[M].北京:人民卫生出版社,2022.

[5]中华人民共和国卫生和计划生育委员会.中国公民健康素养:基本知识与技能释义:2015年版[M].北京:人民卫生出版社,2017.

(冯志仙)

第三章　流行病学与公共卫生护理

知识目标

1. 掌握流行病学的概念和分类。
2. 熟悉流行病学描述性研究、分析性研究、实验研究的原理;描述疾病分布的常用指标。
3. 了解流行病学在公共卫生护理中的应用。

能力目标

1. 能参与流行病学调查研究。
2. 能根据研究目的选择适合的流行病学研究方法。

素质目标

在公共卫生护理实践过程中,运用流行病学方法,识别地区主要公共卫生问题,开展科学合理的疾病防治,进而提高全人群健康。

导入情境与思考

为研究儿童龋齿相关危险因素,研究者选取某时间内某医院口腔内科收治的806 例患儿,纳入标准为首次接受治疗并经患儿家属确认后签订知情同意书者,排除标准为罹患心、脑、肺、肝、肾等重要器官疾病者。研究经该医院伦理委员会批准。研究者记录患儿姓名、年龄、性别、诊断、影响因素及治疗情况,根据是否诊断为龋齿将患儿分为龋齿组和非龋齿组。统计分析结果显示,女性、学龄前、喜食甜食的患儿龋齿发病率高,减少含糖食物的摄入对于龋齿的预防至关重要。

请思考

1. 该研究采用了哪种流行病学研究方法?
2. 此种流行病学方法的优点和局限性有哪些?
3. 根据研究结果,可采取哪些干预措施减少儿童龋齿患病率?

流行病学是公共卫生的基础学科,理解流行病学基本概念,有助于培养流行病学思维方式,从关注个体医疗拓展到从群体角度考虑人群健康问题,鼓励跨学科合作。通过对健康相关数据的收集、分析和解释,有助于更加客观地做出决策,改善人群健康水平,减少医疗成本。

3-1 教学PPT

第一节 流行病学概述

流行病学的核心是通过定量研究的方法来研究人群中的疾病,达到预防和控制疾病流行的目的。流行病的基本概念可追溯到两千多年前希波克拉底有关环境对人体健康影响的理论。随着疾病谱的改变、对健康认识的加深和新技术新方法的出现,流行病学在理论、方法和应用方面有了飞速的发展。

一、流行病学基本概念

"流行病学"(epidemiology)一词源自希腊语,直译为"研究人群中发生的事情的学问"。流行病学的定义随着时间的推移而发展,但其核心目标始终是理解疾病如何在人群中传播以及如何防止疾病发生。流行病学是研究人群中疾病与健康状况的分布及其影响因素,并研究防制疾病及促进健康的策略和措施的科学。

(一)流行病学定义

20世纪初,传染病是世界上的主要死亡原因。流行病学家通过研究传染病的传播方式,研发了疫苗和其他预防疾病的措施,降低了传染病的死亡率。20世纪中叶,慢性病(如心脏病、癌症和糖尿病)逐渐成为世界范围内的主要死亡原因,流行病学家的研究也开始关注慢性病的风险因素,包括吸烟、高血压、高胆固醇和肥胖等。这些研究结果有助于制订预防慢性病的干预计划,如健康教育计划、戒烟计划和饮食与运动计划等。进入21世纪,流行病学进一步扩展到研究与健康相关的各领域问题,如心理健康、环境和社会经济等。

(二)流行病学研究方法分类

根据是否由研究者将所研究的因素加之于观察对象,可以将流行病学研究方法分为观察法和实验法两大类。在观察法中,按照是否事先设立对照组又可分为描述性研究和分析性研究。因此,流行病学研究方法类型可分为描述流行病学、分析流行病学、实验流行病学三类,每种类型又包括多种研究设计(见图3-1)。

描述流行病学主要描述疾病或健康

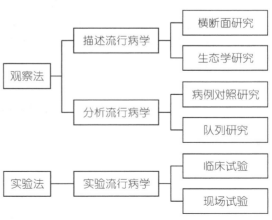

图3-1 流行病学研究方法分类

状态的分布,起到揭示现象、为病因研究提供线索的作用,即提出假设;分析流行病学主要检验或验证科研假设;实验流行病学则用于证实或确证假设。每种方法各有其适用性和优缺点,将在第二节中详细介绍。

1. 观察法

观察法是指研究者观察和记录在人群中发生的疾病或健康状态,而不对研究对象施加任何干预。观察法可以分为描述性研究和分析性研究。

(1)描述性研究:主要描述疾病或健康状态的分布,包括发病率、患病率、死亡率等。描述性研究可以揭示疾病或健康状态的特点,为病因研究提供线索,提出假设。

(2)分析性研究:主要检验或验证科研假设。分析性研究可以确定疾病或健康状态的危险因素,评价干预措施的效果。

2. 实验法

实验法是指研究者对研究对象施加干预,以观察干预对疾病或健康状态的影响。实验法可分为随机对照试验和非随机对照试验。

3-2　证据金字塔

(1)随机对照试验:是指研究者将研究对象随机分为两组,一组接受干预,另一组不接受干预。随机对照试验是流行病学研究中最高级别的研究,其结果最可靠。

(2)非随机对照试验:是指研究者根据某些条件将研究对象分为两组,一组接受干预,另一组不接受干预。非随机对照试验的结果不如随机对照试验可靠,但也具有一定的价值。

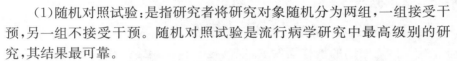

3-3　流行病学在疾病预防控制方面的应用

(三)流行病学在公共卫生护理中的应用

1. 社区健康评估和制定优先事项

为了确定社区人群中的主要健康问题,制订社区健康促进行动方案,公共卫生护理专业人员可借助流行病学研究方法探究社区中实际存在的或潜在的健康问题、涉及的人群、健康问题是否会随着时间的推移而增加或减少、现有的卫生服务改进的方向等。

2. 评估预防对策

可通过长期的、连续的在一个地区范围内收集并分析疾病及其影响因素的动态,以判断疾病及其影响因素的发展趋势,评价预防对策的效果或决定是否修改已制定的预防对策。持续监测对于评价预防对策的科学性和有效性至关重要。

3. 预防疾病和健康促进

流行病学研究有助于了解疾病的病因、传播方式、自然史和控制措施。通过对疾病的流行病学研究,采取控制传染源、切断传播途径和保护易感人群等措施,改进健康促进策略,从而预防疾病发生。可以通过研究有关健康促进干预措施的有效性,确定人群,调配有限的卫生资源。

4. 改善疾病的诊断、治疗和预后

流行病学研究有助于确定适当的诊断和筛查方式与标准,测试标准区分患病和非患者的能力大小,也可以帮助确定特定情况下最有效的治疗方

3-4　南丁格尔玫瑰图

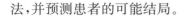

法,并预测患者的可能结局。

二、疾病的分布

疾病的分布是指疾病在不同人群、不同时间、不同地区的存在状态及其发生、发展规律。了解疾病分布的特点是流行病学的首要任务,指根据人群、时间和地区收集、整理、汇总和分析数据,了解关于谁受到影响、何时发生以及疾病发生在哪里等重要信息,从而探索流行规律及其影响因素,为形成病因假设及探索病因提供线索。

(一)如何描述疾病的分布

1. 人群分布

研究者通常会根据年龄、性别、种族、职业、收入、教育等因素来描述疾病的人群分布。

(1)年龄:研究疾病年龄分布探索致病因素,为病因学研究提供线索,可帮助提出重点保护对象及发现高危人群,为今后有针对性地开展防治工作提供依据。免疫水平不同、接触致病因子的机会不同、是否预防接种等原因都可能会导致疾病的年龄分布存在差异。如麻疹、肺炎、腹泻更容易发生在幼儿群体中,因其免疫系统尚未完全发育。随着年龄的增长,心脏病、高血压、癌症等在老年人群中更为常见。

(2)性别:两性的健康差异不仅与解剖、激素水平等生理因素相关,更与接触致病因素的机会、生活方式不同等个体的行为模式有关。如男性通常更易受外伤,吸烟、饮酒频次也较多;绝经后女性患心脏病的概率上升,还面临睡眠障碍、偏头痛、骨质疏松等问题。

(3)种族:不同种族的遗传因素、风俗习惯、生活或饮食习惯、经济社会状况、所处的自然环境等都可能会导致不同种族之间疾病分布差异。

(4)职业:工作条件、工作时长、防护水平、体力劳动强度、精神紧张程度等都会影响人群健康。如长期接触游离二氧化硅粉尘可能会导致硅沉着病;演奏乐器、运动或打字等手腕的重复运动可能会导致腕管综合征。

(5)收入:收入通常与职业相关,低收入人群更容易患上各类健康问题,也较难获得高质量的医疗保健。吸烟、饮酒、缺乏锻炼等不健康的生活行为方式在低收入人群中更常见。

2. 时间分布

疾病的严重程度会随时间而不断发生变化,通过疾病的时间分布的研究,可以发现疾病的流行规律,为疾病的病因研究提供重要的线索。

(1)短期波动(rapid fluctuation):是指持续几天、几周或几个月的疾病流行情况。这种流行通常是由大量人群同时或持续暴露于某种共同致病因素引起的,如食物中毒、自然灾害或环境污染。导致短期波动的致病因素通常是明确的,并且可以通过采取预防措施来控制疾病的传播。

(2)长期变异(secular change):是指在较长一段时间内疾病发生的变化。长期变异的原因较为复杂,环境因素(空气污染、水污染和食物污染等)、生活方式因素(吸烟、饮酒、不健康饮食和缺乏运动等）、医疗保健水平都可能会造成疾病的长期变异。研究疾病的长期变异情况可以帮助我们更好地理解疾病的发生机制，并制定有效的预防和控制措施。如通过研究心脏病的长期变异情况，发现高血压、高胆固醇和肥胖等因素是心脏病的重要危险因素，通过控制这些危险因素，可以有效降低心脏病的发生率。

（3）周期性变化（cyclic change）：是指疾病频率按照一定的时间间隔有规律地起伏波动的现象。周期性变化的出现通常与多种因素相互作用有关，包括气候、人群免疫水平、病原体的变异和传播方式等，多见于呼吸道传染病。了解疾病的周期性变化，可以帮助制定更有效的预防和控制措施。

若疾病的周期性变化是随着季节更替而发生的，称为季节性变化（seasonal variation），属于周期性变化的特例。引起疾病季节性变化的因素包括气候、气象条件、病原体、宿主、传播媒介等。如乙型脑炎发病高峰在夏秋季，肠道传染病常见于夏秋季，而呼吸道传染病在冬春季高发。

3. 地区分布

研究疾病的地区分布情况，可以帮助阐明疾病的病因、流行因素，制定防病策略。地区既可以指不同国家、省、城乡等行政区划，也可以指山区、平原、湖泊、草原等自然环境的地理位置，还可以指住房、工作场所等环境位置。

（1）国家分布：心脏病、癌症和慢性呼吸道疾病是全球三大死因，在大部分国家和地区都占据了主要地位。然而，这些疾病的流行强度在不同国家和地区之间存在明显差异。如心脏病在高收入国家是居民死亡的主要原因，而癌症在低收入国家是居民死亡的主要原因，造成这种差异的原因是多方面的，包括遗传、环境、生活方式等。高收入国家通常具有较高的肥胖率、高血压率和高血糖率，这些因素都增加了患心脏病的风险；而低收入国家通常面临着更严重的环境污染、营养不良和缺乏卫生保健等问题，这些因素也增加了患癌症的风险。

（2）省份分布：我国不同省份的疾病分布存在差异。如地方性甲状腺肿以山区最多，流行地区的土壤、水和食物中含碘量均低于一般地区；高血压患病率北方省份高于南方，可能主要与饮食习惯和气候环境有关。

（3）城乡分布：疾病的城乡分布差异主要是由于生活环境的不同，城市通常人口密集、居住拥挤、人口流动频繁，农村人口稀少、居住分散。农村自然环境的特点使得一些自然疫源性疾病（如流行性出血热、血吸虫病、钩端螺旋体病等）的发病率高于城市。

3-5 地方病判定依据

（4）地方性：当某种疾病经常局限于某一地区，或在某一地区的发病率稳定地高于其他地区，且有比较严格的地区选择和分布特征时，则称该疾病具有地方性（endemicity），有该特征的疾病统称为地方病（endemic disease）。

3-6 地方病

（二）描述疾病分布的指标

测量是流行病学的一个基本特征。定量测量与分析，用相应的指标描述疾病发生和健康状况,以便深入了解和认识各种病因对人群健康的影响。

1.发病率

发病率(incidence rate,I)指特定人群在特定时间段内新发疾病病例出现的频率。

$$发病率 = \frac{一定期间内某人群中某病新病例数}{同时期暴露人口数} \times K, K = 100\%$$

如上呼吸道感染、腹泻等疾病,一个观察对象在观察期间可多次发病,则按照发生次数记入发病率计算公式的分子;对于肿瘤、精神疾病等难以确定发病时间的疾病,可将初次诊断时间作为发病时间。暴露人口是指在观察期内某地区人群中可能发生某种疾病的人,对那些因已患病而在观察期内不可能再成为新发病例者,则不应计入暴露人口,但实际工作中不易划分,当计算某地区人群某种疾病发病率时,分母多用该地区观察期间的平均人口数。

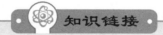

知识链接

标化发病率

由于发病率可受很多人口学特征因素的影响,所以在对比不同地区人群的发病率时,应该注意这两组对象的内部构成是否存在差别,如果存在的话,可应用标准化法加以校正。通过比较标化发病率,可了解疾病流行特征,探讨致病因素,提出病因假说,评价防制措施的效果。

2.患病率

患病率(prevalence,P),也称为时点患病率(point prevalence),是指在特定时点上患某病的人在整个观察人群中所占的比例。患病率是比例,没有量纲(即没有单位),而发病率是率,其量纲是时间单位的倒数。患病率的大小受发病率的影响,发病率越高,患病的人数越多,患病率的分子就会越大。病程的长短也会影响患病率,病程越长,累积的患病人数越多,患病率也越高。如果人群中某种疾病的患病率很低,且处于稳定状态,那么该病的患病率可以近似估计为发病率与平均病程的乘积。发病率和患病率的比较见表 3-1,两者的关系见图 3-2。

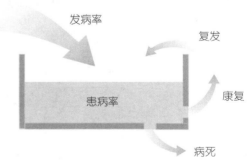

图 3-2 发病率和患病率的关系

表 3-1　患病率与发病率的比较

比较内容	患病率	发病率
资料来源	横断面调查、筛查等	病例报告、疾病监测、队列研究
计算分子	新发病例和现患病例数之和	新发病例数
计算分母	调查人数或平均人口数	暴露人口数或平均人口数
观察时间	较短,1个月或几个月	较长,1年或更长时间
适用范围	慢性病或病程较长疾病	各种疾病
用途	疾病现患状况	疾病流行强度
影响因素	较多,影响发病率变动的因素、病后结局、患者病程等	较少,疾病流行情况、诊断水平、疾病报告质量等

3.死亡率和病死率

死亡率(mortality rate,M)指在一定期间内某人群中总死亡人数在该人群中所占的比例,是测量人群死亡危险的常用指标。病死率(case fatality rate,F)表示因某病死亡的人在患该病人群中所占的比例。计算死亡率时分母为平均人口数,包括患者与非患者,而病死率的分母只是患者数。

4.伤残调整生命年

伤残调整生命年(disability adjusted life year,DALY)是疾病负担研究中的代表性指标,指从发病到死亡所损失的全部健康寿命年,包括死亡损失健康生命年(years of life lost,YLL)和伤残损失健康生命年(years lived with disability,YLD),三者的关系见图3-3。实际计算DALY时还需考虑不同年龄人群对于社会的价值、伤病对健康危害的过程,也就是健康生命年的年龄贴现和健康生命年的时间价值贴现。应用DALY指标可以跟踪地区疾病负担的动态变化情况、了解干预措施的有效性、确定危害人群健康的主要病种及重点人群和地区,为确定防制重点提供重要信息。

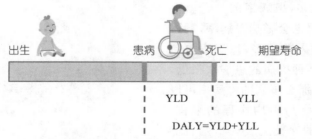

图 3-3　死亡损失健康生命年、伤残损失健康生命年和伤残调整生命年的关系

3-7　了解疾病分布的目的

第二节 流行病学研究方法

选择正确的研究方法对一项流行病学研究至关重要。一项研究的研究方法由研究问题的性质、研究问题的目标、可以使用的资源、科学现状和研究背景决定。

一、描述性研究

描述性研究又称为描述流行病学,是流行病学研究方法中最基本的类型,是分析性研究的基础。描述性研究常见的类型主要有横断面研究、生态学研究、病例报告、病例系列分析、个案研究、历史资料分析、随访研究等。

(一)横断面研究

1. 概念

横断面研究(cross-sectional study)是指在特定时间(或在较短的时期内)收集特定范围人群某一时点信息的现状。横断面研究类似于对一组人在某一时刻的快照(snapshot),它不涉及对观测对象历史的观察,也不会继续跟踪观测对象,通常数据在一个较短的时间段内收集。根据需要也可以在短时间内连续进行横断面研究。在横断面研究中,可收集信息来计算疾病的患病率,所以也称为患病率研究(prevalence study)。实验设计见图3-4。

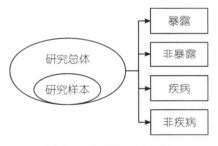

图3-4 横断面研究设计

2. 用途

①描述疾病、健康状况或暴露因素和其他有关变量的分布情况,确定防病重点和高危人群,进行社区诊断,为制定卫生服务规划和疾病防治策略提供依据;②描述某些因素或特征与疾病或健康状态的联系,为病因学研究提供线索,为其他流行病学研究提供基础资料;③用于早期发现患者,以便早期诊断、早期治疗;④用于疾病监测、人群健康促进、防治措施和效果的评价。

3. 优缺点

横断面研究是一种应用较为广泛的流行病学方法,有着时间及资源需求较少等多项优点,也需要综合考虑横断面研究存在的局限性和缺点,并结合其他研究方法进行综合分析。

(1)横断面研究的优点。①时间和资源效率较高:通常可以在较短的时间内完成,并且需要相对较少的资源;②可以收集到个体水平的数据:这意味着可以获得关于每个参与者的详细信息,有助于深入了解个体特征与研究结果之间的关系;③可用于计算特定疾病或事件的发生率:这有助于比较不同组群之间的患病率差异,评估风险因素的相关性;④数据可用于提出新的假设:通过分析数据,可以发现新的关联性和趋势,为进一步的研究提供基础,并帮助制定健康干预策略。

（2）横断面研究的局限性。①无法确定疾病和风险因素之间的因果关系:由于数据是在同一时间点收集的,所以无法确定暴露是否先于疾病发生,或者疾病是否影响了暴露;②对于罕见疾病的研究效果有限:由于罕见疾病的发病率较低,很难在横断面研究中收集到足够的样本数量;③不适用于短期疾病的研究:由于数据是在特定时间点收集的,对于短期疾病(如普通感冒或流感),特别是在特定季节发生的疾病,横断面研究无法对其发展和变化进行全面的观察,从而无法准确反映其真实情况;④无法计算疾病的发病率:由于横断面研究仅提供一个时间点的数据,所以无法得出发病率的准确估计。

（二）生态学研究

生态学研究（ecological study）也称为相关性研究（correlational study）,用于了解群体层面上结局与暴露之间的关系,其中"群体"是由有共同特征(如地理、种族、社会经济状况或就业情况)的多个个体组成的。

生态学研究可以比较不同人群、地区或国家之间的情况,可以利用现有数据,研究快速且成本较低。但是,需要谨慎解读生态学研究的数据,因为其研究的数据是群体的汇总数据而不是通过个体数据进行推论。

3-8　生态学谬误

二、分析性研究

分析性研究又称分析流行病学,对某病有一定了解时,可通过分析性研究来验证有关研究疾病与各种危险因素之间关系的假设,估计因素对疾病发生的作用大小。分析性研究方法主要为病例对照研究和队列研究。

（一）病例对照研究

病例对照研究（case control study）将研究对象分为病例和对照,病例是指被确定为具有研究中疾病的个体,对照是指被选为对照组的没有该疾病的个体。实验设计见图3-5。

1. 类型

根据选择对照是否有某些限制可将病例对照研究分为非匹配病例对照研究和匹配病例对照研究两种基本类型。

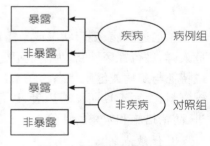

图3-5　病例对照研究设计

（1）非匹配病例对照研究:非匹配病例对照研究（unmatched case-control study）中,从研究人群中分别抽取患病个体和没有患病个体作为病例组和对照组,对照的选择没有其他限制与规定。非匹配病例对照研究更容易实施,但也更容易受到年龄、性别、社会经济等混杂因素的影响。

（2）匹配病例对照研究:匹配病例对照研究（matched case-control study）与非匹配病例对照研究不同的是,在匹配研究中,对照群体不是随机选择的,而是与每个病例个体在某些特定因素上进行匹配的。这些特定因素可能是年龄、性别、种族、居住地区等,这样

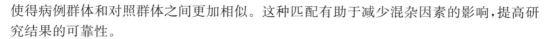

使得病例群体和对照群体之间更加相似。这种匹配有助于减少混杂因素的影响,提高研究结果的可靠性。

2.用途

病例对照研究是流行病学研究中常用的一种分析性研究方法,通过比较患有某种疾病的人和没患该疾病的人的暴露史,来确定暴露与疾病之间的关联。病例对照研究是一种回顾性研究,这意味着它是基于已经发生的事情来进行分析的。

(1)探索疾病潜在的危险因素:通过研究病例组和对照组在生活方式(如吸烟、饮食习惯、锻炼等)、环境(如污染、辐射等)、遗传、职业暴露以及其他潜在的影响因素的差异,可以广泛探索病因或危险因素。

(2)分析疾病预后的影响因素:病例研究也可以用于筛选和评价影响疾病预后的因素,这种情况下,病例和对照都是患有研究疾病的个体,是根据死亡与痊愈、有无并发症来分为“病例”和“对照”。根据病例组和对照组的临床资料、治疗信息和其他相关数据,并比较两组个体在不同因素下的预后差异。这些影响因素可以包括治疗方案,疾病分期,患者的年龄、性别、基因型等。通过这种方式,可以发现影响疾病预后的因素,为改善患者的治疗和管理提供依据。

(3)研究影响临床疗效的因素:病例对照研究在评估特定治疗方法或药物的临床疗效方面也可以发挥作用。可以选择接受特定治疗的病例,然后从类似的人群中选择未接受相同治疗的对照,比较两组个体在治疗后的预后和效果。这些治疗方法可以是药物治疗、手术、放射治疗、心理干预等。通过这种方式,研究者可以评估治疗的有效性、安全性以及副作用,为临床决策提供依据,并帮助改进医疗实践。

3.优缺点

(1)病例对照研究的优点。①对于罕见病、潜伏期长的疾病的病因研究非常高效:因为在这种情况下,招募大量研究对象进行观察可能会非常耗时,通过病例对照研究,可以选择已经患有疾病的病例,再选择一组与其类似但没有患该疾病的对照组,从而更高效地进行研究;②需要较小的样本量:相比于其他类型的流行病学研究,病例对照研究通常只需要较小的样本量来获得有意义的结果,且不需要长时间的追踪,研究更快速、更经济;③可以研究多个影响因素:病例对照研究可以同时研究多个潜在的影响因素,从而帮助研究者了解这些因素与疾病之间的关联。

(2)病例对照研究的局限性。①不适用于罕见的暴露情况:与罕见疾病适合病例对照研究相对,罕见暴露情况可能导致研究中难以找到足够数量的对照组;②不能证明因果关系:病例对照研究能够显示暴露与疾病之间的相关性,但无法确认一个因素是否直接导致了疾病的发生,因为病例对照研究是“由果及因”的观察性研究;③数据易缺失:在病例对照研究中,研究人员通常依赖过去收集的数据,因此可能会导致一些数据缺失或不完整的情况;④可能存在回顾偏倚:如果暴露情况是通过访谈来测量的,病例群体和对照群体在回顾暴露情况时存在差异,导致研究结果出现偏差。

(二)队列研究

队列(cohort)是指具有共同经历、共同状态和特征的一群人。队列研究(cohort study)是将研究人群按照是否暴露于某个因素或暴露的程度不同分为暴露组和非暴露组,追踪观察并比较两组成员在特定时间内与暴露因素相关的结局(如疾病)发生率的差异,从而判定暴露因素与结局之间有无因果关联及关联程度的一种观察性研究方法。实验设计见图3-6。

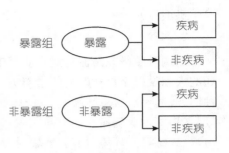

图3-6 队列研究设计

1. 类型

依据研究对象进入队列及终止观察的时间不同,队列研究可分为前瞻性队列研究、回顾性队列研究和混合队列研究三种类型。

(1)前瞻性队列研究(prospective cohort study):是队列研究的基本形式。在研究开始时,根据暴露情况,将研究对象分为暴露组和非暴露组,随访观察一段时间,收集有关研究对象结局的信息。如在一项研究吸烟是否会导致肺癌的前瞻性队列研究中,根据研究人群是否吸烟,将其分为吸烟组和非吸烟组,在一个给定好的时间段内进行随访,记录两组人群中患肺癌的人数。

3-9 弗雷明翰心血管研究

(2)回顾性队列研究(retrospective cohort study):开始研究时,研究者已掌握有关研究对象在过去某个时点暴露状况的历史资料,研究者根据这些资料对研究对象进行分组,也就是说,研究者在研究时,已掌握队列的暴露状况和结局。回顾性队列研究与前瞻性队列研究都比较了来自暴露组和非暴露组的疾病发展情况,都是从"因"到"果"的研究,区别在于时间视角,即向前回顾还是向后观察。

(3)混合队列研究(mixed cohort study):也称双向性队列研究(ambispective cohort study),即在回顾性队列的基础上继续进行前瞻性队列研究,研究人员通过历史数据以确定过去的暴露和非暴露情况,然后在未来的一段时间内进行随访观察并记录疾病发生情况。

2. 用途

(1)检验病因假设:队列研究可以检验某个因素是否与疾病的发生有关。通过跟踪一个健康的群体,收集其暴露于某特定因素的信息,并在随后的时间里观察其是否患上特定疾病,可以分析暴露因素与疾病之间的关联性。这有助于验证和检验病因假设,即特定暴露是否与疾病发生之间存在因果关系。如队列研究可以用来检验吸烟是否与肺癌的发生有关,通过跟踪一个群体中的吸烟者和非吸烟者,并观察他们是否罹患肺癌来检验这个假设。

(2)评价预防措施的效果:研究人员可以选择一个暴露于特定预防措施的人群,与一个未暴露于该措施的对照组进行比较,随后观察两组在一段时间内的疾病发生率和严重程度,从而评估预防措施对于降低疾病风险和改善健康状况的影响。如队列研究可以用来评价接种疫苗是否可以降低麻疹的发生风险,通过跟踪一个群体中的人群,并观察他们是否接种疫苗和是否患上麻疹来评价这个预防措施的效果。

(3)研究疾病的自然史:队列研究允许研究人员在一个相对长的时间跨度内观察参与者的健康状态变化。这使得他们能够了解疾病的自然史,即疾病从发生到发展再到结局的过程。通过这种方式,研究人员可以探索疾病的演变模式,识别早期预警信号,为疾病管理和制定治疗策略提供更准确的依据。

(4)新药上市后监测:当新药获准上市后,为了全面评估其安全性和有效性,需要进行上市后监测。队列研究可用于监测新药在实际临床使用中的表现。通过纳入大量接受新药治疗的患者,并长期跟踪他们的治疗反应和不良事件发生情况,可以及时发现罕见的或长期使用后才会显现的不良反应,以便进行及时干预和安全管理。

3. 优缺点

(1)队列研究的优点:①队列研究可以针对特定的暴露因素或事件进行长期追踪,因此对于罕见的暴露因素(如接触某种特定物质的人群),队列研究是一种高效的研究方法;②通过追踪暴露和结果的时间顺序,队列研究能够确定先行暴露对后续结果的影响,从而提供更具说服力的因果关系证据;③队列研究可以记录个体在不同时间点上的暴露情况和结果发展,这种长期性的数据收集能够提供更多关于暴露与结果之间关系的细节,有助于深入理解因果机制;④由于队列研究在长期追踪中收集了大量数据,研究人员可以同时测量多个结果,如不同疾病发生率、生活质量、死亡率等,从而综合评估暴露因素对多种结果的影响;⑤通过分析参与者遗失随访的原因和模式,研究人员可以评估遗失随访对结果的潜在影响,并进行相应的敏感性分析;⑥在队列研究中,暴露和结果的数据是基于长期追踪和定期收集的,相较于回顾性研究设计,可以减少回忆偏倚的影响。此外,由于数据收集是根据预定的协议进行的,而非依赖个体报告,所以可以减少面试者偏倚。

(2)队列研究的局限性:①对于罕见疾病不太适用,由于队列研究需要追踪大量的参与者并长期观察,所以对于罕见疾病的研究可能需要更大的样本量和更长的时间;②需要比其他研究设计更大的研究样本,由于队列研究的长期追踪和观察要求,需要招募和纳入更多的参与者,以确保有足够的事件发生和暴露发生;③由于队列研究需要长期追踪和数据收集,包括问卷调查、定期检查和记录等,这可能导致更多的成本和时间投入;④队列研究中,参与者可能因某种原因而无法继续参与研究,导致遗失随访的发生,这可能会影响结果的完整性和可靠性。

三、实验流行病学

前两部分介绍的流行病学研究方法都属于观察性研究,实验性研究则是在研究者的控制下,对研究对象人为施加或去除某种因素,进一步观察研究对象发生的改变,由此评价这些人为措施的效果。

实验流行病学是指研究者通过随机分配研究对象到实验组和对照组,人为地施加或减少某种处理因素,然后追踪观察处理因素的作用结果,比较和分析两组人群的结局,从而判断处理因素的效果。实验流行病学研究是流行病学研究的重要组成部分,因为它可以提供较有力的证据,证明处理因素与疾病或健康状况之间的因果关系。实验研究设计见图 3-7。

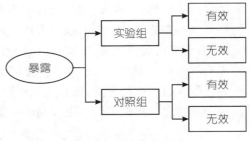

图 3-7　实验研究设计

1. 类型

(1)随机对照试验:在随机对照试验(ran-domized controlled trial,RCT)中,受试对象被随机地分配到接受不同干预的实验组和对照组,实验组接受要研究的干预措施,如新药物或新治疗方法,而对照组则接受传统治疗、安慰剂或不接受干预。通过比较实验组和对照组,研究人员可以评估干预措施的效果和安全性,并推断干预措施是否对特定健康结果产生显著影响。

随机对照试验是因果推断的金标准,因为它能够最大程度地减少混杂因素的影响,使研究结果更具可信性和可靠性。由于其严谨的研究设计和强大的证据支持能力,RCT在医学研究和公共卫生领域中被广泛使用。

(2)现场试验:现场试验(field trial)与 RCT 不同的是,现场试验针对的不是一定患有特定疾病的人,而是被认为有风险的人,需要更多的研究受试者,多用于极常见和极严重的疾病预防研究,如预防脊髓灰质炎的 Salk 疫苗的现场试验,有 100 多万儿童参加。由于受试者不是患者,他们通常会到一个指定地点接受治疗,因此现场试验通常需要到现场拜访受试者(在工作地点、家中或学校)或建立中心进行研究,并敦促受试者到该中心报到。

(3)社区试验:社区试验(community trial)是以人群或人群中的亚人群为整体进行试验,可以是某个社区,也可以是某个学校的班级、某个工厂的车间或某个城市的街道,常用于对某种预防措施或方法的考核评价,一般采用整群随机分配的方法保证组间可比。

2. 用途

实验流行病学主要用于评价药物或治疗方法的效果,可以通过随机对照试验来测试新药或疫苗的疗效和安全性。在药物开发过程中,临床试验是至关重要的一步,它能够提供关于新药治疗效果的科学证据。

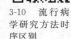

3-10　流行病学研究方法时序区别

第三节　流行病学应用案例

本节选取横断面研究、病例对照研究、队列研究的典型科研案例,模拟研究过程,进一步学习各研究方法所涉及的问题。

一、横断面研究实例

非危重病患者占用大量急诊医疗资源,影响危重病患者的抢救治疗,是目前急诊

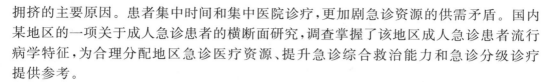

拥挤的主要原因。患者集中时间和集中医院诊疗,更加剧急诊资源的供需矛盾。国内某地区的一项关于成人急诊患者的横断面研究,调查掌握了该地区成人急诊患者流行病学特征,为合理分配地区急诊医疗资源、提升急诊综合救治能力和急诊分级诊疗提供参考。

(一)确定研究目的

研究目的是研究设计的第一步,也是重要的一步。在该项研究中,研究目的是调查某地区二、三级医院成人急诊患者的流行病学特征。

(二)明确研究类型

根据具体的研究目的来确定采用普查还是抽样调查。由于该地区二、三级医院数量有限,且研究者具有调用该地区医院的资源的权限,所以本研究采用了普查,覆盖整个目标群体,确保收集到每个个体的数据,可提供更详细和准确的信息,避免了遗漏样本的可能。

(三)确定研究对象

根据研究目的,研究对象为 2023 年 8 月 30 日 8 时至 2023 年 8 月 31 日 8 时该地区50 所医院成人急诊患者(≥14 岁)。

(四)资料收集

收集的资料需明确暴露(特征)的定义和疾病的标准,需培训调查员,统一调查标准,避免测量偏倚。该研究者所在机构发放调查通知至医院,编制调查用统一表格,调查前对当班医护人员进行培训,建立联络员微信群,实时发布调查注意事项及快速解决调查中遇到的问题。

横断面研究需调查研究对象有无某种疾病或特征,并尽可能以分级或定量方法进行调查。为了说明分布状况和相关因素的作用,还根据研究目的收集个人基本情况、职业、生活习惯等社会、环境因素资料。本研究记录患者姓名(就诊号)、性别、年龄、来院方式(院前急救、自行来院)、就诊时间、就诊科室、主诉、初步诊断、疾病所属系统、病情分级(1、2、3、4 级)及转归(回家、留观、住院、转院、死亡)等资料。

(五)数据整理与分析

数据预处理是统计分析的第一步,包括检查数据中是否有缺失值、异常值或错误值,并进行必要的数据处理,如填补缺失值或剔除异常值;描述性统计分析是对数据的基本特征进行总结和描述,用于描述数据的集中趋势、离散程度和分布形状,可以帮助研究者了解数据的总体情况;通过绘制散点图、箱图、相关矩阵等图表进行探索性数据分析,探索变量之间的关系和可能存在的模式,有助于发现数据中的趋势、异常情况或潜在的相关性;如果研究中涉及比较不同组别之间的差异或关联性,可以进行假设检验和推断统计分析。在本项研究中,研究者对数据进行了核对、整理和分析,对二、三级医院之间的患者进行比较。

(六)研究结果及结论

研究者分析了急诊患者的流行病学特征,并比较了二、三级医院间的数据。根据患者总量、不同级别患者分布、性别和年龄、就诊时间分布、就诊科室、院前急救情况、转归等分别解释数据分析结果。该地区成人急诊以内、外科患者为主,就诊时间集中,多为非危重病患者。院前急救患者多见于外伤、心脑血管疾病,但半数患者生命体征稳定,无须紧急干预。该横断面研究实例研究设计流程见图 3-8。

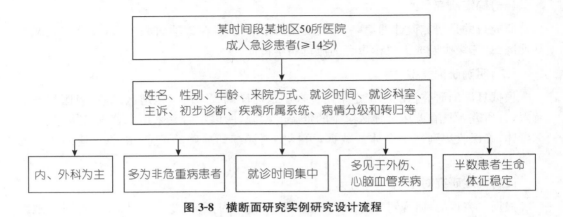

图 3-8　横断面研究实例研究设计流程

二、病例对照研究实例

脑卒中是全球第二大致死原因,是目前临床常见的神经系统疾病,其发病率、致死率均较高,且有逐年升高的趋势。国内外的一些研究表明:睡眠时间与脑卒中有关系,但睡眠时间长短仅是睡眠的一个方面,无法全面评价睡眠与脑卒中的关系,而睡眠质量可以全面评价睡眠状况。因此,研究者采用病例对照研究探讨睡眠质量与脑卒中的关系。

(一)确定研究目的

病例对照研究是一种回顾性研究,通过分析患有特定疾病的个体(病例)和不患有该疾病的个体(对照)的暴露情况,来探讨暴露因素与疾病之间的关联。该项研究的目的是探讨睡眠质量与脑卒中的关系。

(二)明确研究类型

主要根据研究目的确定适宜的研究类型。病例对照研究的匹配是指在选择对照组时,根据某些特征(如年龄、性别、种族、职业、生活方式等)将病例与对照组进行配对,以减少研究中的选择偏倚。病例对照研究的匹配方法有很多种,包括简单匹配、比例匹配、倾向评分匹配、多变量匹配等。选择哪种匹配方法取决于研究的具体情况。病例对照研究的匹配可以提高研究的准确性,但也增加了研究的复杂性和成本。因此,在进行病例对照研究时,需要综合考虑研究的目的、资源和其他因素,决定是否需要匹配。

该项实例研究采用的是 1∶1 匹配病例对照研究,其中每个病例都与一个对照进行匹配,以减少混杂因素的影响,从而更准确地比较暴露因素与疾病之间的关联性。

(三)确定研究对象

病例组为该地区报告的新发脑卒中患者,报告病例主要包括蛛网膜下隙出血、脑内出血、其他非创伤性颅内出血、脑梗死以及脑卒中。所有病例均经过头颅 CT 和(或)MRI 检查确诊且知情同意,并根据精神状况、患有其他精神系统相关疾病或其他严重疾病等制定了排除标准。对照组纳入标准为健康、无神经系统相关疾病、与病例同性别、年龄差距在±3 岁之间且与病例居住在同一居委会(村)的知情同意者;排除标准同病例组。

(四)确定研究因素

研究采用信息调查表及匹兹堡睡眠质量指数量表(PSQI)对新发脑卒中患者及对照组入户进行面对面调查,具体包括:一般情况(性别、年龄、文化程度等);行为生活方式(吸烟、饮酒、体育锻炼等);体格检查(身高、体重、血压等);高血压、糖尿病、冠心病等慢性病史及睡眠质量相关情况。

(五)资料收集方法

问卷调查是病例对照研究中使用最广泛的资料收集方法。问卷调查可以通过当面、电话或邮件进行,问卷中通常包括患者的人口统计学信息、疾病或结局的病史、暴露史以及其他相关信息。病例对照研究中还可以使用医疗记录作为资料来源,通过实验室检查,提供患者的血液、尿液、组织或其他生物样本中暴露因素的信息。无论采用哪种资料收集方法,都需要确保数据的准确性和可靠性,同时保护参与者的隐私权和符合伦理审查要求。此外,研究者还需要对研究设计进行精心规划,以减少偏倚,并确保研究结论的可信度。比如在调查中,询问研究对象是否有与特定事件相关的标志物或事件、使用文档或记录来协助研究对象回忆,也可以结合研究对象的回忆和医疗记录等信息进行比对,以减少回忆偏倚的影响。

(六)资料的整理与分析

对收集到的资料开展数据整理,确保其完整、准确、一致。对研究对象的年龄、性别、职业等一般特征的分布频率进行描述性统计,比较病例组和对照组某些特征是否有差异,确保两组的基本情况具有可比性。推断性统计分析是指利用研究样本数据来推断总体之间差异的分析方法,通过对病例和对照组的资料进行比较,来判断两组人群在某些因素上的差异是否具有统计学意义,可以判断暴露因素与疾病之间是否存在关联性,以及关联程度。病例对照研究通常会计算比值比(odds ratio)来估计暴露与疾病之间的关联程度。在该项实例研究中,以是否患有脑卒中为因变量,以所选择的研究因素为自变量,运用 Logistic 回归分析睡眠质量与脑卒中的相关性。

(七)研究结果及结论

在该研究中,病例组与对照组男性均为 371 例,病例组与对照组平均年龄差异无统计学意义。单因素分析显示,病例组与对照组在体重指数(BMI)、高血压史、糖尿病史、冠心病史、吸烟史、饮酒史、生活紧张度等方面差异有统计学意义。病例组 PSQI 各相关因子得分及总分均高于对照组,病例组中睡眠质量差者高于对照组。多因素分析结果表明病例组中睡眠质量差者所占比例仍高于对照组。不同性别间睡眠质量差与脑卒中亦相关,病例组中男性、女性睡眠质量差者均高于对照组,病例组中不同性别间睡眠质量差异无统计学意义。研究后得出结论,睡眠质量差与脑卒中的发生有关联,可能是脑卒中发生的危险因素。该病例对照研究实例研究设计流程见图3-9。

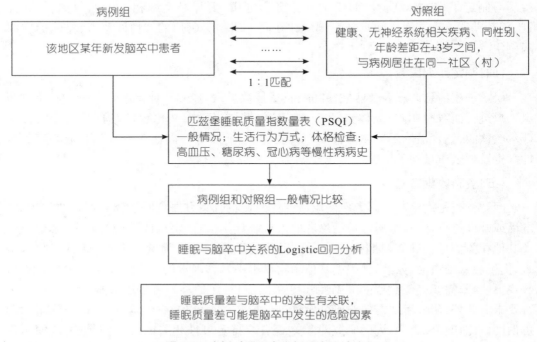

图 3-9　病例对照研究实例研究设计流程

三、队列研究实例

　　肺癌是严重威胁人类健康的恶性肿瘤之一,已知的肺癌危险因素包括吸烟、职业暴露、家族史等。随着经济发展和生活方式的改变,中国人群血脂异常及相关慢性病的经济负担继续加重。既往研究显示,总胆固醇(TC)与部分恶性肿瘤的发生相关。近年来,也有越来越多的研究提示,TC与肺癌的发生可能相关,然而目前的研究结果不尽一致。该实例研究利用某市一项前瞻性人群队列研究,探索TC与男性肺癌发生风险的关联性及其强度,为肺癌的预防提供流行病学依据。

(一)确定研究因素和研究结局

1. 研究因素

　　由于队列研究的复杂性和前期大量资源的投入,通常需要基于描述性研究和病例对照研究来选定研究因素。暴露因素的定义应该清晰、准确,并易于理解。暴露因素的测量应该准确、可靠,并尽可能简单。除了主要的暴露因素外,研究人员还需要考虑其他相关因素,如各种可疑的混杂因素及研究对象的人口学特征。这些因素会影响研究结果,因此需要收集这些信息,以便在后续阶段对研究结果进行深入分析。在本实

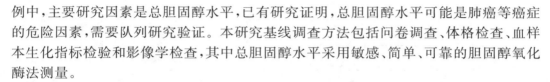

例中,主要研究因素是总胆固醇水平,已有研究证明,总胆固醇水平可能是肺癌等癌症的危险因素,需要队列研究验证。本研究基线调查方法包括问卷调查、体格检查、血样本生化指标检验和影像学检查,其中总胆固醇水平采用敏感、简单、可靠的胆固醇氧化酶法测量。

2.研究结局

在队列研究中,结局(outcomes)是指研究者关心并收集数据来评估的结果或事件。结局可以是定性的,也可以是定量的,具体取决于研究的主题和研究问题。研究者根据其研究问题和目标选择一个或多个结局,并在研究过程中收集相关数据。随着时间的推移,研究者可以观察和分析这些结局的变化,从而得出干预或暴露因素对结局的影响,确诊肺癌是本研究的结局。

(二)确定研究现场与研究人群

队列研究的现场需要有足够的符合条件的研究人员,还需确保取得所选现场的许可和合作。本实例研究现场是选取某家大型企业,拥有医院及企业内部保健站,每两年对在职及离退休的所有职工约 15 万人进行健康体检,并具有相对完善的职工医疗记录。该研究人群的局限性是均为职业人群且以男性为主,代表性相对较弱。

(三)基线资料的收集与随访

队列研究的基线资料(baseline information)是指在队列研究开始时收集的资料。这些资料通常包括研究对象的基本人口统计信息、健康状况、生活方式等。基线数据作为研究的参照点,用于与后续数据进行比较。基线调查方法包括问卷调查、体格检查、血样本生化指标检验和影像学检查。

队列研究的随访(follow up)是指研究人员在研究对象开始参与研究之后,定期收集研究对象信息的过程。随访的频率因研究的目的和研究对象的数量而异,一些研究可能每隔几年随访一次,而另一些研究可能每隔几个月随访一次。随访的频率越高,研究人员收集的信息越多,研究结果的可靠性越高,但各项成本也随之增高。

(四)资料整理与分析

资料分析前,首先应对资料进行审查,了解资料的正确性与完整性。对有明显错误的资料应进行重新调查、修正或剔除;对不完整的资料要设法补齐。在此基础上,先对资料做描述性统计,即描述研究对象的组成、人口学特征、随访时间及失访情况等,分析两组的可比性及资料的可靠性;如果为了质量控制做了抽样重复调查,则还需要比较重复调查的符合率,然后再做推断性分析分析两组率的差异,推断暴露的效应及大小。

(五)研究结果与结论

该实例的单因素分析结果提示,与总胆固醇正常组相比,总胆固醇偏低组与总胆固醇升高组肺癌发病风险分别升高了 24% 和 31%。在调整年龄、文化程度、收入情况、吸烟、饮酒、粉尘暴露史后,总胆固醇偏低与总胆固醇升高组的肺癌发生风险是总胆固醇正常组的 1.35 倍及 1.42 倍。根据研究数据,总胆固醇过高或过低均可以增加男性肺癌发生风险。该队列研究实例研究设计流程见图 3-10。

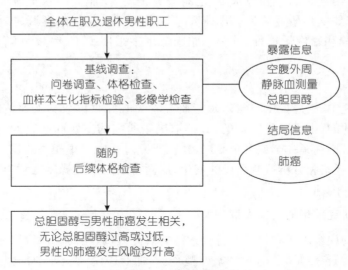

图 3-10　队列研究实例研究设计流程

测试一下

1. 简述影响患病率升高和降低的因素。
2. 简述病例对照研究的基本原理。
3. 简述队列研究的基本原理。
4. 简述队列研究与实验性研究的主要异同点。

拓展阅读

[1]吕章艳,李霓,王刚,等.总胆固醇与男性肺癌发病关系的前瞻性队列研究[J].中华流行病学杂志,2018,39(5):604-608.

[2]乔程,娄荷清,陈培培,等.睡眠质量与脑卒中关系的病例对照研究[J].中华老年医学杂志,2017,36(5):510-513.

[3]沈洪兵,齐秀英.流行病学[M].9版.北京:人民卫生出版社,2018.

[4]王力军,余慕明,柴艳芬,等.天津地区成人急诊患者横断面研究分析[J].中华急诊医学杂志,2017,26(1):96-101.

[5]徐飚.流行病学原理[M].2版.上海:复旦大学出版社,2023.

(邢宇航)

第四章 社区公共卫生

知识目标

1. 掌握社区公共卫生的概念、特点;社区与健康的关系。
2. 熟悉社区的概念、类型和功能。
3. 了解社区公共卫生计划。

能力目标

1. 能评估社区公共卫生状况。
2. 能按照社区公共卫生计划做好社区公共卫生的实施与评价。

素质目标

使学生充分体会到作为中国公民生活在现代社区环境中的优越性,树立制度自信;培养学生通过社区卫生问题的研究和解决,锻炼问题解决能力、团队协作能力和社会交往能力。

导入情境与思考

某社区老年人口逐渐增加,为了更好地了解老年人的健康状况和需求,社区决定进行一次健康评估。公共卫生部门与相关机构合作,组织评估团队前往社区进行调查和数据收集,以便提供具有针对性的健康促进和服务改进措施。

请思考

1. 如何评估老年人的健康状况?
2. 如何评估老年人的健康需求?
3. 如何与社区居民、社区组织和相关团体共享评估结果,并促进老年人健康的发展?

社区公共卫生不仅关乎个人健康,更涉及整个社区居民的福祉和社会稳定。加强社区卫生工作能预防疾病传播、提升民众的健康素养、改善环境、构建互助社区网络。社区公共卫生不仅是一份责任和义务,更是一个必然的需求,为社区的可持续发展和居民的健康福祉奠定坚实的基础。

4-1 教学 PPT

第一节 社区公共卫生概述

随着社会治理重心向基层下移,社区承担着越来越复杂、重要的社会管理与服务职能。

一、社区概述

(一)社区的概念

社区(community)是若干社会群体或社会组织聚集在某一个领域里所形成的一个生活上相互关联的大集体,是社会的基本构成单元,也是人们的主要生活和工作场所。一个成熟的社区具有政治、经济、文化、教育、卫生服务等多方面的功能,能够满足社区成员的多种需求。

(二)社区的构成要素

社区构成要素见图 4-1。

1. 人口要素

以一定的社会关系为基础组织起来共同生活的人群是构成社区的首要因素,也是社区产生、存在的前提。社区人口一般包括四个方面,即人口的数量、质量、构成和分布、流动状况。

2. 地域要素

社区是地域性社会,地域要素是社区概念中的一个重要因素,是社区存在和发展的前提,也是决定社区变迁的重要条件。与社会组织、社会群体相比,社区要求有一定面积的区域,有明确的地域界限。

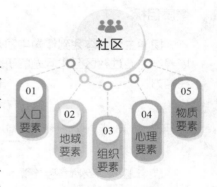

图 4-1 社区的构成要素

3. 组织要素

社区组织是指社区内有目的、有计划地建立起来的,以满足社区居民生存和发展需要的各种团体和机构。社区组织保证了社区内的人们共同、协调地生活在一起,是维系社区成员和推动社区各项事业发展的重要因素。

4. 心理要素

心理要素是指社区居民在情感和心理上对自己所属社区产生的一种归属感和认同

感,是一种社会意识,直接影响社区居民的日常生活和行为方式,是维系社区良好秩序和发展的精神纽带。当一个人把自己看成是社区的成员,并承担一定的义务,就会形成对社区的认同感。

5.物质要素

社区的构成离不开一定的物质设施,即社区设施,配套的社区设施是衡量社区发展程度的重要标志。社区设施一般分为三类:生活设施、生产设施、公共设施。服务生活的公共设施是否相对完备,是衡量一个社区是否完善的重要尺度,是保障社区成员生存的物质基础,也是社区发展的基础和前提。

(三)社区的特征

社区是在一定地域中形成的,具有密切相互关系的人们生活共同体。地域和人群构成了社区的重要的基本要素,而人群的相互关系和互动则构成了社区的核心要素。

1.地域性

社区具有一定的自然空间区域,是人群在一定的地域空间上的聚集。同时,社区还是一个人文空间,是地域空间和人文空间的结合,是人类活动的地理区域和社会心理的维系空间。

2.共同性

居住在同一地域社区的居民形成有组织的社区实体,维护着共同的社区群体利益,形成一定的行为规范,同时,形成共同的社区传统文化。

3.互动性

人们生活在同一个社区中,相互的协调和共性需要社区成员积极的往来、沟通与互动,达到一个良性的运行状态,为本社区的发展和功能的体现创造条件。

二、社区公共卫生的概念

社区公共卫生(community public health)是人群健康的策略和原则在社区水平上的具体应用,即根据社区全体居民的健康和疾病问题,开展有针对性的健康保护、健康促进以及疾病预防的项目,促进社区居民健康水平和生活质量的提高,实现居民健康的均等化。社区公共卫生注重通过教育、宣传、预防措施和行为干预等手段,降低疾病的发生率和传播风险,从而减少疾病对社区居民的影响。社区公共卫生的具体原则见图4-2。

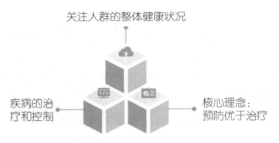

图 4-2 社区公共卫生原则

三、社区公共卫生的特点及工作方式

社区公共卫生以社区为基本单位,关注社区居民的整体健康状况和预防措施的实施;强调预防为主,通过健康教育提高社区居民的健康意识;综合运用多种卫生保健手段,为社区居民提供全面的卫生服务和支持;鼓励社区居民的参与和合作,增强卫生活动的有效性和可持续性;综合考虑社会、经济、环境等因素,实现整体健康水平的提升和社区卫生环境的改善。

(一)社区公共卫生的特点

社区公共卫生是促进社区居民健康的重要工作,具体有以下特点。

1. 社区导向

社区公共卫生以社区为基本单位进行组织和实施,将卫生问题与特定社区的特点和需求相结合。它考虑社区的人口特征、社会文化背景、环境条件等因素,以满足社区居民的卫生保健需求。在社区,居民可以更容易地获得卫生服务,且这些服务更加贴近他们的实际情况。

2. 预防为主

社区公共卫生注重通过健康教育、健康促进、疫苗接种和疾病筛查等手段,提高居民的健康意识,减少疾病的发生和传播。社区公共卫生强调早期干预和主动预防,以降低疾病负担,并提高整个社区居民的健康水平。

3. 综合性

社区公共卫生涉及多个领域和层面,包括卫生监测、疾病控制、环境卫生、健康促进、健康教育等。通过综合运用多种卫生保健手段提供全面的卫生服务和支持,满足居民在健康方面的各种需求。

4. 参与性

社区公共卫生强调社区居民的参与和合作。它鼓励居民积极参与卫生活动,自我管理健康,并与卫生机构、社区组织和相关利益方合作。这种参与性的特点可以增强社区居民对卫生问题的责任感和主动性,使卫生活动更加有效和可持续。

5. 整体性

社区公共卫生不仅关注个体健康,还关注社区整体的卫生状况和环境状况。它综合考虑社会、经济、环境等多个因素对健康的影响,并提倡综合干预。

6. 长期性

社区公共卫生是一个长期的过程,需要持续的监测、评估和干预,强调长期的卫生管理和健康维护,以确保社区居民的持续健康和福祉。

(二)社区公共卫生的工作方式

社区公共卫生是实现人人享有基本医疗卫生服务的基础环节,是提供公共卫生服务和基本医疗服务的基石,主要包含以下几种工作方式。

1. 卫生监测和评估

对社区卫生状况进行监测和评估,包括收集社区居民的健康数据、疾病发病率、疫苗覆盖率等信息,以了解社区的卫生问题和需求。通过对卫生数据的分析和评估,可以制定有针对性的卫生干预措施。

2.健康教育和宣传

社区公共卫生工作的重要组成部分是开展健康教育活动。通过举办健康讲座、召开座谈会、举办健康展览等形式,向居民提供健康知识和健康促进的信息,有助于提高社区居民的健康意识,采取积极的健康行动。

3.社区卫生服务

社区公共卫生工作的重要方面是提供社区卫生服务,包括设置社区卫生服务中心和社区卫生服务站,提供基本的医疗和卫生服务,如常见病诊治、健康咨询、疫苗接种、慢性病管理等。社区卫生服务是以人群为对象,以家庭为单位,以健康为中心,需要社会卫生工作者走进社区和家庭,动员每个人主动地改变社区环境,建立健康的生活方式,预防疾病和残疾,促进健康。

4.居民合作与参与

鼓励社区居民的合作和参与,卫生工作者与社区居民共同制订和实施卫生计划,落实卫生措施。居民可以参与卫生活动的策划、执行和评估过程,从而增加卫生工作的有效性和可持续性。

5.政策制定和管理

卫生部门和政府机构需要制定相应的卫生政策,提供资源和支持,监督和管理社区公共卫生工作的实施,如制定卫生指导方针、规范卫生服务的质量和安全标准、分配卫生资源等。

四、社区公共卫生的内容

根据卫生部在 2006 年 8 月 1 日颁布的《城市社区卫生服务机构管理办法(试行)》的规定,社区卫生服务机构应为辖区内的常住居民、暂住居民及其他有关人员提供以下服务:收集、报告辖区有关卫生信息,开展社区卫生服务,建立和管理居民健康档案,向辖区街道办事处及有关单位和部门提出改进社区公共卫生状况的建议,普及卫生保健常识,实施重点人群及重点场所健康教育,帮助居民逐步形成有利于维护和增进健康的行为方式等。

(一)社区预防

社区预防是指社区卫生服务机构在政府领导、社区参与、上级卫生机构指导下,广泛宣传动员社区居民,采取综合措施,预防和控制疾病,保障和促进社区人群健康水平的过程。主要工作内容见图 4-3。

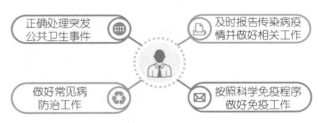

图 4-3　社区预防工作内容

(二)社区保健

社区保健是指根据社区人群文化特点以及存在的卫生问题和健康需求,制订和实施社区保健计划,并进行检查和评估的过程。社区保健的重点在于社区内的特殊群体,包括儿童、妇女、老人等，他们是社区保健工作的重点人群（见图4-4）。

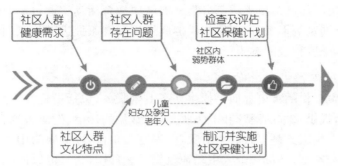

图4-4 社区保健工作重点

(三)社区健康教育

在社区健康促进领导小组领导下，建立健全健康教育工作网络，制订工作计划，定期召开例会，开展健康教育和健康促进工作；建立健康教育宣传板报、橱窗，定期推出新的有关各种疾病的科普知识，倡导健康的生活方式；开通社区健康服务咨询热线，提供心理和医疗咨询等服务；针对不同人群的常见病、多发病开展健康知识讲座，解答居民最关心的健康问题；发放各种健康教育手册、书籍，宣传普及防病知识；完整保存健康教育计划、宣传板小样、工作过程记录及效果评估等资料。

(四)社区计划生育服务

社区计划生育服务包括围婚期卫生保健、孕期卫生保健和产褥期卫生保健。为辖区内育龄妇女提供避孕节育技术服务，开展避孕节育知识宣传普及工作；开展避孕节育咨询与指导，指导育龄人群实施有效的避孕措施；提供避孕药具，做好相关药具的储存与保管；做好计划生育技术服务相关数据的登记、汇总、统计与上报。

(五)社区康复

社区康复是在社区范围内，使残疾人、慢性病患者及老年人得到全面康复的社会系统工程，在城乡社区，调动和协调有关部门及包括康复对象在内的全体人员参与，充分开放和利用社区资源，在医疗康复的基础上，实现全面康复，以帮助康复对象达到参与正常家庭和社会生活的目标。

(六)社区慢性病管理

在社区设专职人员管理慢性病工作，建立社区慢性病防治网络，制订工作计划；对社区高危人群和重点慢性病进行定期筛查，掌握慢性病的患病情况，建立信息档案库；对慢性病进行分类监测、登记、建档，定期抽样调查，了解慢性病发生发展趋势；针对不同人群开展健康咨询及危险因素干预活动，举办慢性病防治讲座，发放宣传材料；对本社区已确诊的慢性病患者进行管理。

(七)社区精神卫生服务

开展精神卫生流行病学调查，准确掌握精神病患者基本情况，实行动态管理，及时准

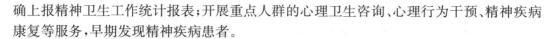

确上报精神卫生工作统计报表；开展重点人群的心理卫生咨询、心理行为干预、精神疾病康复等服务，早期发现精神疾病患者。

(八)建立社区健康档案

为社区建立健康档案并以家庭为单位成册管理；为辖区内老年人、孕妇、儿童等重点人群,慢性病患者建立健康档案；每年至少随访记录 4 次，进行动态管理；对健康档案及时收集、及时记录、统一编号、归档保管。

第二节　社区与健康

社区作为一个社会生活实体，具备一系列最基本的构成要素，主要包括一定数量的人群、一定范围的地理空间、社区内各种服务设施、相应的管理机构和制度、一定程度的归属感和社区认同。社区作为人们生活的核心场所，对居民的健康状况和生活质量产生深远的影响。

一、社区的类型、功能

构成社区的各种要素既相互独立，又相互联系、相互作用，形成了不同社区特定的结构和整体特征。

(一)社区的类型

一般将社区分为地域型社区和功能型社区。

1. 地域型社区

以地理范围为基础,由不同的个体或家庭生活在彼此相邻的区域空间。共享资源、相互合作及彼此依存而形成,如市、县、街道、乡镇、居委会和村等。值得注意的是,地域型社区并不完全等同于行政区域,其边界有时并不像行政区域那样明确。地域性社区又被称为生活型社区。

2. 功能型社区

不同的个体因为某种共同特征,如利益、职业、兴趣或价值观等,形成相互联系的组织或机构,如学校、医院、企业、非政府组织等。功能型社区可以嵌套于地域型社区之内。

(二)社区的主要功能

社区为人们的基本生活空间,帮困救助、安全防范等关系社会稳定的问题,都需要以社区为依托得到解决,是多种功能的集合体。

1. 政治功能

社区是人群进行自我教育、自我管理、自我服务的有效载体,可实现民主自治、化解社会矛盾、保障生命财产安全。

2.经济功能

社区具有一定的经济功能,满足社区人群的生活需要,如生产、分配和消费功能等;社区还具有一定的管理功能,管理社区人群的相关社会生活事务。

3.服务功能

社区可利用相应的服务设施为居民提供便利的社会化服务,满足社区人群的物质和精神需要。

4.文化教育功能

社区可通过组织开展文化娱乐、体育、宣传教育以及精神文明创建等活动,提高社区居民的文化修养和素质。

二、社区与健康的关系

社区的健康与社会因素、环境因素、健康服务和居民的参与密切相关。一个健康的社区需要各方的共同努力,包括提供全面的医疗服务、建设社会支持网络、改善物理环境、促进健康教育和社区参与等方面。

(一)社会支持

社区可以提供社会支持网络,包括家庭、朋友、邻居和社区组织,这些社会联系对个人的健康至关重要。社会支持可以提供情感支持、信息和资源共享,减轻压力,增强抵抗力,并促进积极的心理和身体健康。

(二)健康服务和设施

健康服务的可及性和质量对社区居民的健康至关重要。一个健康的社区应提供易于接近的医疗设施、健康中心、药房和其他医疗资源。这些设施的存在可以促进早期治疗,加强预防保健和提高健康教育能力,从而提高整个社区的健康水平。

(三)环境健康

社区的物理环境对居民的健康有直接影响。一个清洁、安全、有足够绿地和健康的居住环境可以提供良好的生活条件。相反,有害的环境因素,如空气污染、水污染、噪声污染和不良住房条件,可能导致健康问题,甚至疾病。

(四)社区参与和倡导

社区参与和倡导是社区健康的重要组成部分。居民参与决策制定、资源分配和社区项目的实施,可以增强他们的自主性和责任感。通过社区参与,居民可以共同解决健康问题,提高健康素养,并推动社区的整体健康和福祉。

三、社区居民健康档案

辖区内常住居民须建立居民健康档案,重点人群为0～6岁儿童、孕产妇、老年人、慢性病患者、严重精神障碍者等。

(一)居民健康档案的建立

辖区居民到社区卫生服务中心接受服务时,由医务人员负责为其建立居民健康档

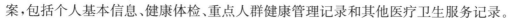

案,包括个人基本信息、健康体检、重点人群健康管理记录和其他医疗卫生服务记录。

社区卫生服务中心还可以组织医务人员通过入户调查、疾病筛查、健康体检等多种方式为居民建立健康档案。

(二)居民健康档案的使用

已建档居民到社区卫生服务中心复诊时,在调取其健康档案后,由接诊医生根据复诊情况,及时更新、补充相应记录内容。入户开展医疗卫生服务时,事先查阅服务对象的健康档案并携带相应表单,在服务过程中记录、补充相应内容。对于需要转诊、会诊的服务对象,由接诊医生填写转诊、会诊记录,并建立档案。

(三)居民健康档案的管理

社区卫生服务中心负责首次建立居民健康档案、更新信息、保存档案;其他医疗卫生机构负责将相关医疗卫生服务信息及时汇总、更新至健康档案;各级卫生健康行政部门负责健康档案的监督与管理。

第三节　以社区为中心的公共卫生

在不同的社区,影响健康的因素是不同的,这决定了不同社区居民的常见健康问题的种类和危险因素有所不同。了解社区可利用资源和服务能力,选择适宜的策略和方法,为社区居民个体和群体提供安全、有效、可及的卫生服务。

一、社区公共卫生评估

社区公共卫生评估是一项系统性的工作,通过对社区卫生状况、卫生服务和卫生环境进行综合评估,了解社区居民的健康水平、卫生风险因素和卫生服务的可及性和质量。它旨在识别社区中存在的卫生问题、风险因素和需求,为制定改善措施和政策提供依据。

(一)卫生状况评估

评估社区居民的健康状况、疾病流行情况、死亡率和出生率等。通过调查问卷、医疗记录和卫生机构报告等途径收集社区居民的人口统计信息、健康状况、慢性病患病率、传染病发病率等数据;评估社区中可用的卫生设施和资源,如医疗机构、诊所、药房、医生和护士等;确定卫生资源的分布情况和可及性,以及是否满足社区居民的需求;了解社区居民参与卫生活动的程度,以及社区内存在的资源和支持网络;评估社区的社会资本和组织,包括社区团体、志愿者组织和社区领导力等,通过综合分析以上数据,确定重点改进领域和制订相应的卫生干预计划,有助于提高社区居民的健康水平,预防疾病的发生,推动社区卫生整体发展。

(二)环境评估

1.社区的地理信息

了解社区所处地理位置、区域范围、面积大小、与整体大环境的关系等,查找影响社区健康的因素。

2.自然环境

社区的自然环境可影响社区的健康。评估时需注意有无特殊的自然环境，如是否有河流、山川，这些自然环境是否会引起洪水、泥石流、台风等，对健康或生命有无威胁，居民是否很好地利用自然环境等。

3.气候

社区的湿度、温度，有无风沙，有无应对气候骤变的应急措施，以及气候的变化是否影响到居民的健康。

4.动植物分布情况

了解社区内有无有毒、有害动植物及居民对其利弊的理解，宠物饲养情况及接种疫苗等饲养管理情况，社区绿化情况等。

5.居住情况

居住条件、住房结构、户数、换气及采光状况、饮水、邻里关系等情况。

6.其他

大气、污水和废物处理、空气质量、动物控制（如暴露于狂犬病和其他人畜共患性疾病）、劳动保护、职业病及职业中毒等情况。

(三)卫生服务评估

社区卫生服务评估是评估和提升社区卫生服务质量和效果的过程，旨在了解社区卫生服务的实际情况，包括服务的可及性、可负担性、覆盖范围、效率和效果等方面。评估的结果可以帮助决策者和卫生管理者改进社区卫生服务的规划、实施和监督，以满足社区的卫生需求。社区卫生服务评估通常包括以下几个方面（见图4-5）。

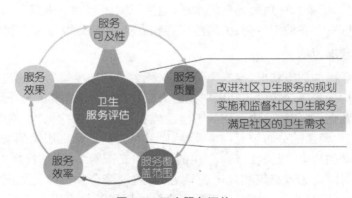

图 4-5　卫生服务评估

1.服务可及性评估

评估社区卫生服务是否能够满足居民的需求，包括服务的数量、位置分布、开放时间等。通过调查问卷、采访和数据分析等方法，了解居民对服务的需求和满意度。

2.服务质量评估

评估社区卫生服务的质量和效果,包括医疗技术水平、医务人员的专业能力、诊断和治疗质量、医疗设备和药品的供应等。可以通过检查医疗记录、观察诊疗过程和进行随访调查等方式进行评估。

3.服务覆盖范围评估

评估社区卫生服务对不同人群的覆盖情况,包括老年人、儿童、妇女、残疾人等特殊人群的卫生需求是否得到满足,可以通过分析统计数据、调查问卷和现场调研等方式了解。

4.服务效率评估

评估社区卫生服务的资源利用效率和运行管理情况,包括人力资源、物资设备、财务管理等方面。可以通过数据分析、访谈和文件审查等方法进行。

5.服务效果评估

可以通过流行病学调查、健康档案分析和健康行为调查等方法,评估社区卫生服务的效果和影响。

(四)社会环境评估

社会环境评估可以更全面地了解产生健康问题的背景和根源。

1.社区经济状况

包括社区内主要经济活动类别、居民收入及消费水平、就业率、失业率。社区经济状况决定了政府对社区卫生服务事业的资金投入情况及居民对医疗资源的利用程度。

2.卫生保健状况

收集社区可提供健康服务的机构的种类、数量、功能及地理位置,提供服务的范围、时间、收费、技术水平、就诊人员特征等情况。同时,评估社区的转诊程序,以及保健机构与其他机构的配合情况。

3.交通与安全状况

交通状况评估包括社区居民交通利用情况(如居民就医时的交通便利情况等)、社区内交通事故发生率及其影响因素、残疾人无障碍设施等。安全状况评估包括治安状况、消防设施,如消防通道、灭火器、派出所、消防队等。

4.通信状况

社区通信功能是否完善直接影响到能否顺利向社区居民传播健康相关知识。主要评估居民常用信息获取途径,如手机、电视、收音机普及率,以及报纸订阅率及邮件服务系统等。

5.社会服务及福利机构

包括为社区居民提供衣、食、住的服务机构和对这些机构的利用情况,以及托儿所、幼儿园、养老院、老年大学、残疾人设施、家政服务公司等满足特殊群体的设施和机构。

6. 娱乐及健身设施

包括娱乐及健身场所的类型、数量、分布、利用及居民满意度等情况。健康的娱乐和健身活动能够提高社区居民的生活质量。

7. 教育情况

社区教育程度在某种程度上可以决定社区群体的经济地位、健康服务获得情况、阅读及对健康信息的理解能力。评估内容包括社区居民的教育程度，以及正式与非正式教育机构的类型、数量、教育经费投入等情况。对于学校教育应评估健康教育、性教育、校园午餐计划（如营养饮食）等。

8. 政治体系

政治体系的支持关系到社区发展和卫生计划的可执行性，评估内容包括社区健康保健相关政策、政府对大众健康的关心程度、卫生服务费用的投入，以及社区主要政府机构（如居委会、民政部门）的运营情况。

9. 宗教信仰

宗教信仰可影响社区居民的生活方式、价值观和健康行为。评估内容包括有无宗教团体、宗教信仰种类、信徒人数、信奉程度、信奉方式、活动场地等。

二、社区公共卫生计划

社区公共卫生计划是指针对特定社区所制订的一系列卫生措施和行动计划，旨在改善居民的健康状况，提高公共卫生水平。

（一）计划编制原则

计划编制原则见图 4-6。其中，综合平衡的原则要求制订计划时运用系统的概念和方法，研究卫生事业内部各部门、各要素之间的联系，协调各方面关系及群众健康需求与供给间的平衡。具体需注意如图 4-7 所示几个方面间的平衡。

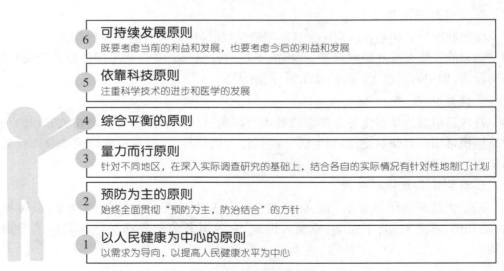

6　可持续发展原则
既要考虑当前的利益和发展，也要考虑今后的利益和发展

5　依靠科技原则
注重科学技术的进步和医学的发展

4　综合平衡的原则

3　量力而行原则
针对不同地区，在深入实际调查研究的基础上，结合各自的实际情况有针对性地制订计划

2　预防为主的原则
始终全面贯彻"预防为主，防治结合"的方针

1　以人民健康为中心的原则
以需求为导向，以提高人民健康水平为中心

图 4-6　计划编制原则

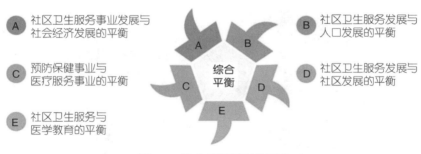

图 4-7　综合平衡原则的要求

(二)计划编制步骤

编制社区卫生计划的 5 个基本步骤见图 4-8。

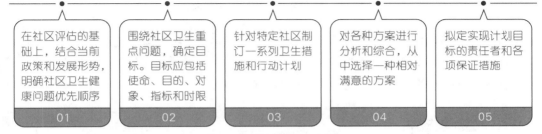

图 4-8　计划编制的步骤

在确定目标时应根据卫生事业的使命和人民健康的需求,明确社区卫生服务工作方向。要总、分结合,既有总目标又有分目标,形成上下结合、左右协调的目标系统。利用具体的指标对总目标进行量化,以保证目标的科学性。正确划定目标的时间跨度,充分注意在长期目标导向下短期目标的阶段性和连续性,有效地把握长期目标与短期目标的关系。为制定合理的目标,应使目标描述符合 SMART 要求。

4-2　SMART
要求

(三)计划编制内容

按计划的主题进行编制,具体内容见图 4-9。

三、社区公共卫生实施与评价

社区是个人及其家庭日常生活、社会活动和维护自身健康的重要场所和可用资源,也是影响个人及其家庭健康的重要因素。

(一)社区公共卫生资源配置

社区公共卫生资源配置的基本原则是需要、公平和效益,落实到具体配置工作中,应遵循功能定位原则、区域原则、成本效果原则、效率原则、公平与社会原则。

影响卫生资源配置的因素很多,主要包括社会经济状况、人口结构、受教育状况、发

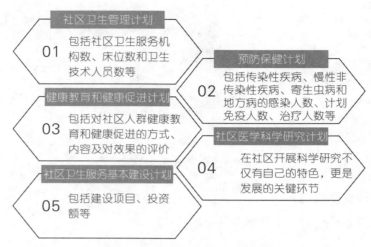

图 4-9 社区公共卫生计划编制内容

病率、慢性病发展情况、各级政府和社会的职责、政府投入方式等。

（二）社区公共卫生组织实施

社区公共卫生组织实施主要包括四个方面（见图 4-10）。

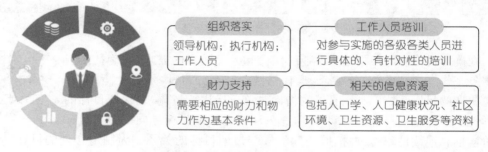

组织落实
领导机构；执行机构；工作人员

工作人员培训
对参与实施的各级各类人员进行具体的、有针对性的培训

财力支持
需要相应的财力和物力作为基本条件

相关的信息资源
包括人口学、人口健康状况、社区环境、卫生资源、卫生服务等资料

图 4-10 社区公共卫生组织实施

（三）社区公共卫生的评价

1.评价的分类

根据评价的关注点不同,可将评价分为对卫生计划的评价、对卫生计划实施后达到预期目标的程度评价、对干预措施效果的评价。评价的基本原理是比较,评价的重要手段是调查与测量。

4-3 社区公共卫生组织实施

2.评价的目的

（1）判断计划达到预期目标的程度:通过评价判断计划达到预期目标的程度,需要做出哪些调整,并对是否需要终止执行做出决策。

（2）比较计划实施结果:同一个项目计划在不同地区或人群中实施结果的比较、为解决同一个卫生问题实施不同项目计划的比较,通过成本—效果、成本—效率、成本—效益评价分析,选择其中最优者,以实现最小投入获取最大成果。

(3)完善管理过程:通过项目计划实施过程的监控与管理,改善和健全组织与信息管理系统,合理统筹、分配与利用资源,培训管理人员,提高服务质量和管理水平。

3.评价的内容

(1)适宜度评价:该型评价主要通过论证方式进行,评价的主要内容包括是否符合国家及地方政府的卫生方针、法规、政策和任务、是否符合国家及本地区的社会经济状况及发展趋势、是否适应当地居民的基本卫生要求。

(2)足够程度评价:评价的主要内容包括内容是否具体、主要卫生问题的严重性是否得到足够的重视;解决卫生问题的优先次序以及卫生资源的利用和分配是否恰当;解决问题的途径、方案及可行性如何。

(3)一致性评价:主要是对现有计划设计总的明确程度和自身一致性的评价,包括各项目标、指标、标准、时间和成果要求达到的明确程度和一致性,总计划与其子计划是否一致,各相关部门制订的计划相互之间是否协调等。

4.评价的方法

评价方法主要包括六个方面(见图 4-11)。

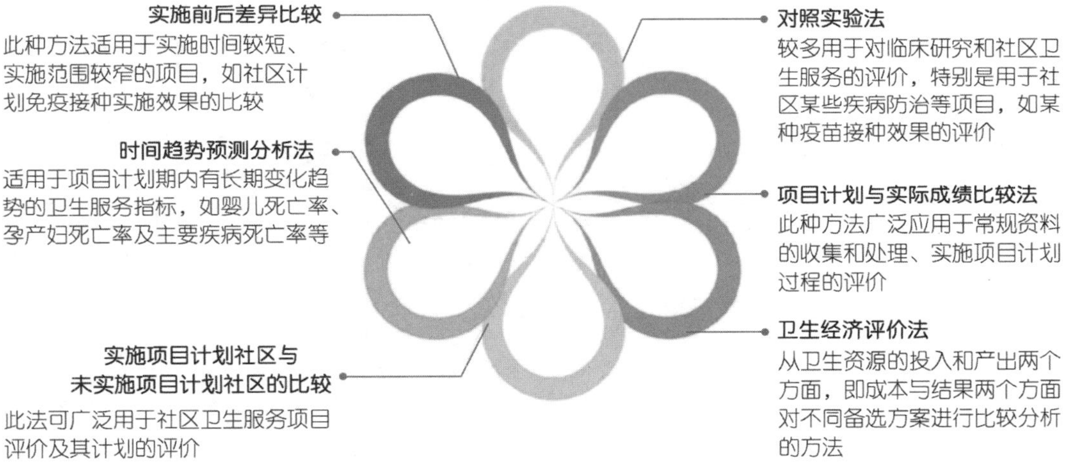

实施前后差异比较
此种方法适用于实施时间较短、实施范围较窄的项目,如社区计划免疫接种实施效果的比较

时间趋势预测分析法
适用于项目计划期内有长期变化趋势的卫生服务指标,如婴儿死亡率、孕产妇死亡率及主要疾病死亡率等

实施项目计划社区与未实施项目计划社区的比较
此法可广泛应用于社区卫生服务项目评价及其计划的评价

对照实验法
较多用于对临床研究和社区卫生服务的评价,特别是用于社区某些疾病防治等项目,如某种疫苗接种效果的评价

项目计划与实际成绩比较法
此种方法广泛应用于常规资料的收集和处理、实施项目计划过程的评价

卫生经济评价法
从卫生资源的投入和产出两个方面,即成本与结果两个方面对不同备选方案进行比较分析的方法

图 4-11　社区公共卫生主要评价方法

测试一下

1.社区公共卫生的特点有哪些?

2.社区公共卫生的内容包含哪些?

3.简述制订社区卫生计划的基本步骤。

4.社区公共卫生的评价方法有哪些?

拓展阅读

[1]杜清,宋守君.社区卫生服务管理[M].北京:科学出版社,2020.

[2]黄锦玲,曾志嵘.我国城市社区卫生服务政策演进逻辑及走向研究[J].中国全科医学,2023,26(34):4239-4245.

[3]李淼晶,王盈盈.社区健康服务与管理[M].成都:西南交通大学出版社,2021.

[4]肖瑛,申小翠.以家庭为基石推进社区公共卫生治理[J].杭州师范大学学报(社会科学版),2020,42(2):12-17.

[5]赵慧.完善社区公共卫生服务体系的对策[J].中国民商,2022(1):235-237.

（孙　艳）

第五章　家庭公共卫生

学习目标

知识目标

1. 掌握家庭、家庭公共卫生、家庭访视的基本概念。
2. 熟悉家庭类型、家庭生活周期与发展任务、家庭公共卫生内容、家庭访视内容。
3. 了解健康家庭的特点、家庭公共卫生的特点、家庭访视的类型。

能力目标

1. 能分析不同家庭类型的结构与功能。
2. 能够在家庭层面开展传染病、慢性非传染性疾病、意外伤害、心理疾病、口腔疾病、环境危害的预防与管理。
3. 能够配合家庭访视。

素质目标

有健康的家庭观念，形成预防为先的健康理念。

导入情境与思考

焦先生，42岁，某互联网公司销售经理，经常去外地出差，工作强度大，血压和血糖偏高。焦先生的妻子吴女士40岁，某公司培训师，每个月出差2~3次，夫妻俩聚少离多，沟通较少。家有儿子14岁，读初二；女儿8岁，读一年级；母亲67岁，帮助照顾家庭，自身患有高血压和糖尿病。最近搬进了新家，儿女转学，出现了一定的适应问题。母亲在新家摔了一跤，股骨颈骨折。

请思考

1. 焦先生的家庭是哪种类型的结构？功能上可能存在哪些不足？
2. 焦先生家庭可能存在哪些家庭公共卫生问题？
3. 社区公共卫生护士对焦先生家庭开展家庭访视，重点工作有哪些？

公共卫生护理（融媒体通识版）

家庭是家庭成员卫生保健的重要场所，与个人的生理、心理健康密切相关，是社区健康的基本单位。家庭在疾病的三级预防中发挥重要作用，公共卫生服务需以家庭为单位，在尊重家庭多元化的基础上通过家庭评估、健康教育、健康监测等帮助家庭履行其健康职责与功能，维持家庭稳定，促进家庭健康。家庭公共卫生强调发挥家庭的健康保健作用，家庭访视是家庭公共卫生的重要工作方法。

5-1 教学 PPT

第一节 家 庭

家庭为个体的成长提供有效空间与资源，满足个体的各种需求，是代际关系的基础，是个体和社会之间的关系纽带。不同的家庭类型、结构、发展阶段，其功能也会不同。

一、家庭的概念

家庭（family）是社会的基本结构和功能单位。传统家庭是指以婚姻、血缘或收养关系组成的社会基本单位；现代家庭由两个或多个家庭成员组成，他们共同生活，在情感以及经济方面相互依赖，除了传统家庭，也可由多个朋友组成的家庭。家庭具有互动性、整体性、独特性的特点。

二、家庭的结构

家庭结构（family structure）是指构成家庭的组织结构和家庭成员间的相互关系，分为外部结构和内部结构。外部结构是指家庭的人口结构，即家庭的类型；内部结构是指家庭成员之间的互动行为，表现为家庭关系。

（一）家庭的外部结构

家庭外部结构主要有核心家庭、主干家庭、联合家庭、其他家庭等。

1. 核心家庭

核心家庭是指由夫妇及其婚生或领养的未婚子女所组成的家庭，为现代社会的主要家庭类型，家系图举例如图 5-1 所示。丁克家庭是核心家庭的特殊形式，通常指夫妇两人

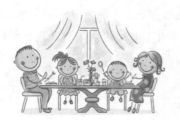
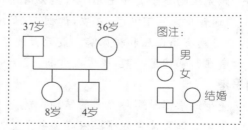

图 5-1 核心家庭家系图示例

均有收入、有生育能力、自愿不要子女的家庭。核心家庭的特征为结构简单,成员之间容易沟通交流,便于协商和决策家庭事件。但在面对家庭困难时,核心家庭可利用资源较少。

2.主干家庭

主干家庭又称为直系家庭,是指一对夫妇同其父母、未婚子女或未婚兄弟姐妹所组成的家庭,是核心家庭的纵向扩展,家系图举例如图 5-2 所示。主干家庭的特征在于家庭成员较多,可利用资源丰富,但家庭权力不容易集中。

5-2　家庭结构图常用符号

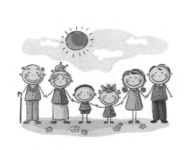

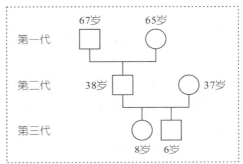

图 5-2　主干家庭家系图示例

3.联合家庭

联合家庭又称为旁系家庭或复式家庭,是指家庭中任何一代至少含有两对夫妇的家庭,如父母和两对或两对以上已婚子女组成的家庭,或是兄弟姐妹婚后不分家的家庭,是核心家庭的横向扩展,家系图举例如图 5-3 所示。联合家庭的特征在于成员更多,关系更为复杂,家庭中的权力及活动中心较多。

3.其他家庭

其他家庭包括单亲家庭、重组家庭、单人家庭等。单亲家庭是指夫妇离异或丧偶

图 5-3　联合家庭家系图示例

后,一方与未婚子女所组成的家庭,家系图举例如图 5-4 所示。此类家庭中子女的心理健康更需要得到关注与重视。重组家庭是指夫妇二人中至少有一人离异后再婚所组成的家庭,家系图举例如图 5-5 所示,此类家庭的人际关系较为复杂。单人家庭是指一个人独自生活的家庭,如大龄未婚、各种疾病或意外事故造成亲人离世等都可能是其形成的原因。

(二)家庭的内部结构

家庭的内部结构包括家庭角色、家庭权利、家庭沟通、家庭价值观四个方面。

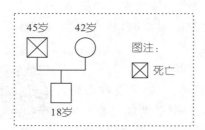

图 5-4　单亲家庭家系图示例

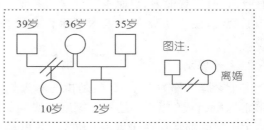

图 5-5　重组家庭家系图示例

1.家庭角色

家庭角色是指家庭成员在家庭中的特定身份,有相应的责任和义务。以核心家庭为例,丈夫(妻子)至少承担两种角色,即在夫妻关系中承担丈夫(妻子)的角色、在亲子关系中承担孩子父亲(母亲)的角色。每位家庭成员都应尽力履行自己的角色,当家庭情况发生变化时成员需适应家庭角色的转变。如妻子生病住院,孩子年幼需要母亲,孩子父亲需同时承担母亲的角色,以维持家庭的和谐稳定。

2.家庭权力

家庭权力是指家庭成员对家庭的影响力、控制权和支配权。家庭权力影响家庭决策,可分为传统权威型、情况权威型、感情权威型和分享权威型,通常会随着家庭生活周期、家庭事件以及社会变迁而转化。

(1)传统权威型:取决于家庭所处的社会文化传统。在男性主导的家庭,父亲为一家之主,父亲的权威能够得到家庭成员的认可。

(2)情况权威型:是指家庭权力会因家庭状况的变化而发生转移。家庭权威者既可以是丈夫,也可以是妻子或孩子。

(3)感情权威型:在感情生活中发挥决策作用的家庭成员掌握家庭权力,其他家庭成员因出于对他或她的情感而承认其权威性。

(4)分享权威型:强调家庭成员权力的平等性,成员共同协商,共同决策,是现代社会所推崇的类型。

3.家庭沟通

家庭沟通是指通过语言和非语言的互动实现家庭成员之间情感、愿望、需求、价值观、意见、信息的交换。家庭沟通是维护家庭关系的关键,是促使家庭达成其应有功能的重要条件。沟通者本人(自己)、沟通对象(他人)和情景为沟通的三要素,根据沟通是否涉及此三要素,可将家庭沟通分为五种类型。

(1)讨好型:更多地关注他人,在意他人对自己的评价,往往忽略自己的感受。

(2)指责型:面对家庭问题时只关注自己和情景,而忽视他人,不断地指责他人。

(3)超理智型:忽视自我和他人而只关注情景,非常理智地发表意见,给别人讲大道理。

(4)打岔型:忽视自我、他人和情景三个层面,不切题地与他人交谈,试图将他人的关注点从正在讨论的话题上引开,表现出任何事情都与自己无关的状态。

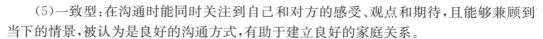

（5）一致型：在沟通时能同时关注到自己和对方的感受、观点和期待，且能够兼顾到当下的情景，被认为是良好的沟通方式，有助于建立良好的家庭关系。

4. 家庭价值观

家庭价值观又称家风，是指家庭成员对家庭活动的行为准则及生活目标的思想和态度，其形成受家庭所处的文化背景、宗教信仰和社会价值观等的影响。家庭价值观决定家庭成员的行为方式，如家庭教育方式、生活方式、健康行为等。我国优良的家庭价值观主要包括道德观、孝道观、婚恋观和生育观等。

（1）道德观：是家庭价值观的核心，也是家庭成员的行为准则，包括诚实、守信、友爱、尊重等。家庭成员应该遵循这些道德准则，从而形成良好的道德品质和行为习惯。

（2）孝道观：我国传统孝道观认为子女应遵从父母的意愿，维护父辈的权威。当代的孝道观则更重视子女对父母的尊重与关爱，父母与子女之间的平等，友好交流，形成民主与平等的关系。

（3）婚恋观：我国传统的婚恋观讲究"父母之命媒妁之言"，当代则认为爱情是婚姻的基础，应尊重男女双方的意愿，建立起忠实、尊重、关爱、和谐、理解、包容的婚姻关系。

（4）生育观：与养儿防老、家族延续的传统生育观不同，当代更注重爱、喜欢等个人情感的满足，生育逐渐成为一种个人化的选择，并且推崇自主选择、父母参与的优育理念。

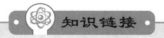

家庭社会关系图与家庭圈

家庭社会关系图描述家庭成员间及成员与外界环境之间的关系，是家庭情况的概括。家庭圈反映的是家庭成员主观上对家庭的看法以及家庭关系网络。这种主观看法一般只代表当前的认识，会随时间而不断地发生变化，因而需要不断修正。家庭圈的画法是：先让家庭成员画一个大圈，再在大圈内画上若干个小圈，分别代表自己和他认为重要的家庭成员。圈之间的距离代表关系的亲疏，小圈本身的大小代表权威或重要性的大小。

5-3　家庭社会关系图

三、家庭功能

家庭功能（family function）是指家庭成员在家庭生产和社会生活中所发挥的有效作用。家庭的基本功能是满足家庭成员在生理、心理、社会等各方面的最基本需要，可归纳为七个方面（见图 5-6）。

（一）情感功能

情感功能是形成和维系家庭的重要基础。家人之间通过彼此的关心与情感支持，满足爱与被爱的需要，使每位家庭成员都能获得归属感与安全感。

（二）生育功能

家庭具有繁衍和养育后代的功能，包括生殖功能和抚育功能。家庭生育功能是家庭和社会得以延续的保障。为维护家庭生育功能，需保护妇幼健康、女性生殖健康，提供产假、哺乳假、生育补贴、公共托幼服务等保障。

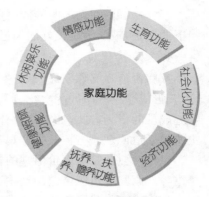

图 5-6　家庭功能

（三）社会化功能

人的社会化起始于家庭，幼儿从日常生活中学会最简单的生活技能，从父母的言传身教中形成最基本的行为规范，家庭潜移默化地影响孩子的社会适应能力。家庭需要建立良好的教育环境，为年幼成员提供适应社会的教育，使其形成正确的世界观、人生观和价值观，帮助适应社会并积极作用于社会。

（四）经济功能

经济功能主要体现在家庭的生产、分配、交换和消费等方面，是家庭功能的物质基础。家庭提供维系生活所必需的经济资源，如金钱、物质及空间等，以满足衣、食、住、行、教育、医疗、娱乐等多方面的需求。

（五）抚养、扶养与赡养功能

抚养功能是指父母对未成年子女的抚育培养。扶养功能是指夫妻之间在经济上的相互供养以及生活上的相互扶助。现代家庭出现隔代抚养，即由祖辈父母代替年轻父母照顾及教育孙辈。赡养功能是指子女对父母的供养照顾，主要包括经济赡养、生活照料和情感交流三个方面。

（六）健康照顾功能

健康照顾功能是指家庭成员彼此照顾以维护和促进健康，主要有提供营养均衡的饮食、舒适的环境、良好的卫生资源等。家人为患病成员提供生活照护与情感支持，发挥了家庭的健康照顾功能。

（七）休闲娱乐功能

家庭是人们休闲娱乐的重要场所。随着人们生活条件的不断改善，休闲娱乐活动的内容与形式日益丰富，家庭在这方面的功能也日益凸显。

四、家庭生活周期与发展任务

家庭从形成至消失会经历不同的发展阶段，即家庭生活周期（family life cycle）。依据美国杜瓦尔（Duvall）的家庭生活周期理论，自夫妇结合组成家庭开始，经过孩子出生、成长、工作、结婚而离家后，夫妇重新回到两人相处的生活，最终因夫妇离世而消失，整个家庭生活周期共分为八个阶段（见图5-7）。家庭在各发展阶段会面临因家庭正常变化所致的、与家庭健康相关的问题，即家庭发展任务（family developmental task），妥善处理各阶段的发展任务有助于健康家庭的形成与发展。

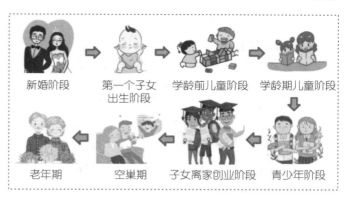

图5-7　杜瓦尔家庭生活周期八个阶段

（一）新婚阶段

从夫妻结婚成立新家庭到第一个孩子出生前的阶段。该期的主要发展任务是夫妻双方适应彼此的生活方式，坦诚地分享内心情感，协调性生活及计划生育。

（二）第一个子女出生阶段

从家庭中第一个孩子出生到其30个月的阶段，代表着核心家庭正式形成。该阶段的主要发展任务是夫妻双方需要适应父母角色，承担起照顾孩子的责任与压力，母亲应做好产后保健以促进身体恢复。

（三）学龄前儿童阶段

从第一个孩子30个月到其6岁的阶段。家庭面临抚育孩子的发展任务，需要遵循儿童的发展规律，培养良好的行为习惯，促进身心发育；防止意外伤害，适应孩子与父母的分离（如上幼儿园）。

（四）学龄期儿童阶段

家庭的第一个孩子6～13岁的阶段。此阶段孩子开始接受义务教育，家庭需要协助其适应学校生活，促进身心发展，培养孩子的社会化能力。

（五）青少年阶段

家庭的第一个孩子13～20岁的阶段。该阶段是孩子从儿童走向成人的过渡时期，身体上迅速发展并达到成熟，心理上渴望独立自主。此阶段家庭的主要发展任务是及时与孩子沟通交流，完成孩子的青春期教育与性教育，学会与异性交往等。

（六）子女离家创业阶段

从最大的孩子到最小的孩子陆续离开家庭的阶段。此阶段家庭角色有所调整，父母与孩子的亲子关系向成人关系转换。该阶段的主要发展任务是适应孩子离开家庭的变化，调整父母与孩子的关系，照顾夫妇双方的高龄父母。

（七）空巢期

从所有孩子离家到夫妇退休的阶段。该阶段的主要发展任务是重新适应及稳固婚姻关系,做好更年期综合征与慢性病防治,计划退休后的生活。

(八)老年期

从夫妇退休、丧偶到家庭消亡(双方死亡)的阶段。该阶段的主要发展任务是适应与应对退休、衰老、疾病、丧偶、死亡等多种变化。此阶段夫妻需要维持良好的自理能力,树立积极的老龄观。

五、健康家庭

健康的家庭是家庭结构稳定发展的基础,有利于个体的健康成长,家庭角色的顺利过渡,实现各个阶段的功能。

(一)健康家庭的概念

健康家庭(healthy family)是指每位家庭成员都能感受到来自家庭的凝聚力,家庭作为一个整体能够真正发挥其功能,满足每位成员健康成长与发展的需要,即家庭系统在生理、心理、社会和精神方面呈现出良好的、动态变化的稳定状态。

(二)健康家庭应具备的条件

1. 良好的沟通氛围

家庭成员能够坦诚地分享内心感受,彼此尊重、关心与支持,建立良好的情感纽带,实现有效的双向沟通。

2. 足够的发展空间

能够给每位家庭成员提供足够的自由空间与情感支持,使其都能获得健康成长的机会。

3. 健康的居住环境

能够为家庭成员提供安全且舒适的生活环境。

4. 健康的生活方式

能够促使家庭成员形成健康的生活方式,自觉抵制危害健康的不良行为。

5. 积极化解矛盾及解决问题

面对家庭冲突时,家庭能够主动承担责任,积极寻求解决问题的办法;当解决问题遇到困难时,不回避问题,而是主动寻求外部的支持与帮助。

6. 紧密联系社会

能够与社会保持紧密联系,积极参与各种社会活动,充分利用社交网络和社会资源以满足家庭成员的需要。

第二节　家庭公共卫生概述

家庭是个体健康习惯养成的起源地、个体健康受损时的照料场所,是个体健康的保障。家庭健康与人群健康密切相关。

一、家庭公共卫生的概念

家庭公共卫生是指通过有组织的社会活动来促进、保护、改善，必要时恢复家庭群体的健康，包括所有家庭成员在各个阶段、不同场合的健康。

二、家庭公共卫生的特点

家庭公共卫生以家庭为单位，具有以下四个基本特点。

1. 全员参与性

家庭公共卫生需要所有成员参与疾病预防、健康促进。家庭每个成员都有责任保护自己、维护家人的健康，并付诸行动。

2. 多维度性

家庭公共卫生涉及内容广，从预防疾病、促进身心健康、环境健康到疾病管理，呈现了多维度的特点。

3. 科学性

流行病学、卫生统计学、环境卫生学、临床医学、护理学、社会学、营养学等为开展家庭公共卫生提供科学基础。

4. 社会影响性

家庭公共卫生是现代公共卫生的重要一环，个体健康影响家庭健康，家庭健康影响社会健康。

三、家庭公共卫生的内容

从家庭的层面有效开展疾病预防与管理，能够减轻公共卫生的负担，促进家庭健康。家庭公共卫生内容主要包括传染病、慢性病、口腔疾病、意外伤害、心理疾病的家庭预防与管理。

(一)传染病的家庭预防与管理

主要通过预防接种、减少接触传染源以预防传染病的发生，通过隔断传播途径、保护易感人群等方式减少传染病的危害。

1. 预防接种

根据《中华人民共和国传染病防治法》，我国实行有计划的预防接种制度。家庭监护人应当到居住地预防接种单位为孩子办理预防接种证，并按照预防接种计划保证儿童及时接种疫苗。幼儿入托、入学时托幼机构和学校将查验预防接种证。

2. 家庭分餐制

我国传统饮食文化为合餐制，又称共食制、共餐制，是一种多人合用餐具的进食方式。合餐制的优点是节省餐具，聚餐氛围浓厚；缺点是容易通过餐具传播经消化道或呼吸道传播的疾病，如幽门螺杆菌感染、肝炎病毒感染等(见图5-8A)。

分餐制是指用餐过程中，实现餐具、菜(饮)品等的不交叉、无混用的用餐方式，分餐制可减少疾病的传播，是文明用餐的发展方向。家庭用餐是分餐习惯养成的关键，有助于促成公共餐饮分餐制的发展。分餐制根据方法和形式，可分为：①按位分餐：按就餐人数将菜品分成单人份，每人一份呈现于餐桌；②公共餐具分餐：利用公勺、公筷、公夹或公叉等工具实现分餐（见图5-8B）；③自取分餐：使用独立餐具并由用餐者自取或家庭其他成员协助实现分餐。

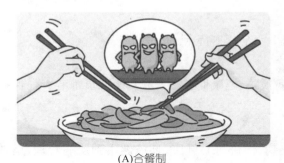

(A)合餐制　　　　　　　　　　　　(B)分餐制

图5-8　合餐制与分餐制

3.家庭环境卫生管理

家庭环境中的病原微生物，如致病菌、病毒等是引起家庭传染病传播的起源，需要通过消毒、灭菌来减少、消除各种致病微生物。消毒(disinfection)是指杀死病原微生物，使之不能侵入人体而致病的措施，消毒不一定能杀死细菌芽孢；灭菌(sterilization)是指杀灭物品中一切致病性和非致病性微生物（包括其芽孢）。

5-4　物理消毒灭菌法

常用消毒灭菌方法分为：①物理消毒灭菌法：利用物理因素（如热力、辐射、微波等）清除或杀灭微生物；②化学消毒灭菌法：利用化学药物抑制微生物的生长、繁殖或杀灭微生物的消毒灭菌方法。家庭常用化学消毒灭菌的方法包括浸泡法、喷雾法、擦拭法等。

5-5　家庭化学消毒剂

4.传染病的家庭管理

对于无基础疾病、无症状或症状轻微的传染病患者，可实行居家治疗与管理。家庭需要从环境隔离、症状护理、监测与报告等方面进行管理，促进感染者康复，减少传播风险。

（1）环境隔离：①呼吸道传染病患者和直接接触传染病患者尽量单独一室，减少与其他家庭成员的接触；与患者接触时应佩戴口罩，接触前后进行手部消毒；定期开窗通风。②消化道传染病、直接接触传染病患者，单独使用餐具、马桶等；每日消毒，患者日常可能接触的物品表面（如门把手），可喷洒酒精消毒；使用过的物品（如毛巾、衣物、被套等），需及时清洁消毒；使用过的餐具可进行清洗与煮沸、紫外线消毒；个人物品应单独放置；患者用过的纸巾、口罩、一次性手套以及其他生活垃圾放入专用垃圾桶，并进行消毒（见图5-9）。

（2）症状护理：传染病患者多有发热症状，需进行体温监测，做好物理降温，遵医嘱使用退烧药。若出现体温不降、呼吸困难、持续腹泻、意识淡漠等情况，应及时就医。

（3）营养支持：良好的营养状态是增强机体抵抗力的根本，需为患者准备营养丰富、易消化、易被接受的食物，保证营养的充足摄入。

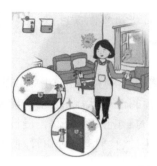
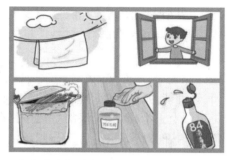

图 5-9　家庭清洁与消毒

（4）心理疏导：家庭成员在居家治疗期间，身体上的不适与社会交往的隔离可能导致孤独与情绪低落，需经常性地沟通与关心。

（5）监测与报告：与社区、村镇等管理机构保持联系，定时监测体温、抗原检测等，及时上报结果。若症状明显好转，医疗检测结果阴性或医务人员判定可结束居家隔离，可恢复正常生活和外出。

（二）慢性病的家庭预防与管理

慢性病的发生有一定的遗传倾向性，有家族史的需加强监测与预防，保持家庭健康生活方式、改善生活环境。

1. 家庭成员健康监测

在家庭层面需要定期监测家庭成员的健康状况，如监测体重、腰围、体重指数、血压、血糖等指标。一旦有家庭成员确诊为慢性病，需配合社区进行慢性病管理。

5-6　健康小屋
（健康加油站）

2. 家庭饮食健康

家庭的饮食习惯与家庭成员的健康息息相关。家庭健康饮食包括：①食物搭配均衡化：遵照中国居民膳食指南，食物准备多样化、均衡化、适量化；②烹饪方式健康化：烹饪食物时需关注食物可能携带的病原微生物，另外，尽量减少营养素的丢失，蒸、煮、炖是三种最健康的烹饪方式；③适量添加调料：降低食盐、油的摄入，使用限盐勺和控油壶，控制每日人均食盐、食用油摄入量，在购买食物时，需关注食品标签中含盐、含脂、含糖量；④建立良好的饮食环境：规律进餐，定时定量，确保充裕的进食时间，促进家庭成员养成良好的进食习惯；⑤足量饮水：家庭常备饮用水，减少含糖、含咖啡因饮料等的摄入。

3. 家庭运动习惯

运动有助于预防和控制肥胖，预防心脑血管疾病、糖尿病等。积极促进家庭成员完成活动目标，形成集体做家务、多活动、少静坐、多散步、多运动的家庭运动氛围。

5-7　全民营养周

4. 禁烟、限酒

家庭需从小教育儿童、青少年不吸烟，不让未成年家庭成员购买烟酒。对于吸烟的家庭成员可通过参与戒烟行动积极戒烟，创造无烟家庭环境，吸烟者不在家里吸烟，多开窗通风，勤换洗衣服被褥，摆放绿色植物，减少

5-8　《中国人群身体活动指南（2021）》

家庭二手烟对被动吸烟者的危害。家庭需形成理性的饮酒文化，严格禁止儿童青少年服用酒精类饮料，减少家庭宴席劝酒等行为，适量饮酒。

5.慢性病家庭管理

若家庭有成员确诊为慢性病，患者和主要照顾者需学习疾病的相关知识，使其具备一定的疾病自我管理能力。自我管理的目的是使患者的健康状况、健康功能维持在一个满意的状态，使其过上更为独立、健康的生活，对家庭的影响降到最低。慢性病家庭管理包括疾病居家监测、按时就诊、药品管理与用药依从性、饮食管理、活动管理、功能康复等内容。

（三）口腔疾病的家庭预防与管理

我国居民口腔疾病发病率高，如龋齿、牙周疾病、牙齿缺失、口腔黏膜病等，可导致咀嚼困难，影响生活质量。口腔疾病重在预防，需从小养成口腔健康行为，增进口腔健康。

1.口腔卫生行为

清除牙菌斑，维护牙周健康，预防龋齿发生。①正确刷牙方法：每天早、晚刷牙，使用含氟牙膏和保健牙刷。刷牙方法为顺着牙缝上下刷，刷上牙时从上往下刷，刷下牙时从下往上刷（见图5-10A）。②使用牙线：用尼龙线、丝线或涤纶线来清洁牙的邻面菌斑。③牙间刷：又称牙缝刷、间隙刷，形状类似小型洗刷瓶，为单束毛刷，可清洁普通牙刷无法触及的牙间隙（见图5-10B）。从出生开始家长应用纱布、软毛刷为婴幼儿清洁口腔；两岁左右协助刷牙。

5-9　牙线分类
及使用方法

上牙从上往下刷　　下牙从下往上刷

咬合面来回刷　下牙内侧从下往上刷　上牙内侧从上往下刷

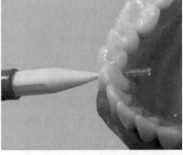

(A)正确刷牙方法　　　　　　　　　　　　(B)牙间刷

图5-10　刷牙与牙间刷

2.口腔预防保健行为

（1）科学用氟：牙冠从外到内为牙釉质、牙本质、牙髓腔。牙釉质主要成分为无机盐的结晶，易被口腔细菌分解食物产生的酸腐蚀形成龋洞。氟离子和无机盐结晶可形成氟化钙保护层，适量摄入氟化物可增加牙釉质的抗酸能力，减少牙齿的溶解度，有助于预防龋病。氟化物的应用分为全身应用和局部应用。全身应用包括饮水氟化等；局部应用包括含氟牙膏、局部涂氟、含氟涂料等。学龄前期规律涂氟治疗有助于预防乳牙龋病（见图5-11）。

5-10　牙线使用
步骤

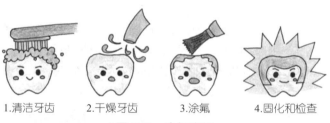

1.清洁牙齿　　2.干燥牙齿　　3.涂氟　　4.固化和检查

图 5-11　涂氟流程

（2）窝沟封闭：用高分子材料把牙齿的窝沟填平，使牙面变得光滑易清洁，细菌不易留存，是预防恒磨牙窝沟龋的有效方法。学龄儿童长出恒磨牙后，即可进行窝沟封闭。

5-11　窝沟封闭流程

3. 口腔卫生服务

口腔卫生服务包括定期口腔检查、及时就医。

（1）备孕期与孕期：孕妇的口腔健康水平会影响胎儿、婴儿的口腔健康与全身健康。女性在计划怀孕时需主动接受口腔健康检查，孕前期和孕晚期避免复杂的口腔治疗。孕期和产后应坚持刷牙、漱口。

（2）婴儿期：第一颗牙齿萌出后 6 个月内，家长可带婴儿到医院检查牙齿，评估患龋病风险，接受有针对性的口腔卫生指导。该期需注意喂养方式，正确的母乳和奶瓶喂养姿势对牙颌的发育很重要；注意喂养器具的定期消毒。

（3）3～6 岁：是儿童患龋病的高峰期，应每 6 个月接受一次口腔健康检查。若发现牙齿局部变色，应及时就医检查。

（4）学龄儿童：为换牙集中期。若乳牙未掉、恒牙已先萌出，可能造成恒牙排列不齐，应尽早就诊。该阶段儿童易在运动过程中发生牙外伤，如参加轮滑、滑板运动时，需戴牙托等加强防护。若受伤后出现牙龈出血、牙齿裂纹、折断、松动、移位，应立即到医院就诊。

（5）老年期：反复塞牙、牙本质敏感者应到医院进行口腔专业治疗。

（四）意外伤害的家庭预防

根据 WHO 的定义，伤害是指由于机械能、热能、电能、化学能及电离辐射能的交换，超过机体组织耐受水平而导致的躯体损伤。

1. 交通伤害

家庭层面需从小教育儿童严格遵守交通规则，儿童需使用安全座椅，禁止饮酒开车的行为，行车过程中按规范扣好安全带，骑电瓶车佩戴安全头盔。

2. 跌倒

防跌倒对于有儿童、老年人的家庭来说尤为重要。一方面应加强锻炼，以增加机体的平衡性、灵活度等，减少跌倒的发生；另一方面，对家庭环境进行评估和安全改造。家庭照明差、楼梯设计不合理、地面湿滑、家具过多等都容易造成跌倒。常见的跌倒场所为厨房、卫生间。预防跌倒的措施包括可在卫生间铺设防滑垫、常用物品放低处等。

3.窒息

老人和低龄儿童有时会出现吞咽障碍,是预防窒息的重点人群。预防措施包括食物大小和黏度合适,使用专用喂勺,不大块喂食,不喂食黏稠、坚果类食物,喂食速度宜慢。对于婴幼儿,需注意睡眠环境周围不过多放置用物,玩具不宜过小。

4.烧烫伤

家里热水器限制水温,安装烟雾报警器,开水放在幼儿不易触碰的地方。

5.淹溺

有幼儿的家庭,家里尽量不蓄水,加强幼儿看护。

6.中毒

儿童易发生误食药物、清洁剂、干燥剂,父母需对儿童加强药物安全教育,对药品和有毒物质采用儿童防护式包装,放在儿童不易接触的位置。

(五)家庭性教育

家庭性教育是指在家庭生活中,主要由父母发起的、针对孩子生理及心理发展特点进行的性教育活动,包括向孩子讲解与性有关的知识,回答孩子提出的与性有关的问题。常见的性教育主题包括人体和发育、生育、性、情感、关系与生活方式、性健康与幸福感、性与权利、性的社会和文化因素、性与生殖健康和艾滋病病毒。家庭性教育是父母的职责,是全面性教育的一部分,也是维护儿童、青少年健康,减少性传播疾病的重要措施。

父母需要从态度、技巧、知识三方面进行准备。①确立性态度(attitude):孩子对性充满好奇是本能,父母需持开放、愿意交谈、坦诚的态度;②掌握施教方法(skills):通过身边发生的事情,把握时机,根据孩子的年龄和心理发展特点,适时引导;③充实性知识(knowledge):父母自身需掌握性相关科学知识,引导孩子形成健康积极的性态度。

(六)心理健康的家庭维护与精神卫生

1.心理健康

家庭是预防心理疾病发生的重要场所,也是心理康复的港湾。了解家庭成员所处阶段的心理特点,有利于成员之间的沟通,营造和谐的家庭氛围,促进个体的健康发展。

(1)婴儿期:核心是建立信任感。母亲是满足婴儿生理需要的主要责任人,也是婴儿与环境建立连接的"中间人",是婴儿心理发育的直接满足者。母子亲密接触、创造爱的环境、识别与及时回应需要、形成安全感,有助于建立积极的母子关系,从而有利于婴儿的心理发展。家庭应为母亲与婴儿之间信任感的建立提供时间、精力与空间的保障,如为母亲分担非直接照顾性任务,让其能够全身心投入母亲的角色。

(2)学龄前期:该阶段心理发展的核心是情感调控,即管理和改变自己的情绪过程。家庭应重视幼儿的情绪,尊重情绪变化,营造和谐的家庭氛围,有利于幼儿的情绪放松。在教养过程中,采用积极的教养态度,如肯定为主,多鼓励进步;耐心倾听孩子说话;多强化积极的情绪管理。通过帮助孩子认识情绪,教授孩子转移注意力等情绪调节方法,培养自控力和意志力,引导幼儿控制情绪。同时,家庭成员的情绪自控与示范会影响孩子情绪的发展。

（3）学龄期：学校是个体从家庭走向社会的桥梁。在这个过程中，儿童从家庭自由宽松的环境，进入具有时间规则的学习环境，家庭养育者需重视儿童入学时的心理准备状态，学习如何配合老师的教学工作、与同学如何友好相处。

（4）青春期：该阶段生理变化明显，心理也出现显著变化。该阶段主要的心理特点为自我意识不断增强，追求独立与自主；成人感增强，易被新奇、刺激、挑战性的事物吸引，易受外界影响；心理活动从外露逐渐转向内隐、含蓄；容易出现情绪波动、心理偏激。青春期也是性心理发展的关键期，表现为早期的暂时异性疏远，逐渐的异性好奇与接近，到对异性的倾慕、依恋，出现性渴望、性萌动、性梦幻等心理活动。家庭需要理解青春期孩子的特点，理解、接纳、相信孩子，为其创造宽松、信任的家庭氛围；尊重孩子的独立自主意识，平等对待孩子，做青春期孩子的朋友。

（5）妇女围生期：围生期妇女经历孕期反应、身材变化、行动力减弱、工作节奏受影响、角色增加等变化，易出现各种心理问题。围生期抑郁指从妊娠开始至产后 12 个月内发生的抑郁症，生理上可能与神经内分泌、遗传、睡眠不足等因素有关；心理上与个体消极应对等有关；社会与文化因素上与家庭支持不足、夫妻关系及婆媳关系不畅、产前胎儿性别期望等有关。家庭成员需知晓并理解产妇的心理变化特点与表现，创造支持性的环境，保证其充足的休息，帮助其实现角色过渡。

（6）老年期：由于生理功能的衰退和社会功能的减弱，老年阶段易出现失落、焦虑、抑郁、孤独等心理问题。家庭需要创造敬老、爱老的家庭氛围，多关注老年人的身体状况、社会交往，鼓励老年人保持一定的社会交往，培养业余爱好，加强身体锻炼，尊重老年人的独立、自主。

2. 精神障碍

精神障碍是指个体出现认知、情感和思维等精神活动的紊乱或异常，伴随明显的心理痛苦或者社会适应困难等功能损害。精神疾病三级预防模式中，家庭起到重要作用。①一级预防：营造良好的家庭氛围，减少家庭的不安全感，增加受教育的机会，培养抗挫折的能力。②二级预防：家庭对常见的精神症状具有一定的敏感性，早期寻求专业帮助。③三级预防：为精神疾病患者提供安全的康复环境，促进生活自理能力的恢复，创造社会交往和适应的机会。

第三节 家庭访视

家庭访视是为促进和维持个体、家庭和社区的健康，进入服务对象所在的家庭环境，为服务对象及其家庭成员提供健康照护服务的活动。家庭访视可由家庭医生、社区护士、康复师等医务人员开展，有助于发现居民的健康问题，提高医疗服务质量（见图 5-12）。

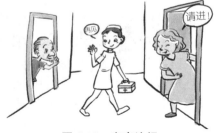

图 5-12 家庭访视

一、家庭访视的类型与目的

家庭访视需了解家庭特点,尊重家庭的差异性。在此基础上,促使家庭成员积极参与,支持其履行家庭职责,促进家庭的稳定。根据访视的开展时机与目的,家庭访视可分为四类。

(一)评估性家庭访视

评估性家庭访视主要是通过家庭的实地访视,现场调查家庭成员的健康状况、功能状况、家庭环境、家庭结构、家庭资源等,以发现个人、家庭的健康问题,找出影响家庭健康的因素,为制订家庭照护计划提供依据。常用于处于家庭危机、家庭成员有心理健康问题、老年人、体弱或残疾人的家庭。

(二)预防保健性家庭访视

预防保健性家庭访视的主要目的是预防疾病、促进健康。目前常用于产后访视、新生儿健康监测。

(三)急诊性家庭访视

急诊性家庭访视的主要目的是处理家庭成员的意外伤害或慢性病急性发作的紧急情况。

(四)连续性照护家庭访视

连续性照护家庭访视主要应用于慢性病患者,如脑卒中、慢性阻塞性肺疾病患者等,常定期开展,提供给氧、康复、给药指导等照护服务。连续性照护家庭访视也用于终末期患者,提供安宁疗护服务。

二、公共卫生护理与家庭访视

家庭是公共卫生护理的主要工作场所,是开展健康促进、疾病监测、疾病护理的实施场景。家庭访视是公共卫生护士评估与诊断个人与家庭问题的必要方法,是实施健康教育和健康促进计划、进行家庭疾病管理与监测的重要途径。

三、公共卫生护士的家庭访视职责

公共卫生护士的家庭访视职责聚焦人群健康监测与健康促进。

1. 评估和监测家庭的健康状况、影响因素

公共卫生护士通过家庭访视,记录家庭健康档案等,发现家庭的常见病与高发病,分析影响家庭健康的危险因素,为实施健康干预提供依据。

2. 高危人群的筛选与疾病监测

访视者可通过提问法、问卷法、测量法等多种方法收集主、客观资料,以便全面掌握家庭成员的健康状况,并根据评估结果,确定健康目标,与服务对象共同制订或调整护理计划。

5-12 产后访视目的与内容

3.评估家庭需求和资源

在家庭访视过程中,公共卫生护士了解家庭对健康服务的需求和目前资源的利用情况,为公共卫生服务资源的提供与分配提供依据。

4.健康宣教

在家庭访视过程中,公共卫生护士可以针对个体与家庭的特点,及时解答提问,有针对性地提供健康教育。如针对慢性病群体可现场指导患者和家庭成员如何有效遵医嘱用药等,以提高用药依从性;为康复人群现场演示康复动作,促进疾病康复。

5.特殊人群的健康照护

特殊人群包括产褥期妇女、新生儿、老年人、慢性病患者等。如通过家庭产后访视评估产后康复、新生儿发育情况,提供母乳喂养指导等,以促进产妇康复,提高产后生活质量,并优化新生儿养育和降低产后并发症的发生率。

6.突发公共卫生事件的处理

公共卫生护士需应对一些突发性公共卫生事件,如传染病的暴发、食物中毒等。家庭访视过程中,公共卫生护士需要有敏锐的观察力,早发现、早报告突发公共卫生事件。

7.传染病患者的家庭照护

传染病患者居家照护过程中,公共卫生护士开展家庭访视,提供居家照护。根据传染病传播特点切断传播途径;向访视对象及其家属进行相关传染病知识的健康教育;指导患者积极配合治疗,定期复查;加强家庭成员的健康管理。家庭访视过程中需注意标准化职业防护,减少职业暴露。

四、家庭访视的流程

家庭访视的流程一般分为访视前准备阶段、居家访视阶段、访视结束阶段和访视后阶段(见图 5-13)。

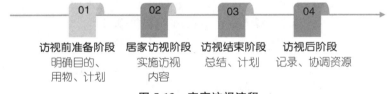

图 5-13　家庭访视流程

(一)访视前准备阶段

1.确定访视目的

访视人员可通过电话等方式,提前联系受访家庭,自我介绍后解释访视的原因,并全面详细地了解家庭信息,明确其需求,与被访试者有关访视目标达成共识、确定访视时间。

2.准备访视用品

访视人员可以根据访视目的和对象确定访视用物。访视用物一般分为基本用物和增设用物。基本用物包括体温计、血压计、听诊器、手电筒、量尺、消毒物品和外科器械(纱布、剪刀、止血钳)、常用药物、注射用具。增设用物包括新生儿体重秤,母乳喂养、计划接种宣传材料。

3.制订访视计划

访视人员应提前制订好家庭访视计划,并根据具体情况确定家庭访视的路线,做好一天日程安排。

(二)访视阶段

访视阶段是指对家庭的实际探访。要素如下:①沟通:双方友好沟通,建立良好、融洽的信任关系;②完成访视目的与计划:若以评估为主要目的,受访者配合提问和检查,提供主观资料、客观资料;若以健康照护为目的,确保环境适合完成照护任务;若以健康教育与促进为目的,需要关键家庭成员的参与。

5-14 家庭访视注意事项

(三)结束阶段

家庭访视目的达到后,访视人员与访视对象一起总结访视的过程和内容。访视分为初次访视和连续性访视。初次访视完成后,访视人员根据访视问题的轻重缓急,与访视对象预约下次访视时间与内容。

(四)访视后阶段

1.访视箱物品的消毒及补充

结束家庭访视后,访视人员应把所有使用过的物品进行必要的消毒处理,并对消耗的物品进行补充。

2.详细记录

访视人员以家庭为单位整理家庭访视记录,内容主要包括访视对象的反应、访视结果、现存问题及注意事项等。

3.制订健康照护计划

初次访视中,如果访视人员已解决现存的健康问题,则停止访视;如果根据收集的家庭健康资料,有新出现的问题,访视人员应修改并完善护理计划。

4.协调合作

提供服务是家庭访视后最主要的任务之一。访视人员可与其他工作人员交流访视对象的情况,商讨解决办法,必要时协助转诊。

测试一下

1.常见的家庭类型有哪些?优缺点分别是什么?

2.反思你的家庭特点,如何更好地促进家庭健康?

3.家庭在传染病预防与控制中可以采取哪些措施?

4.如何从家庭层面减少慢性疾病的发生?

5.家庭环境中有哪些潜在危害健康因素?

6.哪些情况下有家庭访视的需求?

拓展阅读

［1］陈焱,高立冬.现代公共卫生［M］.北京:科学技术文献出版社,2017.

［2］王爱红,张先庚.社区护理学［M］.3版.北京:人民卫生出版社,2021.

［3］维吉尼亚·萨提亚.新家庭如何塑造人:第二版［M］.易春丽,等译.北京:世界图书出版有限公司北京分公司,2018.

［4］Barnes M D, Hanson C L, Novilla L B, et al. Family-centered health promotion: perspectives for engaging families and achieving better health outcomes ［J］. Inquiry,2020,57:1-6.

［5］Hanson C L, Crandall A, Barnes M D, et al. Family-focused public health: supporting homes and families in policy and practice［J］. Front Public Health,2019,7:1-6.

（楼　妍）

第六章　优生与儿童卫生保健

学习目标

知识目标

1. 掌握优生保健的工作内容、各年龄期儿童营养与喂养、预防接种指导、疾病预防及意外伤害紧急处理与预防。
2. 熟悉遗传咨询的内容与建议、儿童保健的概念及各年龄期保健指导内容。
3. 了解遗传与优生、遗传与环境之间相互作用的关系、儿童卫生保健服务流程及要求、集居儿童卫生保健服务内容。

能力目标

1. 能运用优生保健知识对育龄人群进行保健指导。
2. 能运用儿童保健知识与技能,对儿童及其家长进行保健指导。
3. 能运用相关卫生保健知识,为托幼机构及学校儿童的卫生保健提供合理化建议。

素质目标

1. 具有乐于为育龄人群提供优生咨询及保健知识的职业素养。
2. 具有关爱儿童、扶助家庭育儿保健的职业素养。

导入情境与思考

　　张女士,27岁,皮革厂工人。李先生,30岁,印染厂技师。双方于半年前领取结婚证,正计划生育事宜。张女士为α-地中海贫血基因携带者。两年后,张女士于当地医院顺产一女婴,体重3500g。产后第3天母女平安出院回家。出院后第4天,公共卫生护士进行家庭访视。评估发现产妇状况良好,新生儿一般情况尚可,脐部干洁,体重3600g。母乳每4~5小时一次,其间加喂牛奶和温开水。

　　请思考

　　1.该夫妇存在哪些影响优生的遗传和环境因素?

　　2.如何为该夫妇提供优生保健指导?

3.如何为初为人母的张女士提供母乳喂养指导?

4.请为该家庭提供新生儿保健指导。

出生缺陷给家庭带来精神上的痛苦和经济上的负担,不仅影响患儿终生生活质量和身心健康,也影响家庭和社会的和谐。为提高出生人口素质,从 2010 年开始我国实施免费孕前优生健康检查项目,为符合生育政策、计划怀孕的夫妇免费提供优生健康教育、病史咨询、健康检查、临床实验室检查、风险评估、咨询指导等孕前优生保健服务。通过优生保健服务,及时发现可能影响生育的遗传、环境、心理、行为等风险因素,采取有效干预措施,降低出生缺陷、流产、早产等不良生育结局的发生风险。

6-1　教学 PPT

第一节　优生保健

优生是婚姻和家庭幸福的最重要因素,是提高人口素质的基础。人口素质的提高对促进我国生产力发展和生产关系的变革产生重大的影响和积极的作用。

一、优生

优生是利用遗传学原理保证子代有正常生存能力的学科。英国人类遗传学家高尔顿(F. Galton)于 1883 年首次提出“优生(eugenics)”的概念,前缀 eu-是希腊字头,表示优良,后缀-genics 意指生殖,其原意是“健康的遗传”。优生即是运用遗传学方法和一系列措施,提高出生人口素质,最终达到防止和减少遗传病及先天性缺陷儿的孕育和出生。

二、优生保健

优生保健的主要目标是减少出生缺陷。《中国妇女儿童发展纲要(2021—2030 年)》指出,加强出生缺陷综合防治,完善多部门联动防治出生缺陷的工作机制,推动提高出生缺陷疾病的医疗保障水平。坚持出生缺陷综合防治策略,落实三级预防策略。加强出生缺陷防控咨询,推广婚姻登记、婚前医学检查、生育指导“一站式”服务,推进落实婚前孕前保健服务,以大力提高我国出生人口素质。

6-2　WHO 出生缺陷三级预防策略

(一)优生保健概念

保健是指保护健康,亦指为保护和增进人体健康、防治疾病,医疗机构所采取的综合性措施。优生保健是指在婚前、孕前、产前、产后等不同生命周期利用医学技术,发挥预防医学手段,尽量避免先天性缺陷儿的出生。

(二)优生保健工作内容

1. 婚前优生保健

根据《中华人民共和国母婴保健法》的规定,婚前优生保健包括三项主要内容。

(1)婚前卫生指导:婚前卫生指导是对准备结婚的男女双方进行的以生殖健康为核心,与结婚、生育及优生有关的保健知识的宣传教育。具体指导内容包括性知识和性保健、避孕知识及计划生育指导、受孕前的准备、环境有害因素及疾病对胚胎发育的影响和预防对策、遗传病知识、其他生殖相关知识等。

(2)婚前卫生咨询:对有关婚配、生殖和优生等问题提供医学建议。

(3)婚前医学检查:是对准备结婚的男女双方可能患影响结婚和生育的疾病进行的医学检查。婚前医学检查主要疾病见表 6-1。医生根据检查结果提出建议,提出"不宜结婚""不宜生育"和"暂缓结婚"等医学建议时,应当充分向男女双方讲明情况。

表 6-1　影响婚育的疾病

分类	疾病
严重遗传性疾病	唐氏综合征、进行性肌营养不良、遗传性肾病、抗维生素 D 佝偻病等
传染病	淋病、梅毒、尖锐湿疣、生殖器疱疹、艾滋病、传染性肝炎、结核病、麻风病等
严重精神疾病	精神分裂症、躁狂抑郁型精神病、偏执型精神病以及其他重型精神病
其他与婚育有关的疾病	严重的心脏、肾脏疾病;甲状腺功能亢进;糖尿病;严重或不可根治的恶性肿瘤;无子宫;小睾丸等

2. 孕前优生保健

孕前妇女应维持良好的生理、心理及精神状况,有助于改善受孕环境,促进母婴健康。

(1)选择合适的受孕年龄:女性的最佳生育年龄为 25～29 岁,男性为 25～35 岁。此年龄段的男性、女性精力充沛,身体健壮,精子、卵子质量最高。女性不同年龄存在的妊娠特点和风险不同(见图 6-1)。

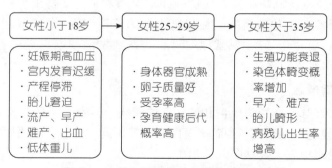

图 6-1　女性不同年龄的妊娠特点和风险

（2）孕前心理准备：新婚后男女双方应暂时避孕，待共同生活一段时间，情绪稳定、精力充沛，特别是在心理上准备好接受新生命的到来时，再计划怀孕，以利于促进母婴的健康。

（3）孕前身体健康准备：若患有某些疾病（全身性或传染性疾病，如肝炎、结核病、梅毒、心脏病等）需要暂时避孕，待疾病治愈后才适合怀孕。此外，双方计划怀孕时应关注营养的摄入，如孕早期叶酸缺乏可能会导致胎儿神经管畸形，因此从计划怀孕起女性就应开始服用叶酸。

（4）避免职业和环境有害因素的接触：对于接触职业性有害因素的男女双方，在孕前应进行健康体检后再怀孕；同时，注意避免接触环境有害因素，比如吸烟和酗酒会影响精子质量和胚胎发育，应在戒除后再怀孕。

3. 孕期优生保健

孕期平均约 40 周，实行优生保健对于保证后代健康，降低出生缺陷，减少新生儿和婴儿死亡率具有重要意义。

（1）产前检查：孕妇在孕期需行产前检查 10～13 次，有高危因素者酌情增加次数。常规产前检查时间和次数：一般在孕 28 周前，每四周一次；孕 36 周前，每两周一次；孕 36 周后，每周一次。

（2）自我监测：一般孕 20 周开始自觉胎动，在夜间和下午较为活跃。孕 28 周以后，胎动计数<10 次/2h 或减少 50% 者提示胎儿可能缺氧，需及时去医院就诊。临近预产期的孕妇，如出现胎膜早破、见红等临产先兆也需及时就诊。

6-3 产检时间和项目

（3）饮食与营养：孕期饮食应在孕前体重的基础上，根据胎儿生长速度及母体生理和代谢的变化进行适当的调整，见表 6-2。孕期合理的营养将直接影响胎儿和婴儿的正常体格发育和智力发育，营养不良或营养失调是造成胎儿生长迟缓和出生缺陷的最常见原因。如孕期能量和蛋白质摄入不足，可使低出生体重儿（出生体重小于2500g）的发生率增加；维生素 A 缺乏或摄入过多均可引起后代出生缺陷等。因此，注意营养合理、膳食平衡，避免偏食。

表 6-2　妊娠期体重增加范围

妊娠前体重分类	妊娠前体重指数/（kg/m²）	妊娠期体重增加范围/kg
低体重	<18.5	12.5～18.0
正常体重	18.5～24.9	11.5～16.0
超重	25.0～29.9	7.0～11.5
肥胖	>30.0	5.0～9.0

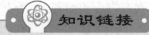

体重指数

体重指数是指身体质量指数（BMI），公式为体重（kg）除以身高（m）的平方。目前，体重指数被普遍用于评价人体的营养状况、胖瘦程度或身体发育水平。

（4）疾病预防：孕期患病，特别是感染性疾病或严重的妊娠并发症等可能对胚胎和胎儿发育产生不良影响，如妊娠合并糖尿病产生的酮血症可使胎儿死亡率增加50%，还会导致心脏缺陷、神经管缺陷等先天畸形（见图6-2）。

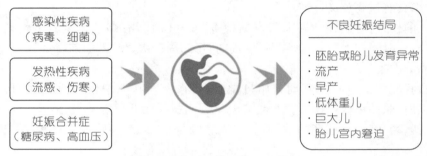

图6-2 孕期患病与不良妊娠结局

（5）用药原则：用药对胎儿的影响随药物种类的不同而有差别。因许多药物可以通过胎盘引起胎儿的发育异常，包括流产、死胎、死产、胎儿畸形、胎儿及出生后的生长发育障碍。美国食品药品管理局（FDA）根据药物对胎儿的危害性对药物进行分级。

6-4 药物对胎儿的危害性分级

孕期原则上最好不用药物，需要治疗疾病而必须用药时，遵循如下用药原则：①需在医生指导下，根据病情选择疗效明确又对胎儿较安全的药物（A级药物）；②掌握孕期药物在体内的代谢特点，充分考虑胚胎发育时间，坚持合理用药，病情控制及时停药；③孕期用药严格掌握用药剂量及用药周期；④B级药物在医生观察下使用，C级药物在权衡利弊后慎用，D级药物只在孕期有生命危险或患重病而又无其他替代药物时考虑使用，X级药物具有明确致畸作用应禁止使用，且禁用实验性药物；⑤最好单独用药，避免联合用药。

三、遗传与优生

遗传病是指由细胞内遗传物质结构和功能异常而导致的疾病。通常具有先天性和家族性的特点。遗传病的发生有一定的遗传基础，并通过这种遗传基础按一定的方式传给后代。

遗传与优生之间存在着十分密切的联系。遗传病目前多无有效治疗方法,因此,积极预防十分重要。人类遗传病的种类繁多,按照遗传方式将遗传病分为染色体病综合征、单基因遗传病、多基因遗传病等。

(一)染色体病综合征

染色体病综合征是指由于染色体数目或结构异常所引起的疾病,根据涉及的染色体类别,可分为常染色体病和性染色体病。常染色体病是指常染色体的数目或者结构异常所引起的疾病,常表现为智力低下、生长发育迟缓,可伴有五官、四肢、内脏及皮肤等方面的异常;性染色体病是指由性染色体(X 或 Y)的数目异常或结构畸变引起的疾病,出现性腺发育不全或两性畸形等特征。

6-5 正常人 23 对染色体示意图

1. 唐氏综合征

唐氏综合征又称"21-三体综合征",是最常见的常染色体病,也是先天性智力障碍最常见的遗传学病因。主要表现为特殊面容、智力低下、生长发育迟缓、肌张力降低和通贯掌纹,常合并先天性心脏病或其他畸形。唐氏综合征面容见图 6-3。

(1)遗传基础:胚胎发育细胞分裂过程中染色体不分离,全部或部分细胞多一条 21 号染色体致胎儿发育异常(见图 6-4)。

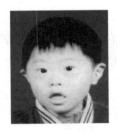

唐氏综合征面容
· 眼距宽、鼻梁低
· 眼外角斜向上
· 张口、伸舌
· 低位耳

图 6-3 唐氏综合征特殊面容

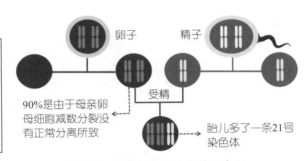

卵子　精子

受精

90%是由于母亲卵母细胞减数分裂没有正常分离所致

胎儿多了一条21号染色体

图 6-4 唐氏综合征染色体示意图

(2)优生指导:唐氏综合征发生风险与孕妇年龄有关,年龄越大风险越高。为降低风险,可采取以下预防措施:①适龄生育;②孕前应避免药物或化学物质暴露、感染等可能诱发染色体畸变的因素;③夫妇一方为21-三体综合征患者或平衡易位携带者、生育过患儿的夫妇则应暂缓妊娠,进行染色体检查,根据检查结果和遗传优生咨询建议选择是否妊娠;④建议所有孕妇在孕中期均接受产前筛查,孕妇外周血胎儿游离 DNA 检测是目前最敏感的筛查方法;⑤高风险孕妇可直接选择产前诊断、羊水穿刺检查,这是最安全的产前诊断方式。

6-6 羊水穿刺检查示意图

知识链接

产前诊断对预防唐氏儿出生有何作用?

产前诊断是通过抽取胎盘绒毛或羊水或脐带血进行胎儿染色体核型分析和分子核型诊断,是诊断唐氏儿的金标准。羊水穿刺是最安全的产前诊断技术,流产概率低于 0.5%。产前筛查高风险、产前超声示胎儿发育异常、既往有怀过唐氏儿、染色体异常、预产期年龄超过 35 岁的孕妇,应该进行产前诊断,才能避免唐氏儿出生。

2. 特纳(Turner)综合征

特纳综合征又称"先天性卵巢发育不全",是一种常见的性染色体疾病。女性新生儿发病率约 1/5000。主要表现为身材矮小、后发际低、颈蹼和性征发育不良,常并发先天性心脏病,有时见肾脏、骨骼先天畸形。智力大多正常。患儿特点见图 6-5。

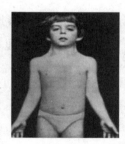

特纳综合征特点
· 身材矮小
· 后发际低
· 颈蹼
· 肘外翻
· 胸宽而扁
· 性征发育不良
· 先天性淋巴水肿

图 6-5　特纳综合征患儿特点

(1)遗传基础:减数分裂过程中 X 染色体不分离所致。70% 为父源性(即来自父亲的 X 染色体不分离导致),30% 为母源性。

(2)优生指导:生育过特纳综合征患儿的夫妇应暂缓妊娠,进行染色体检查。若双方染色体正常,可考虑再次生育,并行产前诊断。若女方染色体异常,有较高再发风险,不宜再生育。

(二)单基因遗传病

单基因遗传病的症状由一对等位基因单独控制,按照遗传方式的不同,可以分为常染色体显性遗传病、常染色体隐性遗传病等。

1. 常染色体显性遗传病

常染色体显性遗传病是指致病基因位于常染色体上,且由单个等位基因突变引起的遗传性疾病。其特点为:患者的父母中有一方患病;患者和正常人所生的孩子中,患病和不患病的概率相等;父母中有一方患病而本人未患病时,他的子孙也不会患病;男女患病的机会相等;患者子女中出现病症的发生率为 50%(见图 6-6)。常见疾病

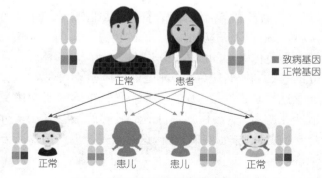

正常　　患者

■ 致病基因
■ 正常基因

正常　　患儿　　患儿　　正常

图 6-6　常染色体显性遗传示意图

为软骨发育不全。

软骨发育不全是由软骨内骨化缺陷引起,属常染色体显性遗传病,是最常见的短肢型侏儒症。一般智力与体力发育正常。该病特征见图6-7。

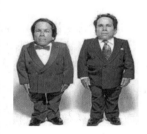

软骨发育不全特征
· 四肢粗短
· 躯干长窄
· 三叉戟手
· 面中部发育不良

图6-7　软骨发育不全特征

(1)遗传基础:促进骨骼发育的基因(成纤维细胞生长因子)突变,导致长骨短缩及其他骨分化异常。男女患病机会均等。基因突变频率随父亲年龄增加而增加。

(2)优生指导:80%为自发性基因突变,即大多数的父母都不是患者;20%的父母至少一方为患者,其同胞再发风险为50%。父亲高龄(>35岁)是基因突变的危险因素,因此适龄婚育是重要的预防措施。

生育过软骨发育不全患儿的夫妇应暂缓再次妊娠,并进行遗传学检查和优生咨询,孕期产前诊断有助于预防患儿出生。产前筛查发现胎儿生长受限、可疑为软骨发育不全时,应行胎儿染色体检查和基因检测。

2.常染色体隐性遗传病

常染色体隐性遗传病是指隐性携带者致病基因位于常染色体上,一对常染色体中存在一个致病基因时,由于正常显性基因的作用掩盖致病基因的作用而没有症状,只有在一对染色体同为致病基因的情况下才发病。此种遗传病父母双方均为致病基因携带者,多见于近亲婚配者的子女(见图6-8)。常见疾病有血友病、苯丙酮尿症等。

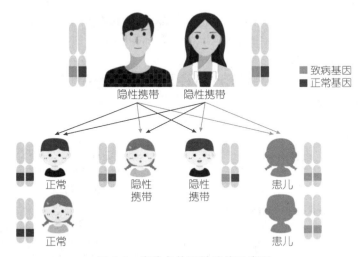

致病基因
正常基因

隐性携带　　隐性携带

正常　　隐性携带　　隐性携带　　患儿

正常　　患儿

图6-8　常染色体隐性遗传示意图

血友病是一组以凝血障碍为特点的遗传性出血性疾病。根据突变影响的凝血因子不同,可分为血友病A和血友病B,两者均为X基因连锁隐性遗传,女性只携带致病基因而不发病,男性发病。临床特征是轻微创伤后易出血,凝血时间延长,重症患者可有全身各部位自发性出血,以关节出血最典型。

（1）遗传基础：血友病 A 是凝血因子Ⅷ的编码基因 F8 缺陷所致。突变使凝血因子Ⅷ功能缺陷或含量不足，导致凝血功能障碍；血友病 B 是由凝血因子Ⅸ的编码基因 F9 突变所致。

（2）优生指导：本病不影响生育力，但再发风险很高。为避免子代发病，可通过产前诊断鉴定性别，选择生育女孩，并建议女性子代成年后进行致病基因检测，以指导婚育。做试管婴儿者也可行植入前遗传学诊断，选择健康胚胎进行移植，阻断致病基因传递。

（三）多基因遗传病

多基因遗传病发病机制复杂，由遗传、环境以及遗传与环境之间的交互作用引起。多基因遗传病包括多种威胁人类生命健康的慢性病以及一些先天畸形，严重影响患者生活质量，并可导致残疾、死亡、智力低下等，已成为当代主要社会负担之一。

1. 神经管缺陷

在正常情况下，神经管在胚胎的第 15～17 天开始发育，至第 24～26 天形成。在遗传或环境因素影响下若引起神经管闭合障碍，则会导致开放性神经管畸形；若神经管顶部不闭合，则会形成无脑畸形（见图 6-9）。

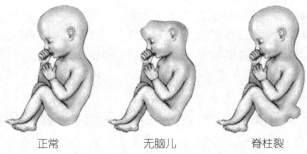

正常　　无脑儿　　脊柱裂

图 6-9　神经管缺陷示意图

（1）病因：分为遗传因素和环境因素。遗传因素主要涉及神经管闭合相关基因结构改变或表达障碍，以及叶酸代谢相关基因多态性突变。环境因素主要包括母体营养中缺乏叶酸与维生素 B_{12}；孕期接触致畸病原微生物（弓形虫、风疹病毒、巨细胞病毒、单纯疱疹病毒等）、化学因素（抗癫痫药、抗惊厥药、抗肿瘤药、农药等）、物理因素（高温、电离辐射、重金属等）。

（2）优生指导：叶酸缺乏是神经管缺陷发生的重要原因，孕前 3 个月及孕后 12 周增补叶酸可有效预防神经管畸形。育龄女性备孕期间，有神经管缺陷家族史者应根据医嘱服用叶酸，同时补充维生素 B_{12}；孕早期女性还应避免接触有害物质，加强营养，避免病毒感染、被动吸烟及高龄生育等。

2. 唇腭裂

唇腭裂是颜面部最常见的畸形（见图 6-10），也是最常见的出生缺陷之一，在我国发病率约 1.82%。

（1）病因：与遗传或环境因素有关，如母体孕期的病毒感染、叶酸缺乏、吸烟、污染物暴露、维 A 酸过量等。

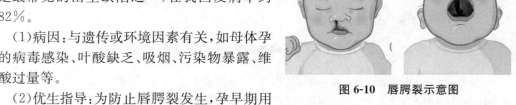

图 6-10　唇腭裂示意图

（2）优生指导：为防止唇腭裂发生，孕早期用药需谨慎，忌烟酒。育龄女性应在孕前 3 个月开始增补叶酸，持续至孕后 3 个月。妊娠呕吐严重者及时补充维生素 A、维生素 B 及泛酸等。

3.妊娠期糖尿病

妊娠期糖尿病是指在妊娠前糖代谢正常或有潜在的糖耐量减退的女性,在妊娠期出现或确诊的糖尿病。在糖尿病孕妇中有80%以上为妊娠期糖尿病。

(1)病因:主要包括遗传、环境和生活方式,患病呈家族聚集现象,约50%的患者有家族史。妊娠期糖尿病女性将来罹患糖尿病的风险显著高于普通人群,其子代的糖尿病发生风险也高于正常儿童。

(2)优生指导:胰岛素在临床广泛应用以来,糖尿病女性的妊娠结局显著改善,但流产、早产、巨大胎儿等风险仍高于普通人群。预防和一线治疗方案均为健康生活方式,控制饮食,规律运动,保持理想体重,自我监测血糖,能有效减少糖尿病并发症,降低不良妊娠结局的发生风险。

四、遗传与环境

遗传因素不仅是一些子代疾病的病因,也可与环境因素一起在子代疾病的发生、发展和转归过程中起作用(见图6-11)。

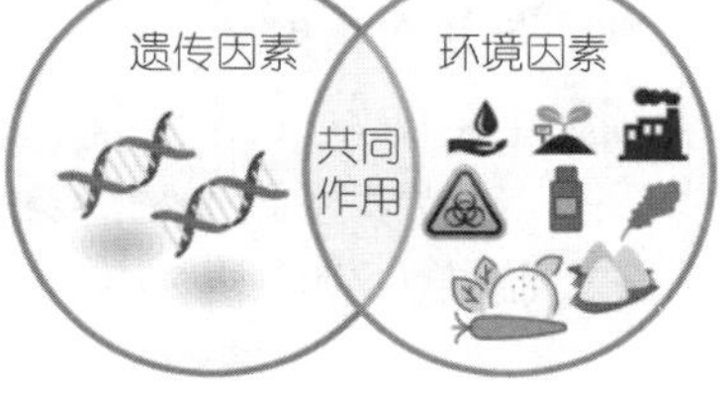

图6-11　遗传与环境对疾病影响的关系

(一)影响遗传的有害环境因素

影响遗传的有害环境因素可归纳为以下几方面。

1.有害化学因素

环境有害化学因素可通过各种环境介质进入机体,对发育中的胚胎或胎儿产生不良影响。

(1)大气污染:大气污染物、持续性有机污染物、重金属和颗粒物(particulate matter,PM)等可增加异常妊娠结局,导致低出生体重、早产、宫内发育迟缓、胚胎和新生儿死亡、出生缺陷等。同时,大气污染中颗粒物可能影响氧和营养物质通过胎盘转运至胎儿体内,从而导致宫内发育迟缓。

(2)水体汞污染:先天性水俣病是世界上第一个水体汞污染诱发的出生缺陷,是母亲妊娠期摄入甲基汞,引起胎儿中枢神经系统发育障碍而导致的出生缺陷。

(3)土壤持久性有机污染:土壤污染物可通过农作物、地面水和地下水、食物链危害人体(图6-12)。尤其是持久性有机污染物(persistent organic pollution,POPs),如有机氯农药DDT、灭蚁灵、氯丹、毒杀芬等,可通过食物链在人体内蓄积,导致妇女流产、死胎、畸胎发生率增加。

图6-12　土壤持久性有机污染物的食物链示意图

2. 环境有害物理因素

人们日常生活接触的有害物理因素可对孕妇健康产生不利影响，见表6-3。

表6-3　环境有害物理因素对生育的危害

有害物理因素	生育危害
电离辐射	放射病、畸胎、神经系统和生殖系统功能紊乱
放射性核素	不孕不育、出生缺陷、儿童生长发育障碍、癌症
噪声污染	妊娠剧吐、妊娠高血压综合征
高温环境	男性睾丸生精障碍；女性月经紊乱；孕妇先兆流产、早产、胎儿宫内发育迟缓、低出生体重儿；新生儿中枢神经系统畸形、新生儿窒息、新生儿死亡

3. 有害生物因素

女性在妊娠前3个月，免疫功能下降，若被病原微生物感染，可能会造成胎儿发生宫内感染，导致流产、死胎死产、先天畸形、智力低下、新生儿死亡等不良后果。目前将可引起胚胎或胎儿发生宫内感染的病原微生物简称为TORCH，见表6-4。

表6-4　TORCH病原微生物

TORCH	英文名称	病原微生物
T	toxoplasma	弓形虫
O	others	梅毒螺旋体、乙肝病毒、水痘-带状疱疹病毒、人类免疫缺陷病毒等
R	rubella virus	风疹病毒
C	cytomegalo virus	巨细胞病毒
H	herpes simplex virus	单纯疱疹病毒

4. 其他病原微生物感染

（1）乙型肝炎病毒：乙型肝炎病毒（HBV）引起的乙型肝炎是危害相当广泛的病毒性传染病。HBV主要经血液、性传播。近年来，由于实施新生儿乙肝疫苗计划免疫，母婴传播的发生率明显降低。

（2）人类免疫缺陷病毒：人类免疫缺陷病毒（HIV）感染人类可引起艾滋病，即获得性免疫缺陷综合征（AIDS）。HIV可通过母婴传播，可能引起早产、胎儿宫内发育迟缓等。感染HIV的婴儿通常在出生后1岁左右出现症状，表现为生长迟缓等。

（3）梅毒螺旋体：梅毒螺旋体感染引发的梅毒是世界范围内流行的危害严重的性传播疾病。妊娠期间，各期梅毒均可通过胎盘传递感染胚胎和胎儿。孕早期感染梅毒螺旋体可能会导致流产、早产，也可出现重要器官的损伤，引起先天性梅毒。

（二）保护子代健康的环境优生策略

许多环境有害因素可影响胚胎、胎儿和婴儿的正常发育，而这些因素又是可以预防和避免的。因此，保护胎儿、婴儿健康，应从预防的角度出发，制定合理、有效的保健对策。

1. 环境质量控制

制定和完善各种污染物卫生标准和卫生立法是首要的环境优生对策。从卫生立法到卫生标准，还需要配合卫生管理和卫生宣教等，从而达到促进人体健康、减少出生缺陷的目的。

2.环境质量监测

环境质量监测方法通常分为大气卫生监测、水质卫生监测、土壤卫生监测和生物样本监测等。

五、优生保健与遗传咨询

遗传优生咨询需在双方婚前进行,如已婚则应在孕前进行,如女方已孕则应重视孕早期和孕中期的筛查。

(一)遗传咨询的概念

遗传咨询是医护人员或其他具有遗传咨询资质的专业人员运用遗传学、临床医学的知识和原理,就某种疾病的遗传性、发生原因、再发风险、防治等问题作出解答,结合咨询对象的个人、家庭情况与疾病的社会影响,给予婚姻和生育指导。遗传咨询的目的是确定遗传病患者或携带者,并对其后代的患病风险进行预测,以便协商应采取的预防措施,减少遗传病患儿的出生,提高出生人口质量。

(二)遗传咨询的对象

近期有生育意愿的人群均可进行遗传咨询。根据优生健康检查结果,可以将咨询对象分为两大类:一般人群和风险人群。

1.一般人群

一般人群是指优生健康检查结果未发现可能导致出生缺陷及不良妊娠结局危险因素的夫妇,通常接受普遍性孕产指导。

2.风险人群

风险人群是指一个或多个优生健康检查结果异常,可能出现出生缺陷及不良妊娠结局的夫妇,包括夫妇一方是遗传病患者、遗传病致病基因携带者、遗传病筛查发现异常者,或有遗传病家族史、患有某些先天畸形者;生育过遗传病患儿、不明原因智力低下或先天畸形儿;女性35岁以上;近亲婚配;夫妇一方有环境有害因素接触史、用药史或患有慢性疾病者。对风险人群建议接受遗传优生咨询。

(三)遗传优生的咨询程序

遗传优生咨询的全过程比较复杂,往往需要反复多次调查分析。针对不同的病例,可采取不同的指导方案,一般按照五个步骤进行(见图6-13)。

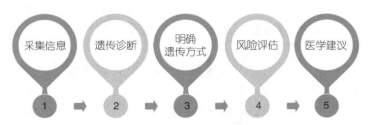

图6-13 遗传优生咨询的步骤

1. 采集信息

主要包括夫妇双方的一般资料、孕前健康状况与既往所患疾病、用药史、孕育史、家族史、饮食营养信息、生活习惯、环境毒害物接触信息、社会心理因素等方面。

2. 遗传诊断

由遗传咨询医生根据采集的信息以及体格检查、实验室检查、医学影像学检查等资料，对咨询者的情况进行综合分析，识别、判断或对所患疾病作出诊断。

3. 明确遗传方式

明确诊断后，需判断该疾病是否为遗传性疾病。应注意区分遗传病和先天性疾病。若是遗传病，应进一步明确具体致病遗传变异、来源与遗传方式。对于存在明显遗传性疾病的需要对患者家族成员发病情况进行详细调查和家系图谱分析。

4. 风险评估

风险人群分为低风险人群和高风险人群。低风险人群指咨询者经过优生咨询和相关检查，没有发现可能导致出生缺陷等不良结局的高危因素或虽然存在高危因素，但经检查并没有或不会对生育造成危害的人群；高风险人群指咨询者存在可能导致出生缺陷等不良结局的高风险因素，并且可能对生育造成危害的人群。

5. 医学建议

在明确诊断和风险估计的基础上，医护人员或咨询医生应提供优生指导意见，与咨询者共同商讨后作出婚育决定。对结婚和生育影响小的遗传性疾病，如红绿色盲，应建议其子代及时检查；针对较严重的子代再发风险者，建议进行产前筛查、产前诊断。

(四)遗传咨询的婚育指导

遗传咨询的婚育指导可分为婚前咨询和生育咨询两种。

1. 婚前咨询

通过对男女双方的病史询问、家系调查、系谱分析和全面体格检查，提出对婚姻的具体指导意见。婚前咨询主要涉及四类问题：①判定男女双方亲缘关系；②明确男女双方所患疾病对婚姻和后代的影响；③分析男女双方家属所患遗传病对婚姻与后代的影响；④给出婚前健康检查建议。婚前咨询若发现影响婚育的疾病，根据不同情况，分别按下列建议处理。

(1)可以结婚但限制生育。男女一方患有某些严重影响子代健康的遗传病，可以结婚，但妊娠后应行产前诊断。确诊为健康胎儿后可继续妊娠，否则应及时终止妊娠。

(2)可以结婚但避免生育。下列情况可以结婚，但应避免生育：①男女一方患有严重常染色体显性遗传病，目前尚无有效治疗方法，子代发病概率高，且难以正确进行产前诊断者，如强直性肌营养不良、先天性成骨不全等；②男女双方均患有相同的严重常染色体隐性遗传病，子女发病概率极高，如白化病、遗传性耳聋等；③男女一方患严重的多基因遗传病，且属于该病的高发家系，子代再发风险高，如精神分裂症、躁狂抑郁型精神病等。

（3）暂缓结婚。可以矫正的生殖器畸形，在矫正之前暂缓结婚；性传播疾病治愈后再结婚；急性传染病控制之前暂缓结婚。

（4）不宜结婚。男女双方为直系血亲和三代以内旁系血亲；男女双方患有严重的遗传病、严重智力低下或有各种先天畸形，生活不能自理，且有高度遗传性者。

2. 生育咨询

指导计划怀孕的夫妇选择双方身心健康、家庭与工作环境良好的时机妊娠，以提高出生人口素质，减少遗传缺陷。不同人群的指导要点如下。

（1）有不良孕产史的夫妇，应尽可能查明原因。如孕检发现胎儿为地中海贫血，则需在医生指导下进行处理，必要时终止妊娠，再次生育可考虑行试管婴儿，选择优质胚胎植入宫腔。

（2）患有传染性或感染性疾病的女性，应积极治疗，建议治愈后再妊娠。患有结核病、乙型肝炎者最好先进行规律抗结核治疗或抗病毒治疗；弓形虫、巨细胞病毒、风疹病毒、单纯疱疹病毒感染时，症状虽不明显，但可导致严重胎儿畸形，因此应在孕前进行检测，感染者应及时治疗，获得保护性抗体后再妊娠，有条件者提倡接种相应疫苗。

（3）患有无法治愈的慢性疾病的女性，应在妊娠前进行评估。通过评估疾病类型、控制情况、器官功能、用药情况等，判断能否胜任妊娠、疾病和用药对子代的影响，以及妊娠期间如何控制疾病进展。

（4）避免有害因素影响。因职业或生活环境而长期接触有毒重金属元素的夫妇或任一方，如计划怀孕，应主动脱离有害环境，在妊娠前可检测体内蓄积情况。此外，还应改变不良的生活方式，如戒烟、控制饮酒等。

第二节　儿童卫生保健

儿童卫生保健是公共卫生服务人员根据儿童不同时期的生长发育特点，以满足健康需求为目的，以解决儿童健康问题为核心，为其所提供的系统化卫生保健服务。目前，我国的重点人群为0～6岁的学龄前儿童。

一、儿童不同时期的特点

儿童期是人生命周期中身心发育最快的特殊时期，每一年龄段的生理、心理、行为等都有其特殊性。根据儿童生长发育的不同阶段分为新生儿期、婴儿期、幼儿期、学龄前期和学龄期，不同时期会出现不同的生理、心理特点。

（一）新生儿期

新生儿期是指从胎儿娩出脐带结扎至出生后28天，是新生儿出生后适应周围环境的阶段，开始自主呼吸，建立血液循环，其他功能也逐渐完善。此期特点见表6-5。

表 6-5　新生儿期特点

观察项目	表现及原因
体温	受外界环境温度影响大,容易出现体温波动
呼吸	快而浅,频率35～45次/min,节律不规则,以腹式呼吸为主
心率	心率快,120～150次/min
血压	波动在70/50mmHg左右
生理性黄疸	出生后第4～5天最严重,足月儿第7～10天消退,早产儿2～4周消退
溢奶、吐奶	胃呈水平位,容量小,易发生溢奶甚至呕吐
暂时性体重下降	出生后7日内因奶量摄入不足、水分丢失、胎粪排出引起,第7～10天应恢复至出生体重
其他	有觅食、吸吮、拥抱、握持等条件反射;出现马牙、乳腺肿大等生理现象

新生儿期各器官的功能发育尚不成熟,生理调节能力和对外界变化的适应性差,抵抗感染的能力弱。这个时期易出现各种疾病及健康问题,如肺部感染、缺氧、误吸等,且病情变化快,出生后一周内的新生儿发病率和死亡率较高,需特别注意观察和保护。

(二)婴儿期

婴儿期是指从出生28天至1周岁,又称乳儿期。婴儿期生长发育快,且新陈代谢旺盛,是人发育的第一高峰期,12月龄婴儿体重会增长至出生时的3倍,身长增加至出生时的1.5倍。但是,消化吸收功能和免疫系统发育不完善,易发生消化系统疾病和传染性疾病。此外,自主运动能力发育较快,但平衡能力较差,运动中容易出现意外。

(三)幼儿期

幼儿期是指从1周岁至3周岁,又称学步期。幼儿期体格发育速度较婴儿期减慢,大脑发育较快,能完成各种较精细的动作。但由于消化吸收功能尚未发育完善,若喂养不当,易发生消化系统疾病和营养不良;同时从母体获得的免疫力逐渐消失,而自身后天获得的免疫力较弱,故易患各种感染性和传染性疾病。幼儿语言、行走能力逐渐增强,但平衡能力和识别危险的能力较差,易发生意外事故。

(四)学龄前期

学龄前期是指从3周岁至入学前(6～7岁)。学龄前期儿童身高、体重增长稳定,机体抵抗力虽逐渐增强,但仍易患各种疾病。运动系统逐渐发育成熟,智能发育更趋完善,求知欲强,善模仿,易发生意外事故,应加强安全防护。

(五)学龄期

学龄期是指6～7岁至12～13岁,步入青春期之前的阶段。此期儿童体格仍稳步增长,在学龄期末除生殖系统外的其他器官发育已接近成人水平,脑的形成已基本和成人相同,视觉发育完善,智力更成熟。本期疾病的发生率较之前有所降低,但应注意预防近视、龋齿。学龄期儿童个性特征越来越稳定,个性倾向也越发明显,是培养优良品质和社会交往能力的关键时期。

二、儿童卫生保健服务内容

我国儿童健康管理服务重点人群为0~6岁儿童,主要提供婴幼儿科学喂养、生长发育、疾病预防、口腔保健等健康指导,预防和减少儿童超重和肥胖,开展视力检查、眼保健和发育评估,有异常者建议到专业医疗机构就诊等。

(一)新生儿期卫生保健服务

1.新生儿家庭访视

医护人员定期上门对新生儿进行健康体检及生长发育评估,向家属宣传科学育儿知识,指导做好新生儿喂养、日常保健、预防接种及疾病与意外伤害的预防等,以利于及时发现问题,及时处理,降低新生儿患病率和死亡率,促进其生长发育。一般与产后访视同时进行。

(1)访视次数:正常足月新生儿访视次数不少于2次。首次访视在出院后7天之内,如发现问题应酌情增加访视次数,必要时转诊。第二次访视在出生后42天,结合接种乙肝疫苗第二剂,在乡镇卫生院、社区卫生服务中心随访。

(2)访视内容:主要内容见表6-6。医护人员访视后完整、准确填写新生儿家庭访视记录表,并转入婴儿期系统保健管理,指导家长继续进行生长发育监测和定期健康检查。

表6-6 新生儿访视内容

项 目	内 容
居住环境	温湿度、通风情况、安全设施、卫生状况等
一般情况	皮肤颜色、呼吸节律及吸吮能力等
出生情况	出生前、出生时和出生后的基本情况:孕母情况、产次、分娩方式、有无窒息、出生体重和身长、喂养、睡眠、大小便、黄疸及脐部等情况,以及是否接种卡介苗和第一剂乙肝疫苗
监测生长情况	测量体温、身长、体重,检查有无黄疸、脐部有无出血、感染等
养育指导	指导母乳喂养,宣传保暖、卫生护理的重要性;告知抚触的益处和方法;教育家长重视预防新生儿窒息
特殊情况指导	对发现的问题给予针对性指导、处理及转诊建议

2.营养与喂养

科学、系统、有效的喂养指导可促进新生儿身长与体重的最佳发展。

(1)母乳喂养:母乳是新生儿健康生长和发育最理想的食物。及早进行母乳喂养对产妇和新生儿都有益处,对产妇而言,哺乳可以减少产后出血,促进身体康复;对新生儿而言,母乳蕴含丰富营养,易于消化吸收,提高抗病能力,预防过敏;同时,母乳喂养经济、便捷又卫生,促进新生儿肠道正常菌群的建立,增进母子感情。

WHO和中国营养学会制定的《6月龄内婴儿母乳喂养指南》提倡6月龄内纯母乳喂养,并指出出生后生理性体重下降只要不超过出生体重的7%就应坚持纯母乳喂养。从6月龄起,在合理添加其他食物基础上继续母乳喂养,可持续到2岁或以上。

在进行母乳喂养指导时,应首先使产妇了解其益处,并指导如何正确哺喂、如何判断乳汁分泌量是否充足，以及促进乳汁分泌的方法等。产妇因故临时不能哺乳时，可提前将母乳挤出或用吸奶器吸出储存于消毒后的储奶容器内，并放于冰箱保存。母乳4℃冷藏可保存24～48小时，−20℃低温冷冻可保存6～12个月。

（2）人工喂养：是指产妇因各种原因不能用母乳哺喂，使用牛、羊等动物乳或以动物乳为基础调制的乳制品喂养的方法。目前较好的母乳替代品是以牛奶为基础调制而成的配方奶粉，其成分更接近母乳，利于新生儿消化、吸收和排泄，是人工喂养和断离母乳时的首选乳类。喂养时需注意以下三个方面。

1）喂养次数与奶量估计：因胃容量较小，出生后3个月内可按需喂养；3个月后可逐渐建立进食规律，每3～4小时定时喂养一次。3月龄内每天奶量500～750ml，4～6月龄每天奶量800～1000ml，并逐渐减少夜间哺喂。

2）奶粉冲调与喂哺方法：严格按照配方奶粉使用说明冲调奶液，水温宜45℃左右，无须额外加糖。奶粉冲调方法如图6-14所示。

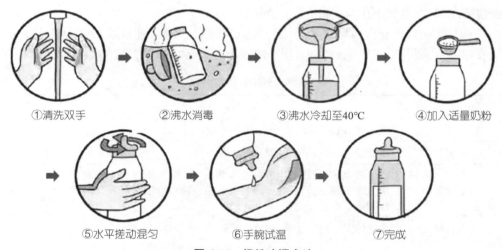

①清洗双手　②沸水消毒　③沸水冷却至40℃　④加入适量奶粉

⑤水平搓动混匀　⑥手腕试温　⑦完成

图6-14　奶粉冲调方法

选用孔径适宜的奶嘴。哺喂前将奶液滴于手腕掌侧测试温度。喂哺时，手持奶瓶呈斜位，让奶液充满奶嘴前部，防止空气被吞入（见图6-15）。哺喂过程中应进行亲子互动。喂哺后应抱起拍背，并将奶具洗净消毒。奶液宜即冲即食，两次哺喂之间需适当饮水。

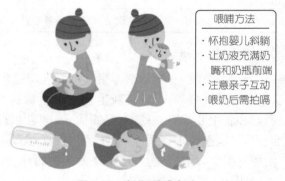

喂哺方法
·怀抱婴儿斜躺
·让奶液充满奶嘴和奶瓶前端
·注意亲子互动
·喂奶后需拍嗝

图6-15　奶瓶喂哺方法

（3）混合喂养：由于母亲乳汁分泌不足或其他原因不能全部母乳喂养而部分用牛乳、配方奶粉或其他代乳品补充的喂养方法称为混合喂养，也称部分母乳喂养。①当母乳喂养的新生儿体重增长不满意时，提示母乳不足，可采用"缺多少补多少"的方法，根据食欲及母乳分泌量而定补奶量；②母亲工作、外出等原因无法按时哺乳时,可用配方奶或动物乳替代一次或数次母乳喂养。每日不宜少于 3 次,以防乳汁分泌减少。

　　3. 日常生活指导

　　(1)保暖与衣着:新生儿体温调节中枢发育不完善,体温易受环境影响,应注意保暖。居室应阳光充足,空气清新,室温宜保持在 22～26℃,相对湿度宜保持在 50%～60%。需根据气温变化随时调节环境温度和衣被包裹,保持体温正常。

　　(2)皮肤护理:新生儿皮肤娇嫩,不同部位都应恰当护理,见表 6-7。此外,新生儿抚触可以促进消化吸收,缓解肠胀气,增强免疫力,还有利于亲子情感交流。

表 6-7　新生儿皮肤护理

内容	方　　法
臀部护理	每次大便后用温水清洗臀部; 勤换尿布,保持臀部干燥; 必要时可使用氧化锌或 5%鞣酸油膏涂抹局部
沐浴	每日 1 次,根据室温选择合适衣服和尿布; 沐浴时间:勿在喂奶后 1 小时之内沐浴; 沐浴室温:26～28℃; 沐浴水温:以 39～41℃为宜; 注意事项:注意清洁皮肤皱褶处,如腋下、颈部和腹股沟等
抚触	沐浴后进行抚触,即全身按摩
脐部护理	脐带脱落前保持脐部清洁干燥; 每日用 75%酒精棉签由内向外消毒脐部 1～2 次,用无菌纱布覆盖; 脐带于出生后 5～8 天自然脱落; 如脐部周围皮肤红肿、有脓性分泌物,提示感染,应及时就医
生理现象	马牙、乳房肿大、假月经等属生理现象,一般不需处理

　　(3)早期教育:新生儿的视、听、触觉已有初步发展,母亲可通过哺乳、拥抱、抚摸、多与新生儿说话及用色彩鲜艳、摇曳发声的玩具等方式刺激其视、听、触觉,促进新生儿神经系统和心理功能发育,增进亲子情感交流。

　　4. 常见疾病预防

　　(1)脐炎:指细菌感染脐部引起的急性炎症。一般情况下,新生儿脐带在出生后 7～10 天脱落。沐浴后脐部处理不当、尿布摩擦脐部皮肤等均会导致脐部发生感染。预防措施见图 6-16。

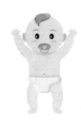
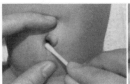
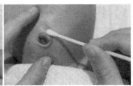

肺炎预防措施
· 尿布勿覆盖脐部
· 每日消毒1~2次
· 由内向外旋转消毒
· 保持脐部清洁干燥

图 6-16　脐炎的预防

（2）新生儿红臀：是指新生儿肛门附近、臀部、会阴部等处皮肤发红，有散在红疹，又称尿布疹或尿布皮炎。新生儿大小便次数较多，如不注意臀部护理，特别是一次性尿布使用时间过长，易发生红臀。预防措施见图6-17。

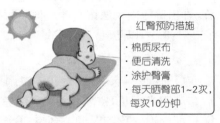

图6-17　新生儿红臀的预防

（3）新生儿感染性肺炎：是新生儿常见疾病，也是死亡的重要病因之一。患病后可表现为发热、烦躁、气促、鼻翼翕动等，但由于很少表现出咳嗽，易被家长忽视。预防措施见图6-18。

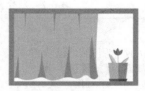

图6-18　新生儿感染性肺炎的预防

5. 意外伤害的预防

窒息是3个月内，尤其是新生儿最常见的意外伤害，多因母婴同床、包裹过严等成人照护不当所致。预防措施见图6-19。

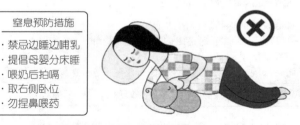

图6-19　新生儿窒息的预防

（二）婴儿期卫生保健服务

1. 营养与喂养

婴儿6月龄后单纯乳类喂养已不能完全满足生长发育需要，应由纯乳类液体食物向固体食物逐渐转换，即进入转乳期。此期食物以高能量、高蛋白的乳类为主，注意维生素D的补充。6月龄后以母乳喂养为主，并合理添加辅助食品，以适应其快速生长的需要。辅食添加的原则如下。

（1）由少到多：如开始时只吃1/4个蛋黄，3~4天无不良反应可增至1/2个，再逐渐增至1个。

（2）由一种到多种：习惯一种后再增加另一种，一般每周可加一种新食物，添加过程中要注意观察大便情况。

（3）由细到粗、由稀到稠：如从菜汁到菜泥再到碎菜，使其逐渐适应吞咽和咀嚼。

（4）按序进行：辅食添加应根据婴儿需要而定，按一定顺序进行，同时注意进食技能训练。转乳期食物的种类、进食技能及引入方法见表6-8。

表 6-8　转乳期食物的引入

不同月龄 进食技能	食物性状	食物品种	餐数	
			主要营养源	辅助食品
4～6 个月用勺喂	泥状食物	菜泥、水果泥、含铁配方米粉、配方奶	6 次奶、断夜奶	逐渐加至 1 次
7～9 个月学用杯子	末状食物	稀(软)饭、配方奶、肉末、菜末、蛋、鱼泥、豆腐、水果	4 次奶	1 餐饭、1 次水果
10～12 个月抓食、断奶瓶、自用勺	碎食物	软饭、碎肉、碎菜、蛋、鱼肉、豆制品、水果	3 次奶	2 餐饭、1 次水果

2.日常保健

(1)衣着:宜选用柔软、吸水性好的棉质布料,且简单、宽松,避免摩擦皮肤,便于穿脱及四肢活动;因其颈部较短,上衣不宜有领;不用松紧腰裤,最好穿连衣裤或背带裤,有利于胸廓发育。

(2)口腔保健:4～10 个月乳牙开始长出,婴儿会有一些不舒服的表现,家长可用软布帮助其清洁口腔,并提供一些较硬的饼干、馒头片等磨牙食物咀嚼,使其感到舒适。

3.体格锻炼

婴儿要多到户外进行空气、日光、水"三浴"锻炼,提高对周围环境的适应力和免疫力,增强体质。户外活动每日 1～2 次,时间可由 10～15 分钟逐渐延长到 1～2 小时,注意避免阳光直射。

4.早期教育

重点为大小便训练、语言训练及动作训练。

(1)大小便训练:白天在睡前、睡后或吃奶后给婴儿排尿,并采取一定的把尿姿势,发"嘘嘘"声,使时间、姿势和声音联系起来,形成排尿的条件反射;会坐后开始训练大小便坐盆,每次 3～5 分钟;6 个月开始训练不兜尿布,先白天不兜、定时排尿,逐步过渡到晚上也不兜尿布。

(2)语言训练:语言的发展是一个连续有序的过程,婴儿期是感知觉发展的快速期,是语言形成的关键时期。先练习发音,然后感受和理解语言,之后为表达,即说话。对 3 个月内的婴儿可在床上悬吊色彩鲜艳、能发声及转动的玩具,引逗其注意,经常面对婴儿说话、唱歌;对 3～6 个月的婴儿则选择各种颜色、形状、发声的玩具,引逗其看、摸和听;6 个月后可让其看、指、找,引导其观察周围事物,增强注意力,同时用柔和的声音表示赞许、鼓励,用严厉的声音表示禁止、批评,培养婴儿分辨声调的能力。

(3)动作训练:家长应为婴儿提供活动的空间和机会,按其生长发育的特点适时地训练动作。从添加辅助食物起即开始训练用勺进食,7～8 个月学习用杯子喝水,9 个月之后训练抓取食物的能力,促进其手、眼和吞咽协调动作的发展。帮助做伸展、扩胸、屈腿、翻身等运动,也可做抚摸操,练习爬、坐、站、走路等动作。

5.常见疾病的预防指导

婴儿期由于生长发育快速,维生素 D 缺乏或日光照射不足导致易患佝偻病,缺铁易导致缺铁性贫血。因此,出生后2周开始每日口服预防剂量维生素D,促进钙的吸收。提倡母乳喂养,因母乳中的铁吸收率高;及时合理添加含铁丰富的辅食,如蛋黄、肝泥、肉末等,并搭配橘子汁或维生素C以促进铁的吸收。

(三)幼儿期卫生保健服务

1.喂养指导

幼儿期生长发育虽然较婴儿期缓慢,但仍在持续生长,加之活动量明显增大,神经系统发育较快,需摄入营养丰富的食物。

牛奶仍是幼儿期的主要食品,1~2岁每日需500ml左右,2~3岁每日需250ml左右。热能和各种营养素供给要充足,荤素菜合理搭配,以满足生长发育和活动增多的需要。膳食安排以"三餐两点"为宜。食物制作宜细软,且经常变换口味,规律安排进餐时间,鼓励幼儿自己进食,以促进其食欲。

2.早期教育

应重视培养幼儿良好的卫生习惯和有规律的生活习惯,进行语言、动作训练,并预防疾病和意外事故的发生。

(1)培养良好的卫生习惯和有规律的生活习惯:家长应有意识地为幼儿安排有规律的生活,包括排便、睡眠、进食、沐浴、游戏和户外活动等;培养独立生活的能力,养成良好的生活习惯,为适应幼儿园生活做准备。此期孩子的注意力集中时间短,学习活动一般为15分钟左右,不宜过长。

(2)语言训练:幼儿期是语言形成的关键阶段,家长应经常与其交谈,鼓励多说话,积累词汇,逐渐提高语言表达能力。对错误发音及时纠正,但不能取笑,否则会造成幼儿心理紧张,不敢说话或造成口吃。

(3)动作训练:动作是心理的外部表现,动作的发展可促进幼儿心理的发展。可通过捡拾豆子、画画等游戏活动,发展精细动作;通过学习自己洗手、穿脱衣服、收拾玩具等自理活动,促进独立性和智力的发展;对一些危险行为应耐心讲解,并给予限制。玩具可以促进动作的发展,应根据不同年龄合适选择。

3.体格锻炼

锻炼不仅可增强幼儿肌肉和骨骼的发育,促进新陈代谢,还可增进食欲,预防疾病。根据不同的年龄对体格锻炼的内容、用具、环境设施等提出相应的安全要求、卫生要求,预防运动性创伤。

4.意外事故的预防与急救

3岁前的儿童活泼、好动、好奇心强,常用触觉和味觉探索周围环境,但自我保护意识较差,缺乏识别危险及自我防范的能力,父母或照顾者一时疏忽常可导致意外事故的发生,如中毒、灼烫伤、跌倒、坠落伤、气管异物及溺水等。因此,儿童活动的场所、周围环境应设有安全设施,避免存放危险品。

(1)气管异物:当发生气管异物时,如可以呼吸,家长应鼓励幼儿用力咳嗽,争取将异物咳出,未咳出者应迅速实施"海姆立克急救法"或立即送往医院急救。

预防措施:①避免进食花生、瓜子等光滑、细小且难咀嚼的食物;②不宜吃口香糖及

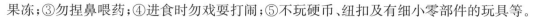

果冻;③勿捏鼻喂药;④进食时勿戏要打闹;⑤不玩硬币、纽扣及有细小零部件的玩具等。

(2)灼烫伤:因接触热油、热水、热蒸汽、火焰及强酸强碱溶液等物质引起皮肤损伤时,应立即脱离原环境,将受伤部位浸入冷水中降温或以流动的自来水冲洗。如衣物与皮肤粘在一起,切勿撕拉,只需将未黏着部衣物剪去;无须将伤处水疱刺破,保护好创面,及早送医。

预防措施:①妥善放置盛有热水、热汤、热油等的容器,尽量不使用桌布,防止孩子拉扯致容器翻倒;②洗澡时先放冷水,再放热水;③家中强酸强碱溶液及清洁剂应置于孩子拿不到的地方;④远离点火器具和电暖器,避免触碰插座。

(四)学龄前期卫生保健

1.平衡膳食

学龄前期儿童膳食结构接近成人,可与成人共进主餐,另加一餐点心,每天饮牛奶200ml左右,经常吃适量的鱼、禽、蛋、瘦肉,以保证优质蛋白质的摄入。正确选择零食,少喝含糖高的饮料,培养不挑食、不偏食的良好饮食习惯。

2.教育

针对学龄前期儿童需要进行安全教育和学前教育。

(1)安全教育:此期儿童活泼好动、善模仿,但机体发育尚不完善,动作协调性不好,且缺乏实践经验,易发生意外。因此要适时进行安全教育,如遵守交通法规、不到无围栏的河边玩耍、不玩打火机和电器等。

(2)学前教育:注意培养有规律的生活习惯。安排动静结合的活动内容,使儿童在游戏(时间以20~25分钟为宜)中增加学习兴趣、开发智力,学习关心集体、团结协作、遵守纪律及如何与人交往。培养分辨是非的能力、想象力和思维能力。在日常生活中锻炼他们的毅力和独立生活能力,培养自尊、自强、自立、自信的品格,以及良好的心理素质和社会适应能力。

3.保护视力与牙齿

应卫生用眼,如纠正看书、写字的不良姿势,不躺在床上或在阴暗光线下看书,避免长时间看电视或玩电子游戏,发现视力障碍应及时矫正;教会儿童正确的刷牙方法,养成早晚刷牙、饭后漱口的习惯,促进儿童保持口腔卫生,预防龋齿的发生。每年进行1~2次检查,发现弱视或龋齿及时纠正或治疗。

4.预防儿童肥胖症

儿童肥胖症是指体重超出同性别、同身高参照人群均值的20%。肥胖不仅影响健康,10%~30%可发展为成年肥胖症,继而引发高血压、冠心病、糖尿病等疾病。

小儿单纯性肥胖的常见原因有:摄入过多高脂肪、高热量食物,活动过少,出生时体重超重,儿童不良情绪等。监测其生长发育,以利于早期发现体重增长过快的趋势,及时采取干预措施。

5.常见意外伤害院前急救

(1)毒虫咬伤:仔细检查被毒虫咬伤部位有无毒刺,若有,则拔除或刮除,并进行相应处理。注意观察生命体征、伤口和全身反应,如局部疼痛加剧、继发感染或出现呼吸困难、哮喘、荨麻疹等应立即就医。

（2）犬咬伤：被犬咬伤后，应立即用大量清水、肥皂水反复冲洗伤口，然后去医院注射狂犬病疫苗；回家后至少观察7周，如出现发热、头痛、恶心呕吐、吞咽困难，对光、声、风、水有恐惧感须立即复诊。

（五）学龄期卫生保健

1. 营养与饮食

学龄期儿童基本上能够接受成人的饮食，但还应注意早餐的质量和数量，保证吃好早餐。通过课间加餐供应优质蛋白质，不仅能满足生长发育的需要，且有益于学习时集中注意力。多食富含钙的食物，加强运动，使骨骼发育达到最佳状态；减少含糖饮料和零食的摄入，饮用清淡饮料，以避免肥胖。

2. 合理的生活习惯和适宜的学习条件

合理安排课内外学习活动及作息时间，睡眠充足，避免疲劳，提高学习效率；配置适合儿童学习和生长发育的教学设施；避免作业过多和精神过度紧张。

3. 心理保健

结合其生理发育期间出现的不同心理特征，正面引导，启发和培养学龄期儿童的同情心，学会谦让、和睦相处和感恩，纠正不文明行为，从小培养良好的心理素质。

4. 教育

此期教育以法制教育、安全教育和健康教育为主。

（1）法制教育：增加法律知识，增强法律意识，认识到遵纪守法的重要性。

（2）安全教育：由于好奇心、好胜心强，又喜欢探险和刺激，易发生车祸、溺水及运动外伤等意外事件。因此，应进行安全规则教育，对有危险性的刺激活动予以制止，训练预防和处理意外事件的能力及互帮互助的能力。

（3）健康教育：重视健康的生活方式和行为的培养，开展眼卫生保健教育、口腔卫生保健教育、饮食卫生健康教育。

5. 疾病预防

学龄期要加强疾病防治，预防龋齿、近视、沙眼等。此阶段的儿童应每半年进行一次视力检查，以便尽早发现视力异常，及时矫正。

三、儿童卫生保健服务的流程

儿童卫生保健服务最主要的工作内容为儿童健康体检和疫苗接种。

1. 儿童健康体检与建档

儿童保健工作人员应对辖区内所有新出生的儿童建档注册，根据生长发育规律，有计划、定期监测生长发育情况及健康状况，如发现异常应与家长共同分析原因，制定有针对性的措施。

6-7 儿童保健服务流程

2. 儿童疫苗接种

根据国家免疫规划疫苗的接种程序，0～6岁儿童应建立预防接种证和预防接种卡等儿童预防接种档案，并进行常规接种。预防接种服务流程见图6-20。国家免疫规划疫苗接种时间见表6-9。

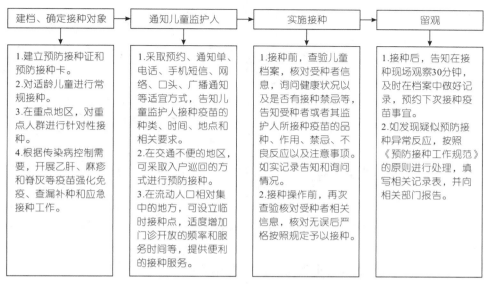

图 6-20 预防接种服务流程

表 6-9 国家免疫规划疫苗接种时间

年龄	疫苗种类	预防的疾病
出生时	乙肝疫苗（第1剂）	乙型病毒性肝炎
	卡介苗	结核病
1月龄	乙肝疫苗（第2剂）	
2月龄	脊灰疫苗（第1剂）	脊髓灰质炎
3月龄	脊灰疫苗（第2剂）	
	百白破疫苗（第1剂）	百日咳、白喉、破伤风
4月龄	脊灰疫苗（第3剂）	
	百白破疫苗（第2剂）	
5月龄	百白破疫苗（第3剂）	
6月龄	乙肝疫苗（第3剂）	
	A群流脑疫苗（第1剂）	流行性脑脊髓膜炎
8月龄	麻腮风疫苗（第1剂）	麻疹、风疹、流行性腮腺炎
	乙脑疫苗（第1剂）	流行性乙型脑炎
9月龄	A群流脑疫苗（第2剂）	
1.5～2岁	百白破疫苗（第4剂）	
	麻腮风疫苗（第2剂）	
	乙脑疫苗（第2剂）	
	甲肝疫苗	甲型病毒性肝炎

续表

年龄	疫苗种类	预防的疾病
3岁	A群C群流脑疫苗（第1剂）	流行性脑脊髓膜炎
4岁	脊灰疫苗（第4剂）	
6岁	白破疫苗	
	A群C群流脑疫苗（第2剂）	

四、中医"治未病"理念在儿童卫生保健中的应用

中医"治未病"对我国儿童卫生保健工作具有十分重要的意义。对于尚未患病的儿童、已患疾病的儿童或是病后康复的儿童，均可在中医"治未病"理念指导下进行体质改善、早期干预等。

（一）中医"治未病"理念在儿童健康教育中的应用

中医"治未病"理念体现在儿童卫生保健的众多方面，如膳食喂养、体育锻炼、生长发育监测、心理健康、疾病预防及中医儿童保健适宜技术的推广等。广泛开展健康教育有利于家长以及儿童自身健康素养的提升，有利于保健知识和技能的普及，同时也促进了"治未病"服务理念在人群中的推广。

（二）中医"治未病"理念在儿童疾病早期筛查和早期诊断中的应用

针对儿童群体开展的疾病早期筛查和早期诊断，体现了"未病先防"的理念。儿童保健已从单纯关注婴幼儿阶段向学龄期儿童发展，并延伸至成年后的疾病的预防。新生儿人群疾病的筛查重点已拓展至遗传代谢疾病、先天性疾病等。对于糖尿病、肥胖、视力障碍等高风险儿童，也注重早期筛查，以利于早期干预、早期诊断和早期治疗。

（三）中医"治未病"理念在儿童疾病治疗过程中的应用

在环境变化以及不良生活方式等的影响下，儿童呼吸系统疾病、过敏性疾病流行程度增高。中医认为，体内正气缺乏是诱发以上疾病出现的重要原因，邪气侵入是发病的重要条件。因此，疾病的预防和治疗需要从两个方面着手：一方面要培养儿童体内的正气，提升机体抵抗外邪的能力；另一方面需防止病邪的侵入。针对该类疾病中医有未病先防、冬病夏治、穴位敷贴等措施加以预防。

6-8 儿童常见中医保健适宜技术和方法

第三节　集居儿童的卫生保健

集居儿童是指在托幼机构或学校中集体生活、学习和活动的儿童。在托幼机构或学校中的儿童正处于不断生长发育的阶段，机体免疫力较低，在集居条件下接触密切，易引起疾病的传播和流行。

一、托幼机构儿童的卫生保健

托幼机构卫生保健工作的主要任务是贯彻预防为主、保教结合的工作方针，为儿童创造良好的生活环境，预防控制传染病，降低常见病的发病率，培养健康的生活习惯，保障儿童的身心健康。根据《托儿所、幼儿园卫生保健管理办法》（卫生部 教育部令〔2010〕第76号），托幼机构卫生保健工作包括以下内容：

（1）根据儿童不同年龄特点，建立科学、合理的一日生活制度，培养儿童良好的卫生习惯。

（2）为儿童提供营养合理的膳食，科学制订食谱，保证膳食平衡。

（3）制订与儿童生理特点相适应的体格锻炼计划，根据儿童年龄特点开展游戏及体育活动，并保证儿童户外活动时间，增进儿童身心健康。

（4）建立健康检查制度，开展儿童定期健康检查工作，建立健康档案；坚持晨检及全日健康观察，做好常见病的预防，发现问题及时处理。

（5）严格执行卫生消毒制度，做好室内外环境及个人卫生；加强饮食卫生管理，保证食品安全。

（6）协助落实国家免疫规划，在儿童入托时应当查验其预防接种证，未按规定接种的儿童要告知其监护人，督促监护人带儿童到当地规定的接种单位补种。

（7）加强日常保育护理工作，对体弱儿进行专案管理；配合妇幼保健机构定期开展儿童眼、耳、口腔保健，开展儿童心理卫生保健。

（8）建立卫生安全管理制度，落实各项卫生安全防护工作，预防伤害事故的发生。

（9）制订健康教育计划，对儿童及其家长开展多种形式的健康教育活动。

（10）做好各项卫生保健工作信息的收集、汇总和报告工作。

二、学校儿童的卫生保健

学校儿童的卫生保健是直接关系到学生健康成长的重点，是整个学校健康教育规划不可缺少的部分。根据我国政府颁布的《学校卫生工作条例》，学校儿童的卫生保健要求如下：

（1）学校应当合理安排学生的学习时间。学生每日学习时间（包括自习），小学不超过6小时，中学不超过8小时，大学不超过10小时。

（2）学校教学建筑、环境噪声、室内微小气候、采光、照明等环境质量以及黑板、课桌椅的设置应当符合国家有关标准。

（3）学校应当建立卫生制度，加强对学生个人卫生、环境卫生以及教室、宿舍卫生的管理。

（4）学校应当认真贯彻执行食品卫生法律、法规，加强饮食卫生管理，办好学生膳食，加强营养指导。

（5）学校体育场地和器材应当符合卫生和安全要求。运动项目和运动强度应当适合学生的生理承受能力和体质健康状况，防止发生伤害事故。

（6）学校应当根据学生的年龄，组织学生参加适当的劳动，并对参加劳动的学生，进行安全教育,提供必要的安全和卫生防护措施。

（7）学校在安排体育课以及劳动等体力活动时,应当注意女学生的生理特点,给予必要的照顾。

（8）学校应当把健康教育纳入教学计划,普通中小学必须开设健康教育课。

（9）学校应当建立学生健康管理制度。根据条件定期对学生进行体格检查,建立学生体质健康卡片,纳入学生档案。

（10）学校应当积极做好近视眼、弱视、沙眼、龋齿、寄生虫、营养不良、贫血、脊柱弯曲、神经衰弱等学生常见疾病的群体预防和矫治工作。

（11）学校应当认真贯彻执行传染病防治法律、法规,做好急、慢性传染病的预防和控制管理工作,同时做好地方病的预防和控制管理工作。

测试一下

1. 简述常见遗传病的优生指导建议。
2. 简述婚前优生保健的工作内容。
3. 简述婴儿期的营养与喂养指导。
4. 简述婴幼儿期疾病预防及意外伤害的处理方法。

6-9 互动习题

拓展阅读

[1]陈叙,李蓉.遗传与优生[M].北京:人民卫生出版社,2021.

[2]姜丽萍.社区护理学[M].5版.北京:人民卫生出版社,2021.

[3]夏燕,刘艳,傅红波.中医"治未病"理论在儿童医疗服务体系中的应用[J].中医药管理杂志,2022,30(20):194-196.

[4]徐国辉.社区护理学[M].4版.北京:人民卫生出版社,2019.

[5]张银萍,秦瑛.妇幼保健与护理[M].北京:人民卫生出版社,2022.

（廖　珺）

第七章 孕产妇卫生保健

学习目标

知识目标

1. 熟悉青春期、围婚期、孕期、产褥期妇女的特点。
2. 掌握围婚期、孕期、产褥期妇女的卫生保健要点。

能力目标

1. 能对各期妇女进行卫生保健指导。
2. 能对各期妇女常见的健康问题进行卫生保健指导。

素质目标

在提供孕产妇卫生保健过程中体现仁爱、博爱精神,弘扬我国传统中医药文化。

导入情境与思考

王女士,35 岁,教师,两年前有过一次怀孕经历,但因胎儿发育不良而流产。几天前在当地医院剖宫产娩出一女婴,体重 3000g,术后第 5 天伤口愈合良好,母女平安出院。出院后第 3 天她的丈夫李先生因工作原因需前往外地出差一段时间,故请王女士的婆婆照顾母女两人。

出院后第 3 天,王女士乳房胀痛,情绪低落,腹部伤口正常,子宫收缩良好;新生儿一般情况尚可,皮肤无黄染,脐部干洁,体重 3100g。母乳喂养每 2 小时一次。

请思考

1. 引起王女士情绪低落的因素有哪些?
2. 如何对王女士进行乳房护理和母乳喂养指导?

孕产妇卫生保健是以生殖健康为核心，面向孕期和产褥期女性群体而开展的卫生保健，其目的是有效降低孕产妇和围生儿的死亡率，以促进和维护身心健康，增强孕产妇及其家庭的幸福感和安全感，提高人口素养。

第一节　概　述

7-1　教学 PPT

孕产妇保持良好的健康状态对于胎儿的发育、母婴的健康都非常重要。了解孕前、孕期妇女生理、心理特点，采取相应的干预措施，对于保障和增进健康，促进家庭幸福是非常重要的。

一、青春期女性的特点

青春期是指由儿童期向性成熟期过渡的一段快速生长时期，是女性内分泌、生殖、体格、心理等逐渐发育成熟的过程。在此过程中会出现一系列的生理、心理改变。

（一）生理特点

女性在青春期，在激素作用下体格发育突然加速，是出生后发育的第二高峰期，会出现一系列身体上的变化（见图 7-1）。此期，女性还会迎来第一次月经来潮，即月经初潮（menarche），为青春期的重要标志。

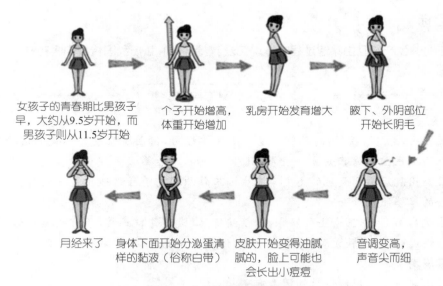

女孩子的青春期比男孩子早，大约从9.5岁开始，而男孩子则从11.5岁开始　　个子开始增高，体重开始增加　　乳房开始发育增大　　腋下、外阴部位开始长阴毛

月经来了　　身体下面开始分泌蛋清样的黏液（俗称白带）　　皮肤开始变得油腻腻的，脸上可能也会长出小痘痘　　音调变高，声音尖而细

图 7-1　女性青春期发生的变化

（二）心理特点

由于神经内分泌的调节功能尚不稳定，青春期女性容易出现情感多变、情绪不稳定或易激动等特点。生理发育虽已基本成熟，但心理发展相对滞后，常表现为矛盾性心理特点。

1.心理特点

（1）成人感与幼稚性的矛盾：青春期女性认为性器官的发育和第二性征的出现是成人的标志，在行为、思维、社会交往等方面竭力模仿成人，也希望自己被接纳为成人，即拥有了成人感，但由于社会生活经验不足，思想和行为往往具有很大的盲目性和幼稚性。

（2）独立性和依赖性的矛盾：成人感增强了青春期女性的独立意识，言谈、举止、穿着、活动内容和模式都表现出独立性，但是受能力所限，依然需要依附于家庭。

（3）闭锁性与开放性的矛盾：随着自我意识的增长，青春期女性心理出现闭锁性特点，封锁自己的内心世界，对成人产生不满和不信任。同时，由于生理发育带来的困惑及心理变化，又希望与他人交流和沟通，社会交往的渴望日益增强，愿意和同龄朋友推心置腹地交流。

（4）成就感与挫折感的矛盾：青春期女性通常愿意表现成人式的果敢和能干，获得成功时会有很强的优越感和成就感，但遇到失败又会产生自暴自弃的挫折感，这两种情绪体验交替出现，易产生情绪问题。

2.性心理发展特点

性心理是指与性有关的心理活动，包括性意识、性观念、性情感、性需求及对性的自我调节等。青春期性心理是社会意识发展和性生理发育共同作用的结果。性器官和性功能的发育促使青春期女性产生性意识，开始意识到两性差异，感受到性兴奋与性冲动，并出现性幻想。在此过程中还易出现体像困扰、频繁手淫、早恋、过早性行为等问题。青春期女性的性心理发展阶段见图 7-2。

7-2　青春期性心理发展三阶段

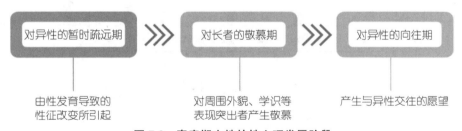

图 7-2　青春期女性的性心理发展阶段

二、围婚期妇女的特点

围婚期是指从确定婚配对象到婚后受孕为止的一段时期，包括婚前、新婚及孕前三个阶段。围婚期妇女的性生理已发育成熟，能够进行正常的性生理活动。同时，性意识、性感情、性知识和性观念等的性心理也逐渐发育成熟，这种变化对妇女的生殖健康、孕育后代和今后的家庭生活起到连接和转化的作用。

（一）生理特点

围婚期妇女全身各系统均已发育成熟，卵巢功能旺盛，周期性排卵，促使子宫、乳腺等进行周期性变化，能够进行正常的性生理活动，以维持人类的延续。婚前性行为可增加意外妊娠与性传播疾病的发生。新婚后可能会因为频繁的性生活而增加泌尿系统感染和计划外妊娠。

(二)心理特点

围婚期是心理逐步完善和适应的重要时期,也即将面临家庭生活周期中的第一个阶段——新婚期。此阶段的女性迈入社会,经历生理、心理、家庭、学习、恋爱婚姻、职业选择等各种过程,易出现不适应、不协调、不理解等心理问题。

由于受我国传统文化道德观念的束缚,性教育尚未得到有效开展,较少能从家庭、学校得到科学的性知识及指导,而从其他途径得到的性知识往往是片面的,有的甚至是错误的,导致生殖健康知识及性健康意识相对缺乏。

三、孕期妇女的特点

孕期是指受孕后至分娩前的生理时期,又称妊娠期。妊娠(pregnancy)是指胎儿在母体内发育成长的过程,从卵子受精开始至胎儿自母体娩出为止,共40周。孕期分为三个时期:孕早期、孕中期和孕晚期(见图7-3)。这一时期母体无论是生理还是心理都发生了适应性变化,以满足胎儿生长发育和分娩的需要,为产后哺乳做好准备。

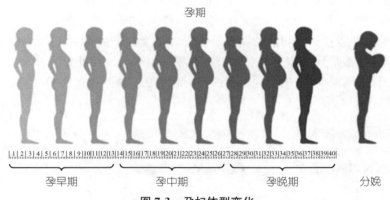

图 7-3　孕妇体型变化

(一)生理特点

孕期妇女的生理变化涉及生殖系统、乳房、血液系统、循环系统、泌尿系统、呼吸系统和消化系统等多个方面。

1. 生殖系统

孕期妇女子宫明显增大变软,宫颈黏液分泌增多,形成黏稠的黏液栓,保护宫腔不受外来感染侵袭;阴道伸展性增加,利于分娩时胎儿的通过,pH值降低以阻碍致病菌生长;部分孕妇可有下肢静脉曲张,产后大多自行消失。

2. 乳房

乳头增大、变黑,乳晕着色,怀孕期间无乳汁分泌。孕晚期、临近分娩时如挤压乳房可有少量稀薄黄色液体溢出,称为初乳(colostrum)。产后新生儿吸吮乳头,乳汁开始分泌。

3.血液系统

孕期易出现生理性贫血,应适当补充铁剂,防止出现缺铁性贫血;血液处于高凝状态,发生血管栓塞性疾病的风险较非孕期女性增加5～6倍。

4.循环系统

孕早、中期血压偏低,晚期血压轻度升高。同时,孕期血压易受体位影响,坐位时血压略高于仰卧位。

5.泌尿系统

由于孕妇及胎儿代谢产物增多,肾脏负担加重,孕期肾脏略增大,约15%的孕妇餐后可出现生理性糖尿,且仰卧位时尿量增加,夜尿量多于日尿量。

6.呼吸系统

孕妇的呼吸次数变化不大,每分钟不超过20次,但呼吸较深,易发生上呼吸道感染。

7.消化系统

孕早期(停经6周左右)约有半数妇女会出现不同程度的恶心,或伴呕吐,尤其在晨起时更为明显。食欲与饮食习惯也有改变,如食欲缺乏、喜食酸咸食物、厌油腻,甚至偏食等,称早孕反应,一般于妊娠12周左右自行消失。牙龈充血、水肿、增生,晨间刷牙时易有牙龈出血;有上腹部饱胀感、"灼热"感,易出现便秘、痔疮,或原有痔疮加重。

8.皮肤

黑色素明显增多,面颊、乳头、乳晕、外阴等处出现色素沉着。面颊出现蝶形褐色斑,称妊娠黄褐斑,产后逐渐消退。随着子宫的增大,孕妇腹壁皮肤弹力纤维过度伸展而断裂,出现紫色或淡红色不规则、平行且略凹陷的裂纹,称为妊娠纹,多见于初产妇(见图7-4)。产后变为银白色,持久不退。

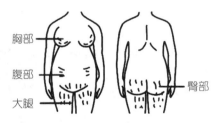

图7-4　妊娠纹出现的部位

9.体重

孕12周前无明显变化,此后体重平均每周增加350g,至足月体重平均增加12.5kg。

10.骨骼、关节及韧带

部分孕妇自觉腰骶部及肢体疼痛或不适,妊娠晚期由于身体重心前移,为保持平衡,腰部向前挺出,头和肩部向后仰,形成孕妇特有的姿势。

(二)心理特点

孕妇由于怀孕产生身体不适、自身角色转变、工作及家庭生活方式变化等,加之受体内激素变化、担心胎儿健康、家庭支持等因素影响,会有不同的心理反应。

1.惊讶和震惊

明确早期妊娠诊断时,无论是否计划妊娠,几乎所有孕妇都会表示惊讶和震惊。

2.矛盾心理

无妊娠计划的孕妇易出现矛盾心理。一方面,可能会因为获得做母亲的权利和希望,对新生命的美好憧憬等而表现出欢愉;另一方面,由于担心妊娠可能会影响工作和学习、尚未做好初为人母的准备、缺乏可利用的社会及家庭支持、经济负担过重等而无所适从。

3. 接受

随着孕期进展，尤其是出现胎动，孕妇真正感受到"孩子"的存在，会逐渐接受怀孕的事实，开始计划为孩子购买衣服、睡床等，关心出生后孩子的喂养和生活护理等知识，猜测胎儿性别，甚至给未出生的孩子起名字，规划孩子未来的职业等。

4. 情绪波动

孕妇的情绪波动较大，易激动，常为一些小事情而生气、哭泣，使配偶觉得茫然不知所措，严重者会影响夫妻感情。

5. 内省

常表现为以自我为中心，专注自身，注重穿着、休息、体重和饮食，喜欢独处。内省利于孕妇适应怀孕状态，以迎接新生儿的到来，也可能会使配偶及其他家庭成员受到冷落而影响相互之间的关系。

四、产褥期妇女的特点

产褥期是指从胎盘娩出至产妇除乳腺外全身各器官恢复至非孕期状态的一段时期，一般为 6 周。产褥期妇女全身各系统会发生较大的生理变化（生殖系统变化最明显），伴随着新生儿的出生，产妇及其家庭也会经历心理和社会的适应过程。

（一）生理变化

产褥期妇女的生理变化主要体现在生殖系统、乳房、消化系统、泌尿系统和内分泌系统等。

1. 生殖系统的变化

（1）子宫：产褥期变化最大的是子宫体。一般情况下子宫通常在产后 5～6 周恢复到接近非孕时状态，这个过程称为子宫复旧（involution of uterus）。具有以下表现：①子宫体体积和大小恢复：剖宫产产妇子宫复旧所需时间稍长。②子宫内膜再生：胎盘胎膜娩出后，遗留在宫腔内的表层蜕膜逐渐变性、坏死、脱落，形成恶露的一部分自阴道排出。子宫内膜基底层再生，将子宫内膜修复。③子宫下段变化及子宫颈复原：由于分娩时子宫颈外口发生轻度裂伤，初产妇子宫颈外口由产前的圆形（未产型）变为产后的"一"字形横裂（已产型）（见图7-5）。

未生育　　　　已生育

图 7-5　产后宫颈口形状的变化

（2）阴道：阴道壁肌张力逐渐恢复，阴道腔逐渐缩小，产后 3 周黏膜皱襞开始逐渐呈现。

（3）外阴：分娩后外阴有轻度水肿，一般于产后 2～3 天消退。由于会阴部血液循环丰富，轻度会阴撕裂或会阴侧切缝合伤口，一般在产后 3～4 天愈合。

（4）盆底组织：分娩过程中由于盆底组织过度伸展导致弹性降低，常伴有盆底肌纤维部分撕裂。因此，为了促进盆底组织的恢复，产褥期应避免过早参加体力劳动。由于盆底组织松弛，可导致阴道壁脱垂、子宫脱垂等问题，因此产褥期应坚持做产后康复锻炼，有利于盆底肌的恢复。

2.乳房

胎盘娩出后体内雌激素、孕激素水平急剧降低,催乳素水平增高,乳房开始大量分泌乳汁。婴儿吸吮乳头可使催乳素呈脉冲式释放,促进乳汁大量分泌。乳汁分泌还与产妇的营养、睡眠、情绪及健康状况密切相关,应保证足够的休息、充足的睡眠、合理的饮食,避免精神刺激。

3.消化系统

分娩时因能量消耗及体液流失,产后1~2天内常感口渴,喜进流质或半流质饮食;容易发生便秘和肠胀气,应注意观察。

4.泌尿系统

产后1周内尿量增多,易出现产后尿潴留。一般情况下产妇顺产后4~6小时内可以自行小便,但如果在6~8小时后仍然不能正常排尿,且膀胱还有饱胀感,就可能是尿潴留。

5.内分泌系统

产后雌激素、孕激素水平急剧下降,产后1周降至正常水平(见图7-6)。

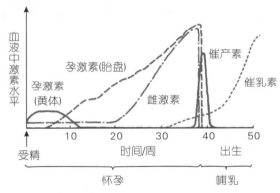

图7-6　妊娠妇女血液中激素水平变化

(1)催乳素水平:如哺乳的产妇催乳素水平于产后下降,但仍会高于正常水平;若产妇不哺乳,则于产后2周降至正常水平。

(2)月经复潮及排卵:不哺乳产妇一般在产后6~10周月经复潮,产后10周左右恢复排卵;哺乳期产妇则会延迟,产后4~6个月恢复排卵。产后月经复潮较晚者,复潮前多有排卵,故哺乳期妇女虽无月经来潮,仍有受孕的可能。

(二)心理变化

影响产褥期妇女心理变化的因素很多,包括产妇的年龄、对分娩的感受、身体恢复情况、是否胜任母亲角色、家庭环境和家庭成员的支持等。心理变化主要表现为情绪高涨、希望、高兴、满足感、幸福感、乐观、压抑及焦虑等。

7-3 产褥期妇女血液及循环系统变化

7-4 产褥期妇女特点

第二节 围婚期妇女的卫生保健

围婚期保健是指围绕结婚前后，为保障结婚双方及其后代健康所进行的一系列保健服务措施，包括婚前医学检查、婚前保健指导及生育保健指导，是为保障婚配双方及其下一代健康所进行的保健服务。围婚期保健可避免近亲间、传染病患者及患有遗传病的患者之间不适宜的婚配或生育，保证婚配双方及下一代的健康，减少遗传疾病的延续，从而提高生活质量和人口素质。

一、婚前检查

婚前检查是为保障婚配双方及其子代健康所采取的保健服务措施，其中有婚前医学检查、婚前卫生指导和婚前卫生咨询。

(一)婚前医学检查

有些疾病会在婚后或妊娠后加重和恶化，因此双方在结婚前有必要尽早发现遗传性疾病及生殖器官的疾病和缺陷，以避免不适当的婚配，防止遗传性疾病在后代中的延续。

1.询问病史

了解双方患病史、女方月经史、男方遗精史、既往婚育史、家族近亲婚配史、家族遗传病史、精神疾病史等。

2.体格检查

一般检查、生殖器与第二性征检查。

3.辅助检查

胸部 X 线检查、血常规、尿常规、肝功能、肝炎抗原抗体、女性阴道分泌物滴虫和假丝酵母菌检查。必要时行染色体、精液及性病等检查。

(二)婚前卫生咨询

婚检单位应向接受婚检的当事人出具《婚前医学检查证明》，并在"医学意见"栏内注明。

1.暂缓结婚

精神病发作期、传染病传染期内、重要脏器疾病伴有功能不全、生殖器官发育障碍或畸形的妇女，建议在专科医师的指导下接受治疗和随访。

2.不宜生育

若妇女患有的疾病具有严重遗传性、子代再发风险高、可导致患者失去全部自主生活能力且无有效治疗方法，则应采取长效避孕措施或者行结扎手术。

3.不宜结婚

双方为直系血亲、三代以内旁系血亲关系，以及医学上认为不宜结婚的疾病，如发现一方或双方患有重度、极重度智力低下，不具有婚姻意识能力的；重型精神病，在病情发

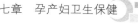

作期有攻击行为的。

(三)婚前卫生指导

婚前卫生指导是指与婚育有关的卫生保健知识宣传教育,主要包括性卫生指导、生育保健指导和新婚避孕指导。

1.性卫生指导

(1)做好新婚期性保健,顺利度过第一次性生活,科学对待处女膜问题,预防蜜月期泌尿系统感染。

(2)建立和谐的性生活,营造良好的性生活氛围,掌握性知识和性技巧。

(3)掌握性生活的频度和时机,保持外阴部清洁和禁止月经期性生活。

2.生育保健指导

主要包括选择最佳生育年龄、受孕时机和避免危险因素。

(1)身体状况:受孕时机的选择首先要考虑夫妇双方的身体状况,应选择在工作或学习轻松,生理、心理都处于最佳状态的时期。新婚夫妇最好延缓到婚后3~6个月受孕。

(2)环境:注意怀孕前工作与生活的环境,避免接触对胎儿有害的物质,如放射线、化学物质、致畸或致突变的药物等。如有接触,应与有害物质隔离一段时间后再受孕。服用避孕药物者,应先停服药物,改用工具避孕半年后再受孕为宜。

(3)季节:妊娠最初3个月是胎儿大脑和神经系统形成的时期,对孕妇来说又是妊娠反应较严重的时期。选择夏末秋初受孕,夫妇双方精神饱满,从营养供给角度来看妊娠中期是蔬菜、瓜果的收获季节,利于孕妇摄取足够的营养物质。第二年夏初时分娩,正值气候温和,利于产妇顺利度过产褥期,使其身体早期康复,也利于新生儿适应外界环境。

3.新婚避孕指导

新婚阶段夫妻双方性交时易紧张,且缺乏经验,因此避孕方法要求简便。同时,要求所用避孕方法停用后不影响生育功能和子代健康。

(1)屏障避孕法:①避孕套:为男性避孕工具,使用安全、方便,使用前选择合适型号,每次性交时均应全程使用,且使用前后检查有无漏孔和破损;②阴道隔膜:又称阴道套,根据女性个体情况,选择大小合适型号,患有急性阴道炎和重度宫颈糜烂的妇女不宜使用;③阴道内杀精剂:使精子丧失活动能力,如胶冻、药膜等。

(2)药物避孕法:避孕药一般由雌激素和孕激素组成,包括短效和长效口服避孕药、长效避孕针、缓释系统避孕药、避孕贴剂。患有严重心血管疾病、肝肾功能损害、内分泌疾病和恶性肿瘤的妇女不宜服用。

(3)安全期避孕:主要是避免在排卵前后易受孕期间性交。月经周期规律的育龄妇女,排卵多在下次月经前14天左右,排卵前后4~5天内为易受孕期。采用此法应根据妇女的基础体温测定值、宫颈黏液检查或月经规律情况确定排卵日期。但受情绪、健康状况、性生活及外界环境等影响而发生额外排卵,因此安全期避孕法并非完全可靠。

(4)紧急避孕:是指在无保护性性生活后或避孕失败后的几小时或3天内,为防止非意愿妊娠而采取的补救避孕方法。在无保护性性交后72小时内服用的主要有孕激素、雌激素制剂和米非司酮。该法对预防非意愿妊娠有一定作用,但不宜作为常规避孕方法,最好在医生指导下使用。

7-5 紧急避孕

二、围婚期妇女的卫生保健

围婚期的健康问题多与男女双方的行为和生活密切相关,通过卫生保健可以改变不良的行为和生活方式,树立健康行为,以预防、降低和消除围婚期常见的身心健康问题。

(一)新婚期常见疾病的预防

1. 蜜月性膀胱炎

多由于新婚夫妻未注意生殖器及会阴部的清洁卫生,加上性生活频繁所造成的泌尿系统感染。因此,应加强个人卫生,尤其是性生活前的清洗;同时应合理饮食起居,防止过度疲劳,增强机体免疫力。

2. 阴道痉挛与性交疼痛

多由心理因素引起,少数为器质性病变所导致。首先应通过婚前医学检查,排除器质性问题,或对器质性疾病进行积极治疗;同时,应加强新婚期性教育,使夫妻双方掌握科学的性知识,消除性紧张和性恐惧等异常心理,并指导双方采用正确的性交方式与方法。

(二)婚后受孕前卫生保健

1. 受孕前心理准备

受孕前做好心理准备有助于孕妇顺利度过怀孕期,减轻妊娠反应。受孕前心理准备主要包括5个方面。

(1)掌握孕育知识:学习和掌握一些关于妊娠、分娩和胎儿生长发育的孕育知识,帮助孕妇正确对待可能出现的生理现象,避免不必要的紧张和恐慌。

(2)保持乐观稳定的情绪状态:引导妇女正确看待受孕,减轻思想包袱。在怀孕过程中,孕妇应尽量放松心态,及时调整和转移产生的不良情绪。

(3)树立生男生女都一样的观念:不仅是准妈妈本人要有正确的认识,还应成为所有家庭成员的共识,特别是老一辈人应给予子女更多的鼓励和关心,解除孕妇的后顾之忧。

(4)接受孕期的各种变化:在怀孕之后,女性在容貌、体型、情绪等方面会发生很大变化,在满怀渴望和憧憬的同时,也掺杂着害怕和担忧。

(5)做好第一个孩子出生的心理准备:夫妻双方在为孕育后代做出计划和准备时,也预示着家庭即将进入下一个生活周期,双方应做好迎接家庭新成员的心理准备,能够正确预测和积极应对家庭生活周期转变后面临的各种健康问题。

7-6 孕前保健检查项目列表

2. 优生优育指导

优生是让每个家庭都有健康的孩子,优育就是让每个出生的孩子都可以受到良好的教育。

第三节　妊娠期妇女的卫生保健

孕期妇女保健主要针对妊娠期不同阶段的妇女，提供相应的卫生保健服务，减少妊娠期并发症，消除影响胎儿发育的有害因素，以提高孕妇及新生儿的健康水平。

一、孕早期妇女的特点与卫生保健

孕早期指的是怀孕第 1 周到第 13 周末，是胚胎形成、胎儿器官分化的重要阶段。

(一)孕早期妇女的特点

孕早期妇女会出现停经、早孕反应、尿频等症状。子宫逐渐增大变软，呈球形。妊娠 8 周时，子宫大小为非孕时的 2 倍，妊娠 12 周时子宫大小为非孕时的 3 倍。部分妇女会出现面部等部位皮肤色素沉着，以及子宫收缩痛或不适感、腹胀、便秘等。

(二)孕早期妇女的卫生保健

孕早期易受外界因素及孕妇所患疾病的影响，导致胎儿畸形或流产。对有妊娠危险因素、可能有妊娠禁忌证或严重并发症的孕妇，应及时转诊到上级医疗卫生机构。此外，还应从以下方面进行保健指导。

1.休息指导

起居规律、睡眠充足，避免过度劳累。

2.饮食指导

保证一定热量、蛋白质的摄入，多吃新鲜蔬菜水果，避免油腻食物。

3.避免有害物质

应戒烟、戒酒、戒毒，避免接触放射线，避免密切接触宠物，慎用药物等。

4.运动指导

保持适量运动，即一次活动不超过 20 分钟，脉搏和呼吸加快，但休息 15 分钟后恢复者为适量。运动时不空腹，多饮水，如有不适及时停止。

5.检查指导

早期、定期进行产前检查，及时建立《孕产妇保健手册》，进行高危妊娠初筛并及时治疗各种内科合并症。

6.心理指导

保持心情舒畅，如有心理不适及时咨询与就诊。

7.常见健康问题的保健指导

大多数妇女在妊娠 6 周左右出现早孕反应，12 周左右消失。此期间应避免空腹，清晨起床后先食用面食或者点心；少量多餐，每天进食 5～6 餐，两餐之间进食流质饮食；食物宜清淡，避免油炸、刺激、不易消化食物。

二、孕中期妇女的特点与卫生保健

孕中期指的是孕 14 周到孕 27 周末,由于胎盘已经形成,胎儿进入了相对比较安全的阶段。随着早孕反应的消失,很多孕妇的食量明显增大。

(一)孕中期妇女的特点

孕中期胎儿和母体都会发生明显变化,胎儿各器官系统迅速发育,体重增长加快。孕妇主要表现为体重急速增加,基础代谢增加,会出现妊娠生理性贫血。

1.子宫增大

腹部凸起,有可能会出现下肢水肿、嗜睡、头晕、乏力、食欲不佳等身体不适感。

2.胎动

胎动(fetal movement,FM)指胎儿的躯体活动,常在妊娠 20 周左右出现,首次感觉胎动的时间往往因人而异。

3.胎心音

听到胎心音即能确诊为妊娠且为活胎。妊娠 12 周用多普勒胎心听诊仪可探测到胎心者,妊娠 18～20 周用一般听诊器即可听到。胎心音呈双音,似钟表"滴答"声,速度较快,正常时每分钟 110～160 次。

(二)孕中期妇女的卫生保健

孕中期主要通过询问、观察、一般检查、产科检查、实验室检查对孕妇和胎儿进行评估,对发现有异常的及时转至上级医疗卫生机构。

1.营养指导

多食新鲜蔬菜、水果、肉、鱼、海鲜等,少食用腌制食品、罐头食品等。

2.运动指导

坚持每天做孕妇体操,活动关节,锻炼肌肉,宜在早晨和傍晚进行。锻炼前排小便,一般不宜进食,锻炼结束后 30 分钟再进食。有先兆流产、早产、多胎、严重内科合并症者不宜做孕妇体操。

3.检查指导

进行胎儿超声检查、妊娠期糖尿病和出生缺陷筛查。对于异常情况、可疑畸形或遗传病胎儿及高龄孕妇的胎儿,需进一步行产前诊断和治疗。

4.胎儿生长发育监测

测量宫底高度和腹围、胎心率。从耻骨联合上缘到子宫底高度是反映胎儿生长发育情况的较敏感指标。

5.胎动监测

胎动时孕妇可以感觉到腹中胎儿在子宫内踢腿、伸手等冲击子宫壁的活动。正常胎儿 1 小时胎动不应少于 3～5 次,通常早上较少,之后逐渐增多,晚上最多,每小时可达 10 次。只要胎动有规律、有节奏、变化不大,就可以判断胎儿发育是正常的。

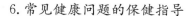

6.常见健康问题的保健指导

(1)便秘:孕妇常出现便秘,应多吃含纤维素丰富的食物(如玉米等),多吃新鲜水果和蔬菜。未经医生允许,不能轻易使用大便软化剂或轻泻剂。

(2)静脉曲张:应避免长时间站立或行走,多抬高下肢以促进下肢血液回流。会阴部静脉曲张者,应在臀部垫枕和抬高髋部休息。

(3)腰背痛:大多在孕5～7个月时出现。应注意保持良好的姿势,穿平跟鞋;在俯视或抬举物品时,保持上身直立,弯曲膝部,以保持脊柱的平直。疼痛严重者应卧床休息。

(4)下肢肌肉痉挛:饮食中增加钙的摄入,必要时遵照医嘱补充钙剂。发生痉挛时,应背屈肢体或站立前倾以伸展痉挛的肌肉,或予以局部热敷和按摩。

三、孕晚期妇女的特点与卫生保健

孕晚期是指从孕28周至分娩结束(到40周),此时腹部隆起明显,身体变得笨拙,行动不便。

(一)孕晚期妇女的特点

孕晚期随着胎儿的发育成熟,腹部越来越大,持久的负重压力可导致不同程度的腰痛、耻骨痛、腿根痛等问题。第36周时增大的子宫会向上挤压胃、心脏和膈肌,导致孕妇心悸、气短、胃胀、食欲不佳等症状,也会产生稍活动就饿,但吃一点儿食物就有饱腹感。40周时胎儿头部向下进入盆腔,孕妇会有一种"肚子"向下运动的感觉,呼吸变得畅快,胃胀也会减轻。

(二)孕晚期妇女的卫生保健

孕晚期是胎儿生长发育最快的时期,可以通过体格检查、产科检查、辅助检查等对孕妇和胎儿状况进行评估。发现有高危情况的孕妇需及时转诊,未发现异常者应开展孕妇自我监护方法、促进自然分娩和母乳喂养等方面的指导。

1.营养指导

确保热量、蛋白质、维生素等均衡增加,体重每周增加约0.5kg。

2.胎儿生长发育监测指导

孕28周后,胎儿体重平均每4周增加700g,身长平均每4周增加5cm。若间隔2周、连续2次,宫高和腹围无明显增长,应警惕胎儿生长发育受限;若增长过快则应考虑羊水过多和巨大儿的可能,需进一步检查。

3.胎动监测指导

指导孕妇每日早、中、晚各数胎动1小时,将3个小时的胎动计数相加再乘以4,以此作为12小时的胎动数。12小时胎动计数≥30次为正常,若12小时胎动计数≤10次,则提示胎儿宫内缺氧。

4.心理指导

孕晚期易情绪不稳定,对分娩有紧张、焦虑、恐惧感,担心母子平安、有无出生缺陷等。应鼓励孕妇表达内心感受,有针对性地进行心理护理和人文关怀。

5.母乳喂养准备指导

通过健康教育让孕妇及其家属了解母乳喂养的益处和方法，树立母乳喂养的信心，同时需做好乳房准备，用温开水浸湿的毛巾擦洗乳头乳晕，按摩乳房，穿戴柔软棉布乳罩将乳房托起，以减少衣服对乳房的摩擦。

6.先兆临产的识别

分娩发动前孕妇常出现假临产、胎儿下降感、见红等问题。假临产的特点是宫缩持续时间短、不规律，宫缩不强，常在夜间出现，清晨消失。随着胎先露下降入盆，宫底随之下降，多数孕妇感觉上腹部变得舒适，呼吸轻快，常有尿频症状。见红是在分娩发动前24～48小时内阴道排出少量血液。

7.分娩准备

分娩前的充分准备是保证分娩顺利进行的必要条件。指导产妇从心理上、身体上做好迎接新生儿诞生的准备，保证充足睡眠时间，准备好分娩时所需母婴物品及相关医疗证件等。

8.常见健康问题的保健指导

(1)腰背痛：由于子宫增大，身体重心前移等造成腰背痛。走路、站立、坐位时，孕妇尽量保持腰背挺直；轻轻按摩酸痛肌肉；多休息，严重者应卧床休息。

(2)胸闷：孕期最后几周，增大的子宫上推膈肌，引起呼吸困难。上楼或提重物时，孕妇会感到呼吸困难，应采取舒适体位休息，如卧床休息时头部多垫一个枕头。

(3)水肿：孕妇易发生下肢水肿，休息后即可消退，属正常现象，应采取左侧卧位，且抬高下肢15°，以促进血液回流。但如果出现凹陷性水肿或经休息后仍未消退，则应警惕合并其他疾病，应及时就医。

第四节　产褥期妇女的卫生保健

产褥期是产妇恢复和新生儿开始独立生活的阶段，产妇不仅要适应全身各系统所发生的明显变化，还要担负哺育婴儿的任务。在此期间，孕妇因失血伤气，元气受损，易发生产后并发症，影响正常康复。因此，产褥期关系到产妇和新生儿的健康，社区做好产后访视工作非常重要。

一、产褥期妇女的卫生保健

产褥期产妇全身各系统均会发生较明显的生理变化，其中生殖系统变化最明显，伴随着新生儿的出生，产妇及其家庭也经历着心理和社会的适应过程。

(一)产后访视与保健

产后访视是由社区医疗保健人员在产妇出院后7天、28天和42天做的3次家庭访视，以了解产妇及新生儿的健康状况并提供护理。家庭分娩的产妇应于新生儿出生后尽早到医疗机构接受保健服务。

1.睡眠、饮食

产妇应充分休息,保证足够的睡眠;保持空气清新、通风良好、舒适安静的休养环境,床单位清洁、整齐;保证合理的营养摄入,鼓励进食流质或清淡半流质饮食,之后可逐渐转为普通饮食。哺乳产妇多进蛋白质和汤汁食物,同时适当补充维生素和铁剂,推荐补充铁剂3个月。

2.排尿与排便

(1)排尿:鼓励并协助产妇产后4小时内排尿。排尿困难者需解除排尿引起疼痛的顾虑,鼓励坐起排尿,必要时协助排尿。方法如下:热水熏洗外阴或温开水冲洗尿道外口周围诱导排尿;热敷下腹部、按摩膀胱刺激膀胱肌收缩,必要时寻求医生的帮助。

(2)排便:产褥期易发生便秘,应该鼓励多喝水,多吃蔬菜,及早下床活动预防便秘,一旦发生便秘可在医生指导下口服缓泻剂。

3.保健运动

鼓励产后尽早活动。自然分娩者回到病房后即可在床上适当活动,产后6～12小时下床轻微活动,产后第2天在室内随意活动,会阴侧切或剖宫产的产妇可适当推迟下床活动时间。

盆底肌锻炼(Kegel运动)(见图7-7)可以促进局部血液循环,加快伤口愈合,重建盆底肌肉张力,降低产后压力性尿失禁,改善性功能。产妇在床上、椅子上均可进行收缩会阴肌肉、提升盆底、保持收缩状态的运动;每次训练1组,每组重复收缩和放松盆底5～10分钟,每天2～3次;会阴正中切开的产妇做此项运动会因为牵拉伤口导致不适,宜伤口愈合后再训练。

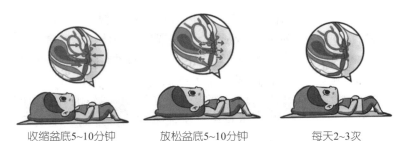

收缩盆底5~10分钟　　　放松盆底5~10分钟　　　每天2~3次

图7-7　盆底肌锻炼示意

4.心理调适

心理调适是指产妇从妊娠和分娩的不适、疼痛、焦虑中恢复,接纳家庭新成员及建立新家庭的过程。由于产妇心理处于脆弱和不稳定状态,面临初为人母的情绪调整、家庭关系改变,以及社会支持的需求等,因此产褥期心理调适指导和支持十分重要。

5.子宫复旧的观察与护理

产后注意观察恶露的量、颜色和气味,以了解子宫复旧情况。如出现红色恶露增多且持续时间延长应考虑子宫复旧不全,需及时给予子宫收缩剂;若恶露有臭味且子宫有压痛要考虑是否感染,遵医嘱给予广谱抗生素控制感染。

6.母乳喂养指导

WHO 建议,婴儿在最初 6 个月内应给予纯母乳喂养,6 个月以后逐渐添加辅食,至 2 岁或者更长时间。

（1）母乳喂养的优点

1）对婴儿:①提供营养、促进发育:母乳中所含的各种营养物质有利于婴儿的消化吸收;②提高免疫力,预防疾病:母乳中含有多种免疫活性细胞和丰富的免疫球蛋白,可预防婴儿腹泻、呼吸道和皮肤感染;③保护牙齿:吸吮时肌肉运动可促进面部肌肉正常发育;④利于心理健康:母乳喂养增加了婴儿与母亲皮肤接触的机会,有助于母婴间的情感连接。

2）对母亲:①预防产后出血:婴儿吸吮可促进子宫收缩,减少产后出血;②避孕:哺乳推迟月经复潮及排卵,利于避孕;③减少患癌的危险:母乳喂养可减少罹患乳腺癌、卵巢癌的危险性。

（2）影响母乳喂养的因素

1）母亲因素:主要包括生理因素（严重的心脏病、子痫、营养不良等）和心理因素（心理准备不充分,缺乏母乳喂养的信心及产后负性情绪等）。

2）婴儿因素:早产儿、婴儿畸形（唇腭裂）、颅内出血、产伤等造成母婴分离或婴儿吸吮能力减弱。

3）社会因素:包括母亲工作负担过重、缺乏社会支持等。

（3）前期准备:产前让孕妇（包括家庭）学习母乳喂养的知识和技能,了解泌乳生理、母乳喂养的优点、婴儿的能量需求、母乳喂养的体位及含接技巧等,增强产妇母乳喂养的信心,同时获得家庭支持,产后做到早吸吮,按需哺乳。

（4）母乳喂养技巧:按需哺乳,一般每次 20～30 分钟,可根据哺乳环境采用不同的喂养姿势,如摇篮式、环抱式、侧卧式、交叉式等,以母婴舒适的体位进行喂养。

哺乳前产妇洗净双手,取舒适体位,全身放松,一手拇指在乳房上方,其余四指放在乳房下方。用乳头轻触婴儿嘴唇,待婴儿张大嘴后将乳头和大部分乳晕放入婴儿口中（见图 7-8）,用手托起乳房,防止乳房堵塞新生儿鼻孔影响呼吸;哺乳结束时用食指轻轻向下按压婴儿下颌,避免在口腔负压下拉出乳头而引起局部疼痛或皮肤损伤;哺乳后挤出少许乳汁涂在乳头和乳晕上。

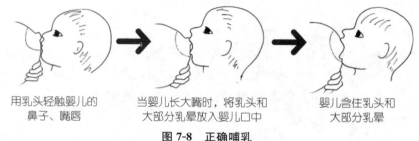

用乳头轻触婴儿的鼻子、嘴唇　　当婴儿长大嘴时,将乳头和大部分乳晕放入婴儿口中　　婴儿含住乳头和大部分乳晕

图 7-8　正确哺乳

母乳喂养注意事项:每次哺乳应该吸空一侧乳房再吸吮另一侧;哺乳后,将婴儿抱起轻拍背部 1～2 分钟,以排出胃内空气,防吐奶;哺乳后产妇佩戴合适棉制乳罩。

判断乳汁分泌量是否充足的标准:每日 8 次左右满意的母乳喂养;婴儿每日排尿 5～6 次,排便 2～4 次;婴儿体重增加,睡眠情况良好。

(5)母乳的储存:无法直接母乳喂养的产妇,可将乳汁吸出于储奶袋中储存。储存时间为在 20～30℃ 环境下保存不超过 4 小时,4℃ 不超过 48 小时,－15～5℃ 可保存 3～6 个月。

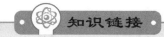

知识链接

不宜或者暂停母乳喂养的指征

母亲患有急性传染病、严重脏器功能障碍性疾病、严重的产后心理障碍和精神疾病;母亲酗酒、暴怒、服用对婴儿有影响的特殊药物等。婴儿患有乳糖不耐受症等。

(6)乳房胀痛:因乳房过度充盈及乳腺管堵塞所致,哺乳前湿热敷 3～5 分钟,并按摩乳房,频繁哺乳,排空乳房。

(7)平坦或凹陷乳头护理:常见原因为产妇先天性乳头颈短平、个别内陷乳头因乳房过度充盈累及乳晕部分使乳头较平坦,婴儿很难吸吮到乳汁。

(8)乳头皲裂:是乳头表面的小裂口,表现为乳头疼痛,哺乳时为甚,多为婴儿含接不良造成。轻者可继续哺乳,先健侧,后患侧。哺乳时产妇取舒适姿势,哺乳前湿热敷乳房 3～5 分钟,采用正确喂养技巧哺乳;哺乳后,挤出少许乳汁涂在乳头和乳晕上,短暂暴露使其干燥。乳汁具有抑菌作用,且含丰富蛋白质,能起到修复表皮的作用。严重者停止哺乳,可用手挤奶或吸奶器吸出乳汁喂给新生儿。

7-7 乳头伸展练习

7.腹部及会阴伤口护理

产后应保持会阴清洁、干燥,利用对外阴无刺激的消毒液擦洗外阴,每天 2～3 次。会阴部有缝线者,每日观察伤口周围有无渗血、血肿、红肿、硬结及分泌物,并嘱产妇健侧卧位。

8.性生活和产后健康检查的指导

产妇产后 42 天内禁止性生活,并根据 42 天产后检查情况恢复性生活,并指导选择适当的避孕措施。哺乳的产妇推荐工具避孕,不宜选择药物避孕;不哺乳产妇的避孕方法无须限制。告知产妇产后 42 天与婴儿一起到医院进行全面检查,了解产妇全身情况,特别是生殖器官的恢复及新生儿发育情况。

(二)产褥中暑的预防

产褥中暑(puerperal heat stroke)是产褥期内高温环境使产妇体内余热不能及时散发引起中枢神经系统调节功能障碍而导致的急性热病,主要原因是室内通风不良导致高温高湿状态,引起体温调节中枢功能障碍。根据病情程度分为以下 3 类。

1. 中暑先兆

表现为口渴、多汗、心悸、恶心、胸闷、四肢无力,体温正常或低热。

2. 轻度中暑

产妇体温逐渐升高至 38.5℃以上,随后出现面色潮红、胸闷、脉搏增快、呼吸急促、口渴及生痱子。

3. 重度中暑

产妇体温继续升高至 41~42℃,出现面色苍白、呼吸急促、谵妄、抽搐、昏迷,若处理不及时可在数小时内出现呼吸衰竭、循环衰竭而死亡。

应指导产妇定时开窗通风,保持室内正常的温湿度,预防中暑。一旦出现,应迅速降温,及时纠正水、电解质紊乱及酸中毒。

二、产妇日常中医保健

中医理论认为,男女间的体质存在差异,妇女以血为主,因此孕期容易出现血感不足、气易偏盛。由于怀孕导致生命活动的物质基础发生变化,引起孕妇体质发生改变,可分为平和状态和偏颇状态。其中,偏颇状态又可以分为阳盛质、阴虚质、阳虚质、淤血质、痰湿质等。一般来说,产妇产程较长,产时用力耗气,产后易出现元气、津血俱损,如不加调理保健,会出现气血失调,诱发多种产后疾病。因此,应结合孕产妇的体质情况,做好孕前、孕期、产期的中医保健管理工作。

(一)孕前中医保健

如果是平和体质比较适合妊娠,而偏颇体质则需要调整体质后再妊娠。偏颇体质的调整包括饮食、起居、情志等方面,经一段时间的调理后再辨别体质,接近平和状态时再计划妊娠。

1. 平和质

饮食应节制,适宜进食温和、清洁的食物,粗细粮搭配要合理,多食五谷蔬菜瓜果,少食油腻之物;起居应有规律,不应疲劳;情志方面,保持乐观、开朗、积极进取。

2. 气虚质

多食益气健脾的食物,如黄豆、鸡肉、大枣等;起居应有规律,保持充足睡眠,不宜过于劳作;情志方面,多与他人交流,多参与社会活动。

3. 湿热质

以清淡饮食为主,少吃羊肉、狗肉、生姜、花椒、火锅、烧烤等辛温助热的食物;起居方面,宜住干燥、通风的地方,避免低洼潮湿,盛夏时节注意减少户外活动,保持充足睡眠;情志方面,避免过激,合理安排工作,培养广泛兴趣。

4. 阳虚质

可多吃牛肉、羊肉、生姜、辣椒、花椒、胡椒等,少吃黄瓜、梨、西瓜等生冷食物;起居方面,居室应空气流畅,防止出汗过多,可适当进行户外活动,如慢跑、散步等;情志方面,多与他人沟通交流,消除情绪中的消极因素。

(二)孕期中医保健

孕期应进行体质辨别,并及早干预,减少妊娠合并症。对已经出现并发症的,为降低药物对胎儿的危害,可结合食疗和中医进行个体化调理。

1.实热质

易发生胎动不安、妊娠眩晕等,多以清淡饮食为主,保证睡眠质量,保持心情舒畅等,如果出现并发症,可采用清热为主的中药治疗。

2.阳虚质

易出现胎动不安、妊娠水肿等,应注意保暖,少食生冷食物,可用温肾阳的中药为主。

3.虚热质

会出现头晕耳鸣、苔黄少苔、面色潮红的状况,发生胎动不安、妊娠眩晕等,此种体质在中医治疗方面应以滋阴为主,保持充足睡眠,治疗上宜服用益气补血药。

4.痰湿质

多表现为手足心潮湿多汗,胸闷沉重,大便不爽等,易产生胎动不安、糖代谢异常等,中药方面应以化痰祛湿药为主,如陈皮、茯苓等。

(三)产褥期中医保健

一般在产后 3 天内进行一次中医评估,结合不同的生理状态进行个性化保健。孕产期中医保健要求高,不同的体质、不同的阶段采用的诊治方法不同,即使是同一体质,不同阶段的诊治也不同。产后检查应结合辅助检查及中医分析,促进产后恢复。

1.偏血瘀

表现面色黯淡,腹痛胸胀,舌黯苔滑等,可用活血通络的中药泡脚,从而改善体质。

2.偏气血虚

表现面色苍白,心悸自汗,大便干燥,脉细等,可多吃补气养血的食物,并用益气补血的中药泡脚。

三、中医适宜技术在产妇卫生保健中的应用

中医适宜技术是指具有中医药理论体系支撑,适应证明确、安全有效、易于推广的中医药技术。在实践过程中,在中医理论和方法的指导下,利用中医学特色技术,如按摩、针灸、中医康复等手段,为产妇提供有效的卫生保健措施。采用中医适宜技术对围生期女性进行健康管理,重点采用中医食疗、刮痧、拔罐、中药药枕、耳穴疗法及中药干预等技术对存在妊娠呕吐、妊娠感冒、妊娠便秘、妊娠失眠、妊娠肿胀、产后恶露等问题的孕产妇进行调养,可有效改善其营养状况,增强免疫力。此外,中医适宜技术通过针灸、按摩等方法在具有镇痛作用的穴位开展治疗,可以发挥疏通经络、行气止痛的功效,可调节围生期女性气血,同时还有助于其安神定志,有效缓解分娩疼痛。

测试一下

1.简述青春期女性的心理特征。

2.某女性,26岁,在塑胶厂工作,婚后一年,服用短效口服避孕药至今,无妊娠史,近期准备怀孕来院咨询。其丈夫身体健康,每日抽2包烟。请对其给出保健指导。

3.妊娠期妇女常见的心理特征有哪些?

4.母乳喂养的好处有哪些?

5.产后42天健康检查包括哪些内容?

拓展阅读

[1]安力彬,陆虹.妇产科护理学[M].7版.北京:人民卫生出版社,2022.

[2]韩林,黄小年.中医适宜技术在产妇康复期的应用[M].中医药管理杂志,2021,29(10):176-178.

[3]姜丽萍.社区护理学[M].5版.北京:人民卫生出版社,2021.

[4]项蓓艳,苏沧桑.中医适宜技术健康管理对孕产妇健康状况的影响[J].中医药管理杂志,2023,31(9):134-137.

[5]赵岳,章雅青.公共卫生护理[M].北京:人民卫生出版社,2022.

(李小雪)

第八章　老年人卫生保健

知识目标

1. 掌握人口老龄化、积极老龄化的概念;老年人的营养需求。
2. 熟悉各系统老化的特点、老年期疾病的特点、老年人卫生保健服务的内容及要求。
3. 了解老年卫生保健服务的工作流程。

能力目标

1. 能阐述老年期的心理变化。
2. 能说明老年高血压患者的随访评估和分类干预。
3. 能说明卫生保健服务工作对老年人健康的重要性。

素质目标

1. 为老年人提供服务的过程中,树立关爱老人的观念。
2. 明确中医"治未病"理念在老年人卫生保健中的价值,弘扬中医药文化。

导入情境与思考

　　为了让老年人接受更为优质的医疗服务,增进他们对健康保健知识的了解,某中医医院开展以"健康大讲堂之中医走进寻常百姓家"为主题的活动,医护人员走进村庄,方便村内老年人寻医问诊。医护团队组织开展了针对老年人的健康讲座,针对疾病预防介绍了中医药"治未病"的理念和方法,并现场根据老年人的情况提供了一些中医保健服务。通过此次活动,老年人普遍表示对中医药的预防和保健理念有了更多的了解,同时也增强了自我保健意识。

请思考

1. 我国农村老年人卫生保健的特点是什么?
2. 在老年人卫生保健中,中医药发挥了怎样的作用?

随着社会与经济的不断发展,人口老龄化问题已成为世界范围内重要的公共卫生问题。为老年人提供优质的卫生保健服务不仅有利于提高老年人的生活质量,也能促进社会的稳定和发展。

8-1 教学 PPT

第一节 概 述

随着人口结构的变化,老龄化现象将成为人类社会的常态。了解老年人的身心特点和社会关系,以及社会保障现状,采取有针对性的措施来满足老年人的健康需求,是实现健康老龄化战略目标的重要举措。

一、人口老龄化

人口老龄化(aging population)作为一种将长期存在并不断演化的人口现象,将给社会、经济的发展带来重大挑战,积极应对人口老龄化已成为国家的一项长期战略任务。

(一)人口老龄化概述

人口老龄化,简称人口老化,是人口年龄结构的老龄化,指老年人口占总人口的比例不断上升的一种动态过程。

1. 人的寿命

寿命是指人从出生经过发育、成长、成熟、老化以至死亡前机体生存的时间,通常以年龄作为衡量寿命长短的尺度(见图 8-1)。

(1)平均期望寿命:是指假使当前的分年龄死亡率保持不变,同一时期出生的人预期能继续生存的平均年数。

(2)健康期望寿命:是指去除残疾和残障后所得到的人类生存曲线,即个人在良好状态下的平均生存年数。健康期望寿命概念的提出为减轻人的疾病负担提供了一个参考,促进公共卫生系统对寿命的关注既要有量也应有质。

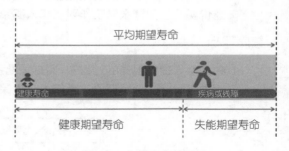

图 8-1 人的寿命划分

(3)失能期望寿命:是指人处于残疾和残障状态的人类生存曲线,即个人在失能状态下的平均生存年数。

(4)最高寿命:是指在没有外因干扰的条件下,从遗传学角度而言人类可能生存的最高年龄。

2. 老年人的年龄划分

2020 年,WHO 对老年人的年龄划分见图 8-2。1982 年 4 月,中华医学会老年医学分会对我国老年期的划分标准见图 8-3。

| 年轻老年人(young old) | 老老年人(old old) | 长寿老年人(very old) |
| 60~74岁 | 75~89岁 | 90岁及以上 |

图 8-2　世界卫生组织老年人年龄划分

| 老年前期（中老年人） | 老年期（老年人） | 长寿期（长寿老年人） |
| 45~59岁 | 60~89岁 | 90岁及以上 |

图 8-3　我国老年人年龄划分

3.人口老龄化

人口老龄化是指人口生育率降低、人均寿命延长共同导致的总人口中年轻人口数量减少和年长人口数量增加,从而老年人口比例相应提高的趋势。它包括两层含义:一是指老年人口相对增多,在总人口中所占比例不断上升的过程;二是指社会人口结构呈现老年状态,进入老龄化社会(见表8-1)。

表 8-1　老龄化社会分型

类型	发达国家 （65 岁及以上）	发展中国家 （60 岁及以上）
老年型社会	7%以上	10%以上
成年型社会	4%～7%	8%～10%
青年型社会	4%以下	8%以下

(二)人口老龄化的现状和趋势

人口老龄化已成为 21 世纪重大的社会问题和人们普遍关心的热点,为应对与日俱增的老年人口,许多国家都会面临重大的压力与挑战。

1.世界人口老龄化现状和趋势

据 WHO 报道,世界老龄化趋势日益严峻,尤其是发展中国家,老龄化增长速度最快,预计在今后 50 年中,这些国家的老年人口将增加 4 倍。目前,世界人口老龄化现状和趋势具有以下五个特征:

(1)人口老龄化增长速度加快:预计到 2050 年,老年人数量将增加到 19.64 亿人,占世界总人口的 21%,平均每年增长 9000 万人。

(2)人口老龄化从发达国家向发展中国家转移:人口老龄化始于高收入国家,但目前低收入和中等收入国家正面临着巨大的挑战。预计到 2050 年,世界三分之二的 60 岁以上人口将生活在发展中国家。

(3)人口平均期望寿命不断延长:随着经济社会和医疗技术的发展,世界各国的人口平均期望寿命在不断增加。世界银行的统计数据显示,2020 年全球人口出生时平均期望寿命为 72.7 岁,而在 1960 年时仅为 50.7 岁(见图 8-4),预测 2050 年将增加到77.2岁。

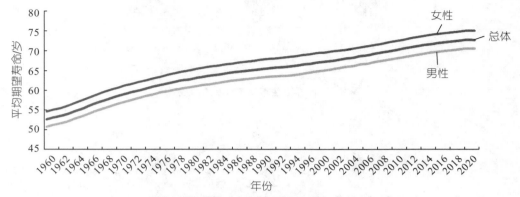

图 8-4　全球历年平均期望寿命(1960—2020 年)

(4)高龄老年人口增长速度快:80 岁及以上的高龄老人是老年人口中增长最快的群体。据联合国人口司的数据,2025 年全球 80 岁及以上的老年人口将达到 3.4 亿人,到2050 年这一数字预计增至 6.5 亿。

(5)女性占老年人口中的多数:据 2022 年《世界卫生统计》报告,目前全球女性平均期望寿命比男性高 5.1 岁,多数国家老年女性人口超过男性。

2. 中国人口老龄化现状和趋势

我国是世界上老年人口数最多的国家,也是老龄化增速最快的国家之一。"十四五"时期,我国人口老龄化程度将进一步加剧,60 岁及以上人口比例将超过 20%,进入中度老龄化社会。中国的老龄化问题与其他国家相比,具有以下特殊性:

(1)老年人口规模庞大:第七次人口普查结果显示,2020 年中国 60 岁及以上人口占比 18.7%,65 岁及以上老年人口达到 1.91 亿人,占总人口比重为 13.5%,预计到 2057 年这一比例将达到 32.9%～37.6%。

(2)老龄化发展迅速:根据我国老龄委预测,2015—2035 年将是我国老龄化急速发展阶段,老年人口平均每年增长 1000 万人左右,列属老龄化速度最快的国家(见图8-5)。

(3)地区发展不平衡:由于东西部地区经济发展水平差异显著,中国人口老龄化发展具有明显的由东向西的区域梯次特征。东部沿海经济发达地区老龄化速度明显快于西部经济欠发达地区,将最早和最迟进入老年型社会的上

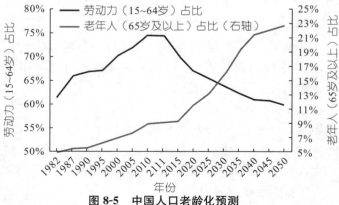

图 8-5　中国人口老龄化预测

海和宁夏进行比较显示时间跨度长达 33 年。

(4)城乡倒置显著:发达国家城市人口老龄化水平一般高于农村,而目前我国农村的老龄化水平比城镇高 1.24%,这种状况预计将持续到 2040 年,这是中国人口老龄化不同于发达国家的重要特征之一。

(5)女性老年人口数量多于男性:目前,女性老年人口远远高于男性老年人口,预计在 2049 年差值达到峰值;多出的女性老年人口中超过一半是 80 岁及以上的高龄人口。

(6)老龄化超前于现代化:发达国家进入老龄社会是"先富后老"或"富老同步",而中国则是在经济尚不发达的情况下进入老龄化社会,属于"未富先老"。由此可见,当前我国处于急剧的社会转型时期,人口老龄化、高龄化问题突出,构建多渠道、多层次的养老保障体系势在必行。

二、老年人的生理与心理特点

进入老年期,人体的各项生理功能逐渐衰退,并常常面临社会角色改变、疾病、丧偶等生活事件。如果适应不良,机体容易出现生理和心理上的问题,影响老年人的健康。

(一)老年人的生理特点

机体各系统因老化而产生的变化是老年人产生健康问题的主要原因。因此,了解各系统的老化特征有助于采取有针对性的措施以维持和促进老年人的健康。

1.各系统的老化改变

老年人身体老化是一个自然发生的过程,部分老年人可能不会受到明显的影响,而部分老年人可能在生理方面有所变化,从而给生活带来一定影响。老年人身体各系统的老化改变见图 8-6。

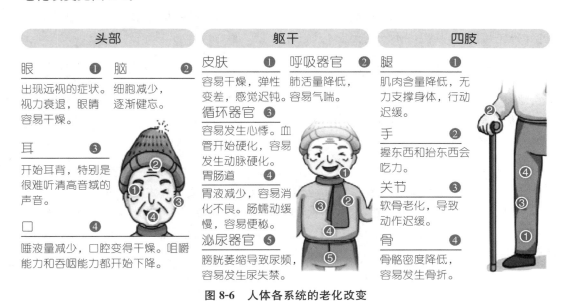

图 8-6　人体各系统的老化改变

2.老年期疾病的特点

随年龄增长，人体各系统的结构和功能出现老化而易罹患各种疾病，具体特点见图8-7。

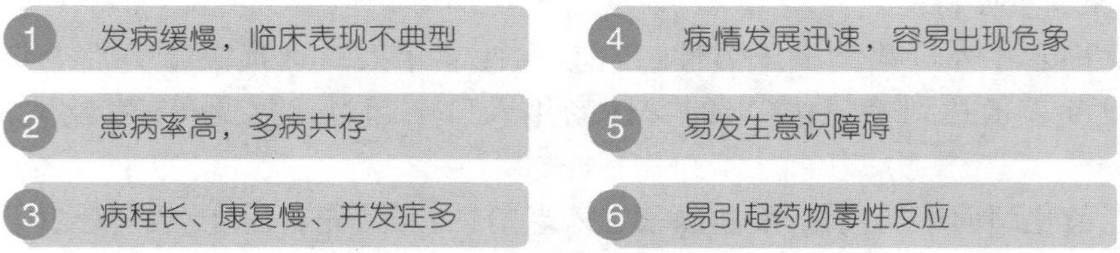

1 发病缓慢，临床表现不典型	**4** 病情发展迅速，容易出现危象
2 患病率高，多病共存	**5** 易发生意识障碍
3 病程长、康复慢、并发症多	**6** 易引起药物毒性反应

图 8-7　老年期疾病的特点

(二)老年人的心理特点

8-2　老年期疾病的特点

老年人的心理变化是指心理能力和心理特征的改变，包括感知觉、记忆和人格特征等，主要表现在以下几方面。

1.感知觉的变化

随着人体的老化，老年人的感觉器官功能逐渐衰退，出现老花眼、听力下降、味觉减退等，这些都会给老年人的日常生活和社交活动带来不便，如由于听力下降，容易误听、误解他人的意思，易表现为敏感、猜疑。

2.记忆的变化

老年人记忆以有意记忆为主，无意记忆为辅；近事容易遗忘，而远事记忆尚好；再认能力尚可，回忆能力相对较差，有命名性遗忘；机械记忆不如年轻人，在规定时间内速度记忆衰退，但理解性记忆、逻辑性记忆变化不大。

3.人格的变化

由于老年人的记忆减退，说话重复唠叨，总怕别人和自己一样忘事；对健康和经济的过分关注与担心，易出现不安与焦虑。

三、老年人的社会学特点

步入老年期后老年人的角色功能、家庭与婚姻、经济状况等向消极方向发展的趋势增快，创建支持性的优良环境，使其修正，并重新定位角色，以此提高生活质量是非常重要的。

(一)角色功能

随着年龄的增大，老年人在家庭和社会中的地位、权力关系会发生变化，无法继续成为家庭与社会生活中的活跃者，这些角色功能转变会打破原有生活方式和生活习惯，需要老年人根据角色功能变化来调适自己的心理和行为。老年人面临着角色功能转变的困境，通常表现为以下几方面。

1.退休带来的角色转换与角色冲突

对老年人来说退休是一个社会角色转换的过程，社会关系范围缩小、社会角色单一化，如对新的角色准备不足，会导致角色扮演中断，易产生角色冲突。

2.社会转型带来的角色缺失

步入老年期,老年人从紧张的、有竞争的、快节奏的社会生活转入相对简单稳定的状态,社会角色减少,可带来角色与心理失调;尊老敬老传统思想淡化、代际冲突等因素导致老年人对自身价值肯定的缺失,降低对社会的适应程度和满意度。

3.家庭角色转换

家庭角色是老年人的基本角色。身体功能减退、婚姻状况的变化、家庭结构核心化、家庭养老功能弱化等都会使老年人的家庭角色发生变化,大体会经历从户主角色到非户主角色、从抚养者到被抚养者的角色转变。

(二)婚姻与家庭

1.婚姻与家庭是人们在晚年获得各种支持的重要载体

老年人所处的婚姻家庭状态对于其健康水平、经济来源、照料方式、生活方式和生活满意度等方面都会产生重要影响。目前,我国老年人婚姻状况整体呈现再婚比例高、丧偶比例下降但数量迅速增长,呈现以下特征:

(1)婚姻构成表现为"一高三低":由于死亡率降低、预期寿命延长、健康水平提升,导致老年人婚姻构成呈现出"一高三低"的特点,即有偶率高,丧偶率、离婚率和未婚率低。

(2)女性高龄老年人丧偶风险更大:由于女性寿命高于男性,女性高龄老年人丧偶比例高于男性,丧偶往往使女性老年人对子女照料、机构照料的需求更大,应加大对这一群体提供生活照料和精神慰藉的力度。

(3)城乡间和地区间老年人的婚姻状况差异明显:城市地区、经济较发达地区老年人有偶率较高,且离婚老年人所占比例也较高;农村、经济欠发达地区老年人的未婚问题相对突出,对养老机构和社会化养老服务的需求会相应增加。

(4)家庭核心化、小型化趋势日益明显:主导家庭关系的核心力量由亲子关系转化为夫妇关系,中国进入老年人独居和与已婚子女同居并存的阶段,大量隔代家庭出现(见图8-8)。同时,老年独居家庭、隔代家庭、多老年人家庭数量和比例的日益增长,将使诸如居家养老服务和对老年照料提供者的支持等越发必要。

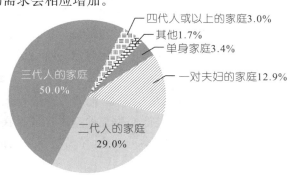

图8-8　不同家庭类型的百分比

2.家庭、婚姻是影响老年人生活质量的重要因素

随着人们生活水平的提高、医疗卫生条件的改善,老年人人均预期寿命不断延长,使得老年的子女需要照料高龄的父母。同时,由于我国曾实行计划生育政策,第一代执行该政策的夫妇已经进入老年阶段,其子代往往一对夫妇至少需要赡养四位老人,增加家庭负担。因此,养老已不再单纯是个人或家庭的问题,构建多层次的老年服务体系已迫在眉睫。

（三）教育与文化

老年人的教育文化状况与其劳动就业、家庭关系、休闲娱乐等多方面有密切关系。2015年，中国老龄科研中心的调研数据显示，我国老年人的受教育程度总体偏低（见表8-2）。

表8-2　老年人文化程度

文化程度	比例
未上过学	29.6%
小学文化程度	41.5%
初中、高中文化程度	25.8%

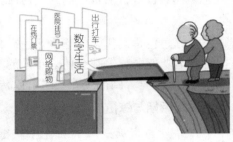

图8-9　老年人的"数字鸿沟"

信息社会中，受教育程度低的老年人在信息获取、电子设备使用等方面存在一定的困难，存在"数字鸿沟"问题。相比较而言，受教育程度较高的老人更容易融入现代社会生活，拥有更高的生活品质（见图8-9）。

（四）经济状况

一般来说，老年人的经济收入有以下三个主要来源：养老金、子女供应和劳动收入。

1. 养老金

养老金也称退休金、退休费，是指在劳动者年老或丧失劳动能力后，依据他们对社会所做的贡献和所具备的享受养老保险的资格或退休条件，以货币形式支付的待遇，主要用于保障职工退休后的基本生活需要，是最主要的社会养老保险待遇。与城市人口相比，大部分农村老年人往往无法享受这种福利。因此，我国开展了新型农村养老保险工作，使得农村老年人的待遇得到提高。2022年，国家个人养老金制度启动实施，以政府政策支持、个人自愿参加和市场化运营为特点。

2. 子女供养

子女对父母的经济供养是老年人经济收入的重要补充，尤其是无固定收入的老年人，子女的资金支持是他们生存的基本保证。在我国农村地区，由于工作机会有限，老年人难以从社会获得收入。因此，依靠子女或孙辈供养成为我国农村老人的重要收入来源。

3. 劳动收入

劳动收入是我国老年人经济收入的重要构成。部分受教育水平较高或有一定技能的老年人可以获得较高的劳动收入和（或）退休金，他们对子女的经济依赖程度较低；而残疾老年人、农村老年人等劳动收入相对较少甚至没有，他们对子女的经济依赖程度则较高。根据积极老龄化的观点，老年人继续工作不仅是为了满足自身的生活需要，而且也是老年人凭借其人生阅历和技术优势继续实现社会参与的有效途径，做到"老有所为"。

四、老年人的社会保障

社会保障是维护社会公平正义、保障和改善民生、增进人民福祉的基本制度。老龄化是当今社会面临的重大问题之一,建立完善的老年人社会保障体系是应对日益严重的老龄化问题的重要举措。

(一)国外老年人的社会保障

19 世纪末和 20 世纪初,西方国家开始建立社会保障制度,其中德国最早,亚洲国家较晚,以日本为代表,主要包括社会保险、国家救助、社会福利和公共医疗。以德国、美国、日本和韩国为例,社会保障制度的内容见图 8-10。

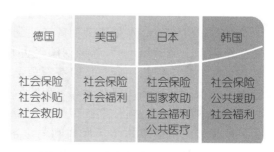

图 8-10 国外老年人社会保障分类

(二)我国老年人的社会保障

我国的社会保障制度经过多次改革,形成以社会保险为主体,辅以社会救助、社会福利的社会保障体系(见图 8-11),可以较好地保障老年人的基本权益,体现社会的公平性。

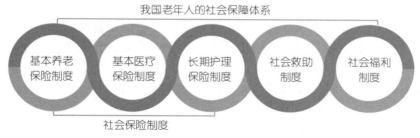

图 8-11 我国老年人的社会保障体系

1. 社会保险制度

社会保险是社会保障体系的核心,指在国家立法强制实施下为丧失劳动能力、暂时失去劳动岗位或因健康原因造成损失的人口提供收入或补偿的一种社会和经济制度。我国社会保险主要包括基本养老保险、基本医疗保险、生育保险、工伤保险以及失业保险。其中,基本医疗保险和基本养老保险是老年人社会保障的两大重要支柱。2016 年开始在全国范围内部分城市试点的长期护理保险被称为社保"第六险",可为失能老年人及其家庭带来福音。

(1)基本医疗保险:是指为了补偿劳动者因疾病风险造成的经济损失而建立的一项保险制度。20 世纪末和 21 世纪初,我国先后建立了城镇职工基本医疗保险、城镇居民基本医疗保险和新型农村合作医疗保险,并在 2013 年整合后建立了统一的城乡居民基本医疗保险,由此完善了我国的医疗保险制度,逐步实现人群全面覆盖。当前,基本医疗保险主要分为两类,见图 8-12。

01	职工医疗保险		02	城乡居民基本医疗保险
	指所有用人单位职工都应参加基本医疗保险，由用人单位和职工按照国家规定共同缴纳基本医疗保险费			覆盖除职工基本医疗保险应参保人员以外的其他所有城乡居民，采用个人缴费与政府补助相结合的筹资方式

图 8-12 我国的基本医疗保险类型

（2）基本养老保险：是指劳动者在达到国家规定解除劳动义务的劳动年龄界限，或因其他原因退出劳动岗位后，养老保险经办机构依法向其支付养老金等待遇，从而保障其基本生活的社会保险制度。从服务对象上看，目前我国基本养老保险主要包括城镇职工基本养老保险和城乡居民基本养老保险。

（3）长期护理保险：长期护理保险制度是指以互助共济方式筹集资金、为长期失能人员的基本生活照料和与之密切相关的医疗护理提供服务或资金保障的社会保险制度。该险种在我国正处于探索阶段，主要针对生活长期不能自理、经济困难的老年人，地方政府根据其失能程度等提供照护服务或护理补贴。我国长期护理保险制度在试点阶段已取得了成效，为经济困难的高龄、失能老年人提供了基本的生活和照护保障。

8-3 我国基本养老保险分类

2.社会福利制度

老年社会福利是指国家或社会为了提高老年人的生活质量而提供的各类物质帮助和公共服务的社会福利项目，旨在保障经济困难、高龄、失能等特殊老年人的养老服务需求，主要形式包括老年人收入福利（如各类老年人津贴、高龄长寿补贴等）、老年人医疗保健福利（如定期体检）、老年人公共服务福利（如家政服务、社区照顾等）、老年人发展性福利（如老年大学、老人法律援助等）等。

3.社会救助制度

社会救助制度是社会保障体系的重要组成部分，强调以"兜底"为核心实施全民保障，其中老年社会救助主要针对经济困难的老年人给予基本生活、医疗、居住或者其他救助。对于无劳动能力、无生活来源、无赡养人和抚养人的老年人，地方政府将依照有关规定给予供养或者救助。此外，地方政府在实施廉租住房、公共租赁住房等住房保障制度或者进行危旧房屋改造时，也会优先照顾符合条件的困难老年人。

4.公益慈善事业

国家鼓励慈善组织以及其他组织和个人为老年人提供不限于物质的多种形式的帮助，如面向老年人开展募捐捐赠、志愿服务、慈善信托、安全知识教育等。在信息化社会背景下，助力开展智慧养老服务、加强社区智慧助老公益宣传、开展老年人智能技术培训，以此帮助老年人适应现代信息技术也是重要的公益慈善活动形式。

五、联合国老年人原则

联合国大会于 1991 年 12 月 16 日通过联合国老年人原则,大会鼓励各国政府尽可能将这些原则纳入本国国家方案。制定联合国老年人原则的目的是保证对老年人的优先注意,强调老年人的独立、参与、照顾、自我充实和尊严等原则,具体内容如下。

(一)独立原则

独立原则是使老年人在经济地位和家庭生活等方面保持自己的相对独立性,旨在保障老年人独立有尊严地生活。同时,鼓励社会营造老年友好型环境,尽可能让老年人充分发挥其人生价值,提高老年人的尊严感和幸福感。

(二)参与原则

参与原则是指老年人应该参与到国家和社会的发展中,参与到社会和家庭生活中,实现自身的价值,为社会和家庭作出贡献。目前,我国老年人参与社会发展的主动性尚待提升,需多鼓励发展老年项目,满足老年人社会参与的需求,以便充分发挥老年人智慧的同时也使他们感受到不是社会发展的旁观者。

(三)照顾原则

照顾原则是指老年人有权利得到来自家庭和社区的照顾和保护,有权利得到保健服务来预防或延缓疾病的发生,有权利得到社会的法律服务以提高自身自主能力,有权利对照顾的方式和生活质量进行自主的选择。在老年人参与社会生活、掌控自身生活的同时,相比其他群体,他们更容易受到伤害,所以更需要被照顾。

(四)自我充实原则

自我实现原则强调社会应尽力创造条件让老年人有机会充分发挥他们的潜能;同时,老年人也有权利享用公共的教育、文化、精神和文娱资源。国家、社会和家庭要通过各种途径来帮助老年人实现自己的愿望,提升老年人心理上的成就感。

(五)尊严原则

尊严原则最集中、概括地体现了社会对老年人的关怀,老年人有权利远离剥削和虐待,受到公正的对待,过有尊严和有保障的生活。国家和社会应该在法律机制上保障老年人人格和人身尊严不受侵犯,保障老年人的合法权益。

联合国老年人原则之间存在着密切的联系,彼此不可分割,其中,独立是幸福生活的前提,参与是老年人发挥潜能的重要方面,照顾是国家和社会以及家人义不容辞的责任,自我充实是老年人能够继续服务社会和实现个人幸福生活的源泉,尊严是老年人的重要人权。通过贯彻联合国老年人原则,可以引导中国的老龄化政策,确立保障老年人权益的标准,指导老年人权益保障法律的修改完善,最终保障老年人的政治、经济和文化权益。

8-4　联合国老年人原则

第二节 积极老龄化

积极老龄化是指为了提高老年人的生活质量，使其尽可能地获得健康、参与和保障的最佳机会的过程。积极老龄化体现为老年人及时认识到自己在身体、精神和社会等方面的潜能，并按照自己的愿望、需求和能力去参与社会，而且需要帮助时能获得充分的照料和保障。

一、老年人的健康生活方式

老年人可通过保持健康的生活方式，达到理想的健康状态，进而提高健康寿命和生活质量。老年人需要从坚持适量运动、保证充足睡眠、保持心理平衡、加强规范用药、坚持定期体检等方面积极建立健康的生活方式。

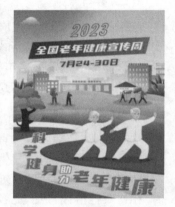

图 8-13 科学健身助力老年健康

（一）坚持适量运动

衰老与心肺功能下降有关，而适量运动有利于改善老年人的身体功能，提高免疫力，还可获得积极的情感体验。老年人运动应遵循因人制宜、适时适量、循序渐进、持之以恒的原则。老年人运动以有氧运动为主，如太极拳、八段锦、慢跑、散步等，辅以抗阻力运动和平衡能力运动（见图 8-13）。

WHO 在《关于体育锻炼有益健康的全球建议》中指出，65 岁及以上老年人每周应进行 150 分钟的中等强度有氧运动或 75 分钟的剧烈有氧运动，以及 ≥2 天的肌肉强化运动（即力量/阻力训练）。此外，对于患病的老年人，应在医生指导下进行科学的运动锻炼，根据身体状况和生活习惯选择运动时间，避免在不适宜的环境或状态下进行运动，以免发生运动意外。

（二）保证充足睡眠

睡眠是身心健康的基石，不仅能缓解身体疲劳，修复身体损伤，还可以缓解焦虑、抑郁等负面情绪。有研究显示，老年人的睡眠时间应 ≥6 小时，然而受身体、心理、环境等方面因素的影响，老年人易出现睡眠不足、睡眠质量低等问题。针对此种情况，老年人可采取措施改善睡眠状况，如养成良好的睡眠习惯，每天固定入睡时间，睡前用温水泡脚，采用合适的睡姿，选择舒适的床品，把枕头高低调适宜等。如果老年人存在失眠问题，应先从饮食调理、健身运动、自我保健等方面进行调节，如果不能改善则需在医生指导下选用助眠药物。

（三）保持心理平衡

心理健康不仅是指无心理疾病，还是一种适应良好的幸福状态。老年人常因生理、心理、社会等方面的原因而产生悲观、失落、孤独等消极情绪。应重视老年人的心理需求,并以此为导向保障老年人的心理健康。老年人的基本心理需求类型见图 8-14。组织老年人参与社会活动,家人或照护者可通过给予心理支持、情感慰藉等方式满足老年人的心理需求。

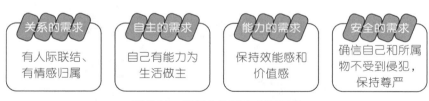

图 8-14 老年人的基本心理需求

(四)指导规范用药

老年人因基础疾病较多,通常需多种药物治疗,但由于老年期生理功能下降,药物在体内的药动学及药效学会发生一系列变化,易造成药物在体内蓄积,导致发生药物不良反应或药物中毒的风险增加。因此,老年人应遵守合理用药基本原则(见图8-15)。

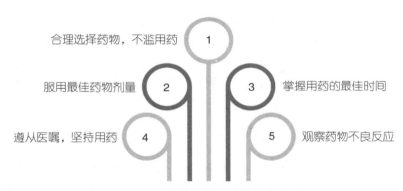

图 8-15 老年人合理用药基本原则

尤其需重视老年人的药物不良反应及用药依从性问题。老年人在应用利尿剂、抗高血压和抗精神症状等药物时,易出现直立性低血压、异常兴奋等不良反应,应采取预防措施防止发生意外,严重者应及时送医就诊。此外,需提高老年人的用药依从性,尤其是 75 岁以上的老年人,因其常存在注意力不集中、记忆力下降等问题,对医生交代的服药方法易遗忘或混淆;或由于同时患有多种疾病,需服用多种药物,这些问题均易导致老年人忘服、多服、漏服、错服药物的情况。因此,做好老年人及其照护者的用药指导,制订合理的用药计划,以及采用电子药盒等可有效提高老年人的用药依从性。

(五)坚持定期健康体检

定期健康体检对老年人健康具有显著的正向影响,能够明确自身的健康状况,改善健康行为,对慢性病的预防和诊治具有积极意义,达到早发现、早诊断、早干预的目的。老年人健康体检一般每年进行 1～2 次,体检项目应全面涵盖各个系统,可根据既往健康史、疾病史、家族史和社会生活环境等进行综合考虑,制订个性化的体检方案。此外,社区应加强卫生政策和健康知识的宣传,提高老年人及其照护者的疾病预防意识,根据体检结果给予有针对性的健康促进和疾病预防宣教(见图 8-16)。

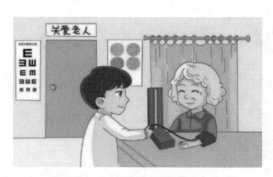

图 8-16　老年人健康体检

二、老年人的膳食与营养(详见第十二章第三节)

膳食与营养可以维持机体各项生理功能,提高机体免疫力,同时在相对单调的老年生活中,饮食的制作和摄入过程还可给老年人带来精神上的满足和享受。

不合理的膳食结构与老年人发生认知功能障碍、骨质疏松、肌少症、心血管疾病、代谢性疾病等相关。因此,调整和改进膳食结构对改善老年人的营养和健康状况、预防营养相关疾病具有重要意义。

三、老年人的心理健康与精神卫生

心理健康和精神卫生是公共卫生的重要组成部分,也是重要的民生问题和社会问题。心理与精神疾病会引发一系列的其他健康问题,是全身健康的组成部分。目前,我国已进入人口老龄化的高速发展期,老年人的心理与精神健康日益受到重视。

(一)老年人常见的心理与精神健康问题

国家卫生健康委等 15 个部委发布的《"十四五"健康老龄化规划》(国卫老龄发〔2022〕4 号)指出,老年人的健康状况不容乐观,心理与精神健康问题日益突出。WHO 的数据表明:60 岁及以上老年人中约有 15%患有精神障碍,其中最常见的是失智症和抑郁症。

1. 失智症

失智症是一种综合征,患者主要表现为认知功能障碍、精神行为症状和日常生活活动能力下降(见表 8-3),主要发病人群是老年人,其中阿尔茨海默病是最常见的类型。失智症发病早期,常因症状不典型被误认为正常老化现象,需将两种加以区分(见表 8-4)。为了缓解失智症带来的一系列问题,《"十四五"健康老龄化规划》指出,要开展失智症的预防与干预工作,减少或延缓老年人失智症的发生,实施老年痴呆防治行动,建立老年痴呆早筛查、早诊断、早干预的综合防控机制。

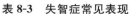

表 8-3　失智症常见表现

认知功能障碍	精神行为症状
忘记要做的事情或最近发生的事情	对记忆丧失感到焦虑、悲伤或愤怒
丢失东西或放错地方	人格改变
走路或开车时迷路	做出不当行为
即使在熟悉的地方也会感到困惑	回避工作或社交活动
忘记时间	对别人的情绪不感兴趣
难以解决问题或做出决定	
难以跟上对话者的思路或想不起适当的词语	
难以执行熟悉的任务	
在视觉上错误地判断物体的距离	

表 8-4　正常老化与失智症的区别

项目	正常老化	失智症
记忆力	偶尔忘记某事，但事后会想起来	对于发生过的事完全忘记
决策能力	偶尔做出不好的决定	经常做出不好的决定，无法判断他人是否诱骗，容易误入他人的圈套
遗失物品	偶尔找不到想要的物品	经常遗失物品，且无法再寻回，或将东西放在不适当的地方
表达能力	偶尔想不起适当的用词	无法对物品命名，或难以与他人进行交谈
生活习惯	日常的生活习惯仍能维持	用餐、服药、洗澡等日常生活出现困难

2. 抑郁症

抑郁症是老年群体中最常见的心理疾病之一，典型表现为长期的情绪低落、兴趣迟缓、语言活动减少等（见图 8-17），严重影响老年人的生活质量。国家卫生健康委员会建议开展老年人心理与精神健康状况评估和随访管理，为老年人提供心理辅导、情绪疏通等关怀性服务；基层医疗卫生机构应结合家庭医生签约、老年人健康体检等服务，对筛查出有抑郁情绪的老年人提供心理咨询和转诊治疗。

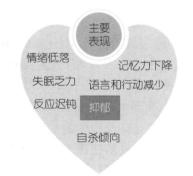

图 8-17　老年人抑郁的主要表现

（二）常见心理与精神健康问题的危险因素

社会、心理和躯体等方面的因素会影响老年人的心理与精神健康。老年人易因增龄、疾病、活动受限、慢性疼痛、衰弱等躯体问题而失去独立生活的能力，也会因丧偶、退休等生活事件而对心理产生冲击，易出现心理精神问题。失智症和抑郁症的危险因素见表 8-5。

表 8-5 失智症和抑郁症的部分危险因素

失智症的危险因素	抑郁症的危险因素
年龄≥65 岁	遗传
高血压	重大生活事件（如丧偶）
糖尿病	重大疾病
体重超重或肥胖	药物滥用
吸烟	其他个人问题
饮酒过量	
缺乏身体活动	
脱离社会	

（三）老年人心理与精神卫生保健服务

老年人心理与精神健康是老年人全面健康的重要组成部分，通过建立全面又专业的心理与精神卫生服务体系，重点关注精神障碍老年人的科学管理，可提升他们生活的幸福感。

8-5 我国老年人的心理与精神健康重点关注的六个方面

四、老年友好型社区的营造

通过改善社区居住环境、完善社区健康服务支持体系、建立文化娱乐场所等，营造老年友好型社区已被很多国家作为应对人口老龄化、提高老年人幸福感的重要途径和有效载体。

（一）老年友好型社区概述

1. 老年友好型社区的概念

最早由美国纽约护理服务机构提出的"长者友善社区（elder-friendly community）"，是一种为老年人提供良好适老化设施和为老服务的模式。WHO 将"老年友好型社区"定义为，通过健康护理、社会参与、安全服务等方式改善老年人的生活质量，并鼓励实现积极老龄化的社区。老年友好型社区能够为老年人提供充足的基础设施和服务，满足他们的基本需求，提高其生活品质。

2. 我国老年友好型社区的建设现状

随着老龄化程度的加深以及家庭日趋核心化，老年人对社区服务提出了更高的要求。在人口老龄化速度不断加快，养老服务供给不足的情况下，对既有社区进行适老化改造，营造老年友好型社区是一种有效的方式。

为满足老年人养老宜居的需求，早在 2012 年"宜居环境"就被写入《中华人民共和国老年人权益保障法》；2019 年，《国家积极应对人口老龄化中长期规划》提出要建设老年友好型社区；2020 年 12 月，《关于开展示范性全国老年友好型社区创建工作的通知》发布，就城乡老年友好型社区建设作出具体部署，并制定了《全国示范性老年友好型社区评分细则（试行）》，为地方进行创建指导、评估验收提供参考。截至 2022 年底，我国已有 29

个省(区、市)通过试点示范建设形成一批可复制、可推广的经验和做法,对促进推动城市养老服务提质增效提供了宝贵的经验。

(二)老年友好型社区的建设标准

我国老年友好型社区的建设标准主要包括四方面(见图 8-18)。

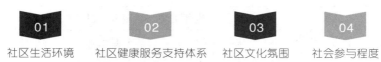

01	02	03	04
社区生活环境	社区健康服务支持体系	社区文化氛围	社会参与程度

图 8-18　我国老年友好型社区的建设标准

1.社区生活环境

社区生活环境主要由基本的居住配套设施和户外公共设施两部分组成。改善社区生活环境,是构建和发展老年友好型社区的切入点。社区内要做到人车分流,照明设施合理,设置座椅,配备洗手间等。同时,还需拓展绿地,优化园林绿化,增强户外公共环境对老年人的吸引力,为其参与社会活动创造良好的空间条件。

2.社区健康服务支持体系

由社区养老服务机构与社区卫生服务机构共同组成。以老年人养老服务需求为切入点,让他们享有优质的养老服务的同时确保得到疾病救治和健康促进服务。

3.社区文化氛围

社区应积极开展唱歌、舞蹈、戏曲、棋牌等各类文化活动,营造良好的文化氛围。社区还可以开展丰富多彩的"线上"文化活动,通过微课堂和微视频等新媒体形式将科普、文艺、法律和义诊等活动引入社区,增强老年人使用新媒体交流能力,使其获取信息更方便快捷。

4.社会参与程度

社区还应当加强老年人之间、老年人与社区居民之间、老年人与外界社会的沟通和交流,关注自身价值,鼓励展现自己的能力、特长,培养自己的兴趣、爱好,支持从事志愿者服务,帮助再就业,全方位提升老年人的社会参与水平。

第三节　老年卫生保健

随着年龄的增长,老年人的心、脑、肾等脏器的生理功能不断减退,易患高血压、糖尿病、冠心病及肿瘤等各种慢性疾病。这些疾病致残率极高,开展卫生保健服务可实现早发现、早治疗,减少并发症以及降低致残率、病死率。因此,老年卫生保健服务成为老年人疾病预防和健康促进的重要抓手。

一、老年卫生保健的内容和重点人群

老年卫生保健是以维持和促进健康为目的,为老年人提供疾病预防、治疗和功能锻炼等服务。

（一）老年卫生保健服务内容

老年卫生保健服务的内容是每年为辖区内 65 岁及以上常住居民提供 1 次健康管理服务，包括生活方式和健康状况评估、体格检查、辅助检查和健康指导，具体内容见表 8-6。

表 8-6　老年卫生保健服务内容

服务类型	老年卫生保健服务项目
生活方式和 健康状况评估	通过问诊及老年人健康状况自评了解其基本健康状况、体育锻炼、饮食、吸烟、饮酒、既往所患疾病、治疗及目前用药和生活自理能力等情况
体格检查	包括体温、脉搏、呼吸、血压、身高、体重、腰围、皮肤、浅表淋巴结、肺、心脏、腹部等常规体格检查，并对口腔、视力、听力和运动功能进行粗测判断
辅助检查	包括血常规、尿常规、肝功能、肾功能、空腹血糖、血脂、心电图和腹部 B 超检查
健康指导	告知评估结果并给予相应健康指导

（二）老年卫生保健的重点人群

老年卫生保健的重点人群是高龄、独居、丧偶、患病以及精神障碍等老年人。

1. 高龄老年人

我国高龄老年人是指享受高龄津贴的 80 岁以上的老年人。增龄引起的退行性疾病容易导致高龄老年人活动受限甚至残疾，因而他们对医疗、护理、健康保健等方面的需求更高。但是由于其特殊性，在提供卫生保健服务过程中存在一些难点，如病史采集难、疾病诊断难、综合治疗难、心理问题多、护理问题突出和对结果满意难等。因此，提供卫生保健服务的人员应关心、爱护高龄老人，充分关注他们的病情和心理变化，重视多学科协作和心理护理等。

2. 独居老年人

随着社会的发展和人口老龄化的加剧，以及我国家庭结构趋向核心化，老年人独居现象较为突出。由于缺乏有效的社会支持，就医会遇到更多困难，对医疗保健的服务需求量会增加。因此，为独居老年人提供健康咨询或开展社区保健具有十分重要的意义。

3. 丧偶老年人

随着预期寿命的延长，老年群体的丧偶率也会相应上升，这不仅会影响日常生活，也会加重心理问题的发生。据 WHO 报道，丧偶老年人的孤独、抑郁等心理问题的发生率明显高于有配偶者，他们的安全和健康成为亟待解决的社会问题。

4. 患病老年人

老年人患病具有多病共存、并发症多、病情变化快、易并发多脏器功能衰竭等特点。由于身体功能下降，生活自理能力不足，必须经常性接受系统治疗，这无疑加重了他们的经济负担。通过进行健康教育、健康体检、保健咨询等服务，做到防患于未然，既可早发现、早治疗老年人的疾病，又可减少医疗费用的支出。

5. 精神障碍老年人

老年群体中最主要的精神疾病是失智症。失智症使老年人的生活脱离原有轨道，且逐渐无法自理,会极大地影响自身及其主要照护者的生活质量。因此,失智症老年人对医疗和护理服务的需求高于其他人群,社区应高度重视。

二、老年卫生保健的原则

老年卫生保健原则是开展老年卫生保健工作的行动准则,有助于构建更加完善的多渠道、多层次、全方位的老年卫生保健体系。

1. 全面性原则

主要包括两个方面:①从老年人的生理、心理、适应能力和生活质量等方面考虑;②涉及疾病和功能障碍的预防、治疗、康复及健康促进等。

2. 区域化原则

区域化原则是指以一定的区域为基础提供老年卫生保健服务。为了使老年人能快速、便利地获得保健服务,服务要确保在一定的时间和地点内可及,为真正需要服务的老年人提供帮助。

3. 费用分担原则

老年卫生保健需求日益增长,而紧缺的财政资金难以满足这些需求。因此,老年卫生保健的费用应采取多渠道筹资的方法,即政府、保险公司、老年人共同承担,做到"风险共担"。

4. 功能分化原则

对老年卫生保健的各个层面都需有足够重视,具体体现在卫生保健计划、组织、实施和评价等各个方面。如当老年人存在特殊的生理、心理和社会问题时,不仅需要从事老年医学的医护人员,还需要心理咨询者和社会工作者参与其中。

5. 防止过度依赖原则

由于老化刻板印象,我国社会中多数人认为老年人处于弱势地位,往往给予过度的照顾和保护,忽略其主观能动性,使其对家人或照护者产生过度依赖。因此,需防止过度依赖,充分调动老年人身体上和心理上的独立性,激发他们自身的力量维护和促进健康。

6. 联合国老年人原则

包括独立原则、参与原则、照顾原则、自我实现原则和尊严原则(具体内容见第八章第一节)。

三、老年卫生保健的要求

随着人口老龄化趋势的日益加重,老年群体对卫生保健的需求也不断增加,但存在"高需要、低利用"的现象。因此,增强服务意识,提升服务质量是发展老年卫生保健事业的必然要求。

(一)增强老年卫生保健服务意识

我国正处于人口老龄化快速发展阶段,老龄人口增速持续加快,卫生保健服务需求不断增长,因此我国实施了积极应对人口老龄化的国家战略,其中,树立积极老龄观,促进健康老龄化,实现"老有所养、老有所医"成为发展老年卫生保健事业的重要目标。各地需积极推进老年卫生保健服务体系建设,增强服务意识,提高服务水平,从而促进老年人身心健康。此外,服务人员应树立以人为本的服务理念,充分认识到老年卫生保健工作的意义与价值,形成服务意识和责任意识,不断提升服务能力,共同推进公共卫生护理事业的发展。

(二)提升老年卫生保健服务质量

1.加强老年人健康教育

我国老年人健康素质相对偏低,卫生保健意识较淡薄,常因未及时就诊而使病情加重,因此需积极开展健康教育,帮助树立积极老龄观以及主动健康理念(见图8-19),提升老年人的健康素养,降低健康风险,提高健康水平,最终改善健康结局。可利用互联网媒介、组织活动等宣传形式,以卫生保健服务需求为导向,向老年人及其照护者普及养生保健、饮食运动、防病治病、中医理疗等知识,给予个性化的健康教育。

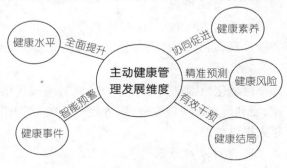

图 8-19　主动健康管理发展维度

2.完善老年人预防保健体系

坚持预防为主,健全三级预防体系,建立慢性病防治服务体系。发挥各级医疗机构的职能,加强对老年人慢性病的防治与管理,早期筛查,对慢性病高风险人群实施干预和管理,提高预防保健服务利用率。各地在开展老年预防保健工作时还应注重口腔健康、膳食营养、痴呆防治以及心理健康等。此外,以"治未病"理念为指导,发挥中医药调治亚健康的优势,积极探索建立中医特色的预防保健服务体系。

3.加速发展老年康复护理

严峻的老龄化问题使得发展老年康复护理事业刻不容缓。各地应积极建设康复护理机构,培养专业人才,提升康复护理技术与配齐必备的设施,促进其发展。目前,我国老年患者出院后多选择居家疗养,因而家庭照护者成为提供照护服务的主力军。医护人员应对患者及其照护者进行相关的疾病知识和康复技能培训,与其共同制订康复训练计划,将专业护理延伸至院外,以提高患者院外康复护理的效果。同时,照护者应根据老年人的身心状况,最大限度地发挥残存功能,改善其带病生存状态(见图8-20)。

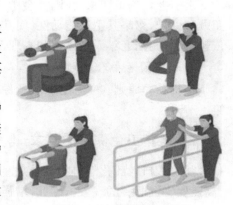

图 8-20　老年人康复训练

4.重视老年人心理健康

进入老年期后,多种因素会导致老年人出现性格、情绪等的改变,也容易引发焦虑、抑郁等心理问题。应重视并规范老年人心理护理服务,定期开展心理健康与心理保健知识讲座;加强老年心理健康研究和有效治疗,逐步做到老年心理工作普及化、专业化和规范化;积极评估老年人的心理护理需求,提供个性化心理护理服务。

5.大力发展医养结合模式

医养结合模式是将医疗资源与养老资源相结合的新型养老模式,能够满足老年人多元化的健康养老诉求。各地应积极开展医养结合试点工作,以需求为导向,重视专业人才的培养,加大资源整合力度,促进养老服务多元供给(见图 8-21)。

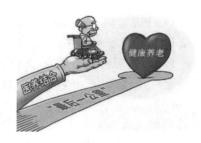

图 8-21 医养结合的新型养老模式

6.加快发展安宁疗护

安宁疗护旨在为疾病终末期或老年患者在临终前提供身体、心理等方面的照料和人文关怀,控制痛苦和不适症状,提高生命质量,使其舒适、安详、有尊严地离开。各地应加强全民生死观教育,整合政府、社会、学校力量,开展生命教育,并着力增加安宁疗护中心和提供安宁疗护服务的床位;开展安宁疗护培训,不断规范从业人员行为,提高安宁疗护服务质量。

四、老年卫生保健的流程

按照老年人卫生保健服务流程,每年对 65 岁及以上老年人进行健康危险因素调查和一般体格检查,提供疾病预防、自我保健及伤害预防、自救等健康指导,可有效预防和控制慢性病和伤害的发生。

(一)健康状态下的老年人卫生保健服务流程

对健康状态下的老年人进行卫生保健服务应遵循一定的流程,具体见图 8-22。

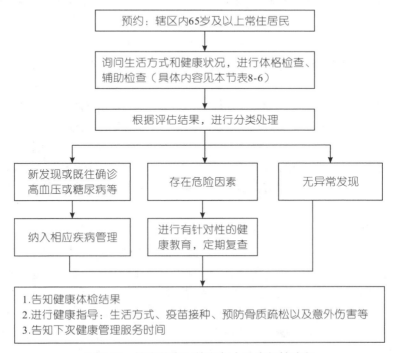

图 8-22 健康状态下的老年人卫生保健流程

（二）服务要求

（1）开展老年人健康管理服务的乡镇卫生院和社区卫生服务中心应当具备服务内容所需的基本设备和条件。

（2）加强与村（居）委会、派出所等相关部门的联系，掌握辖区内老年人口信息。加强宣传，告知服务内容，使更多的老年人愿意接受服务。

8-6 对老年人进行健康指导的内容

（3）每次健康检查后及时将相关信息记入健康档案。对于已纳入相应慢性病健康管理的老年人，本次健康管理服务可作为一次随访服务。

（4）积极应用中医药方法为老年人提供养生保健、疾病防治等健康指导。

五、中医"治未病"理念在老年人卫生保健中的应用

由于老年人的身体功能逐渐下降，预防疾病成为维持健康的关键。近年来，中医"治未病"在老年人卫生保健中越来越受到重视，在老年人常见病预防、情志养生、保健服务等方面的应用中具有五大优势：①及早干预；②动态干预；③手段多样；④价廉效优；⑤贴近生活。

1."治未病"理念在老年常见疾病预防中的应用

"治未病"在老年慢性疾病的早期预防以及病后防变方面具有指导作用。发挥中医"治未病"的优势，可以更好地预防脑卒中的发生和复发；在糖尿病前期运用中医"治未病"理念，通过调理饮食、精神状态、作息等方面，可以降低糖尿病易感人群的发病率；通过探析痰湿体质高血压人群的病因病机，运用中医"治未病"理念，可控制该类人群的血压状况。

2."治未病"理念在老年人情志养生中的应用

根据老年人气血渐衰、脾胃虚弱、肾虚的生理特点和性情不定的心理特点，老年人情志养生可从以下两个方面着手：一方面，老年人应注重日常内在修心，保持平和的心态，不为得失所困扰，通过培养兴趣爱好、参与娱乐活动来调养情志，强调内心专注，节制财利心和名利心，应"不以物喜，不以己悲"，保持乐观积极的生活态度，同时老年人还应注重养性，顺应自然，避免过度劳累，经常从善事，戒怒戒躁，保持情绪舒畅；另一方面，晚辈应尊敬、孝顺老人，多陪伴老年人，给予足够的关心和安慰，消除孤独感和郁闷情绪，使其感受到子女的孝养之心，亲情的陪伴对老年人的健康尤为重要，可以缓解负面情绪，改善心理状态。

3."治未病"理念在老年保健服务中的应用

中医"治未病"理念还可应用于一些养生保健服务项目：①可按照中医药理论进行内调养生，如药膳调养、中医药疗法、中药茶饮等（见图8-23A）；②推拿保健，可改善肌肉疲劳症状，改善关节活动性，提高脏腑功能；③拔罐可以促进血液循环，改善新陈代谢，缓解肌肉疲劳，改善肠胃功能（见图8-23B）；④刮痧可改善血液循环，调节内分泌失调，增强免疫力（见图8-23C）；⑤通过按摩穴位，可调节人体内分泌，改善关节活动性，调节免疫力；⑥艾灸可以温通经络，活血化瘀，调整气血平衡，改善睡眠质量。

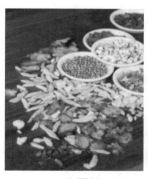
(A)中医药

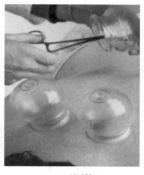
(B)拔罐

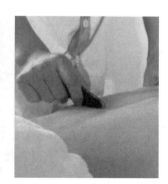
(C)刮痧

图 8-23 中草药、拔罐、刮痧

向老年人传播中医"治未病"理念,将此理念融入社区卫生、乡镇保健服务中,使老年人在家门口就能享受到中医"治未病"保健服务。同时,可组织中医药专家深入社区和农村,开展以老年疾病预防为主的健康教育,宣传科学的防病治病方法,将"治未病"理念和中医药养生保健融入养老过程。

测试一下

1. 解释人口老龄化、平均期望寿命、健康期望寿命和健康老龄化的概念。

2. 人口老龄化会给家庭和社会带来哪些问题?

3. 老年友好社区需要配备哪些基础设施和公共服务?如何加强老年友好社区中老年人与年轻人之间的互动和沟通?

4. 简述老年卫生保健服务的基本原则。

5. 中医"治未病"保健服务项目的具体内容有哪些?

拓展阅读

[1]郭同,张琴,喻兰莹,等.健康中国视域下老年人群对中医药医养结合服务的认知及需求分析[J].成都医学院学报,2022,17(6):779-783.

[2]化前珍,胡秀英.老年护理学[M].4版.北京:人民卫生出版社,2017.

[3]李国珍.老年社会工作[M].武汉:华中科技大学出版社,2022.

[4]刘远立.树立积极老龄 观促进健康老龄化[J].行政管理改革,2022(4):15-20.

[5]张佳安.社区能力建设视角下老年友好社区建设的路径[J].西北师大学报(社会科学版),2021,58(6):107-119.

(钱 英)

第九章　慢性病患者卫生保健

知识目标

1. 掌握慢性病的定义；慢性病患者卫生保健的内容和要求；常见慢性病（高血压、糖尿病、冠心病等）患者的护理和管理。

2. 熟悉慢性病的分类；慢性病患者卫生保健的流程。

3. 了解慢性病的流行病学特点。

能力目标

1. 理解高血压、糖尿病、冠心病等慢性病的危险因素。

2. 能够将中医"治未病"理念应用于慢性病患者的卫生保健问题中，开展有针对性的健康管理。

3. 能够灵活运用常见慢性病的卫生保健知识，制订并实施慢性病高危人群的健康管理方案。

素质目标

1. 在慢性病的保健与防治过程中，落实主动健康的理念，将防治慢性病的关口前移至高危人群，强化早监测、早干预、早治疗、早康复，实现全民健康。

2. 建立健康的生活形态，通过合理膳食、规律运动和戒烟限酒等生活方式指导，提高群众的自我保健能力，减少疾病发生。

导入情境与思考

患者，男性，61 岁，2 型糖尿病病史 5 年。2021 年入秋后，空腹血糖波动在 6mmol/L 左右，医嘱予口服降糖药物二甲双胍 0.5g，每日 3 次。遵医嘱坚持适当体育锻炼近 5 个月，自感身体和精神状态明显好转，近 3 个月没有坚持服药，没有测量血糖。2023 年 1 月开始自感疲乏，经检测空腹血糖升至 7 ～ 8mmol/L，餐后 10mmol/L。患者担心过年期间血糖管理不善，现就医寻求治疗方案。

请思考

1. 导致患者血糖升高的危险因素有哪些？

2. 公众可以采取哪些健康的生活方式来预防和管理糖尿病？

随着医疗卫生技术的发展，人类预期寿命的延长及生活方式的改变，中国居民疾病谱和死亡谱发生了重大变化，慢性病以其"高患病率、高发病率、高复发率、高致残率、高死亡率"已成为严重威胁居民健康的首位因素，已成为重要的公共卫生问题。《"健康中国2030"规划纲要》指出，将慢性病管理上升到国家战略，到2030年实现全人群、全生命周期的慢性病健康管理的目标。

9-1　教学 PPT

第一节　慢性病概述

随着我国工业化、城镇化、老龄化进程的加快，居民生活方式、生态环境、食品安全状况等对健康的影响逐步显现，我国慢性病患病、发病和死亡人数不断增多，严重影响居民健康与生活质量，也给家庭和社会带来巨大的经济负担。

一、慢性病的定义

慢性病（chronic disease）全称是慢性非传染性疾病（noninfectious chronic disease，NCD），是对一类起病隐匿、病程长且病程迁延不愈、缺乏明确的传染性生物病因证据、病因复杂且尚未被完全确认的疾病的概括性总称。美国慢性病委员会给慢性病的定义是：慢性病是使个体身体结构和功能出现病理改变，无法彻底治愈，需要长期治疗、护理及特殊康复训练的疾病。

二、慢性病的分类

按照国际疾病系统分类法（ICD-10）标准，常见慢性病分类见表9-1。

表 9-1　常见慢性病分类

疾病种类	常见慢性病
精神和行为障碍	老年痴呆、抑郁症、精神分裂症、神经衰弱等
呼吸系统疾病	慢性支气管炎、肺气肿、慢性阻塞性肺部疾病（COPD）等
循环系统疾病	高血压、动脉粥样硬化、冠心病、心肌梗死、心律失常、肺源性心脏病、脑血管病等
消化系统疾病	慢性胃炎、出血性胃炎、消化性溃疡、胰腺炎、胆石症、胆囊炎、酒精性肝硬化、脂肪肝等

续表

疾病种类	常见慢性病
内分泌、营养代谢疾病	高脂血症、糖尿病、痛风、肥胖、营养紊乱等
骨骼系统和结缔组织疾病	骨关节病、骨质疏松等
恶性肿瘤	肺癌、胃癌、肝癌、食管癌、结肠癌、胰腺癌、宫颈癌、乳腺癌、前列腺癌、舌癌、白血病等

三、慢性病的危险因素

危险因素是指增加疾病或死亡发生可能性的因素。慢性病的危险因素包括个人行为因素、环境因素、生物遗传因素和医疗保健因素四大类（见图9-1）。

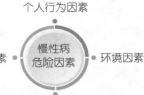

图9-1 慢性病的危险因素

（一）个人行为因素

1. 吸烟与酗酒

吸烟和二手烟暴露（被动吸烟）对人体健康的危害大，其烟雾中含有的多种致癌物被吸入人体后可导致多部位恶性肿瘤及其他慢性疾病。酒精对机体组织器官有直接的损害作用，长期过量饮酒会损伤肝细胞，导致酒精性肝炎或肝硬化；饮酒还影响脂肪代谢，进而诱发心血管疾病等；此外，饮酒还可增加乳腺癌、口腔癌、胃癌等恶性肿瘤的发病率。

2. 不健康饮食

主要表现为不进食早餐、进食过快、暴饮暴食等不良饮食习惯，以及高盐、高糖、高脂肪、腌制熏烤食物和低纤维等膳食结构的不合理。我国居民脂肪摄入超过总热量30%的现象比较普遍，高脂肪、高胆固醇、低膳食纤维饮食不仅导致高脂血症、高血压、糖尿病、超重和肥胖，还与动脉硬化导致的心脑血管疾病密切相关；大量腌制食品可增加胃癌、食管癌等恶性肿瘤的发生风险。

3. 缺乏运动

由于生活节奏的加快和交通工具的便捷，现代人常以车代步、久坐办公、活动范围小，导致运动量普遍不足。研究表明：全球有65%～85%的成年人由于缺乏主动运动而损伤自身健康，出现肥胖，心肺功能和运动系统功能下降，增加了高血压、糖尿病等慢性病的发生率。

4. 不良生活习惯

熬夜可以使交感神经过度兴奋，导致心率加快，引发室速、室颤，造成心源性猝死；睡眠不足也可导致血压升高、肥胖和糖尿病的发生，增加脑卒中的发生风险。

（二）环境因素

1. 自然环境

自然环境中的生活废弃物污染、噪声污染、水源土壤污染等与慢性病如肿瘤、肺部疾

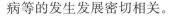

病等的发生发展密切相关。

2.社会环境

不良的风俗习惯、有害的意识形态等不良社会环境可直接或间接地成为诱发疾病的重要因素,如快节奏的生活工作会使心脑血管疾病、高血压的发生风险增加。

3.心理因素

长期面对高强度心理压力,可使人体各系统功能失调、内分泌紊乱、血液黏稠度增加,进而导致血压升高、心率加快、机体免疫功能降低,增加心血管疾病、恶性肿瘤等慢性病的发生风险。

(三)生物遗传因素

生物遗传因素包括遗传、年龄、性别等因素。许多慢性病如高血压、糖尿病、乳腺癌、消化性溃疡、精神分裂症、动脉硬化性心脏病等都有家族倾向,与遗传因素有一定的关系。

(四)医疗保健因素

医疗保健因素包括卫生保健网络、医疗保障体系、卫生保健和医疗服务,这些对维持人体健康具有现实意义。另外,医疗诊断的延迟会加速慢性病的进展,导致慢性病并发症发生风险增加、治疗效果下降和慢性病患者生存质量降低。

四、慢性病的流行病学特点

我国慢性病存在一定的流行病学特点,包括发病率和死亡率上升,慢性病分布存在地域、城乡、性别和年龄差异。

(一)时间分布

《中国居民营养与慢性病状况报告(2020年)》显示,2019年我国由慢性病导致的死亡人数占总死亡人数的88.5%,且呈上升趋势,大大超过世界平均水平,接近发达国家水平。世界银行预测,今后20年内中国慢性病的发病人数会增长2~3倍。

(二)地区分布

慢性病的发生与地理环境存在着一定的关系。脑血管病的发生与气温、气压、湿度都有关系,如出血性脑卒中与气压成显著正相关,与气温和湿度呈显著负相关,且存在地区差异,北方高于南方,农村高于城市。从恶性肿瘤看,食管癌的发病率北方高于南方,肝癌的发病率在南方较高。

(三)人群分布

从性别角度来看,女性慢性病的患病率高于男性;从年龄角度来看,慢性病患病率随年龄的增加而增高。

(四)病种构成

我国慢性病的病种构成存在城乡差别。我国处于前五位的慢性病有高血压、糖尿病、椎间盘疾病、脑血管病和胃肠炎。无论是城市还是农村,高血压和糖尿病的患病率均较高,患病率占前15种慢性病患病总数的53.7%。

第二节　慢性病患者的卫生保健服务

目前,我国居民慢性病所导致的死亡人数约占总死亡人数的87％,医疗费用支出占全国总医疗费用支出的70％,已成为严重影响居民健康、制约国家经济社会发展的重大公共卫生问题。

一、慢性病患者卫生保健的内容

慢性病患者卫生保健的内容包括筛查、随访评估、分类干预、健康体检四部分。以慢性病患者为重点服务对象,做好基本医疗及卫生保健服务,对改善慢性病患者的健康水平具有极为重要的意义。

(一)风险评估

慢性病筛查与评估,是针对生活习惯、环境因素、家庭遗传、体检结果指标等进行科学分析,在未出现临床表现的人群中分析评估其健康危险因素,建立生活方式、环境、遗传等危险因素与健康状态之间的量化关系,从而预测个人在未来5～10年内多种慢性疾病的患病风险和概率,从而实现早预防、早干预的目标。

(二)随访评估

对于慢性病患者,需要进行每年至少4次的面对面随访,测量血压、血糖等,常规随访内容还包括询问、检查与病情评估。

(三)分类干预

医生根据患者不同的情况进行分类干预,对不同患者采取有针对性的干预,并进行健康指导,防止并发症和病情恶化。

(四)健康体检

每年一次比较全面的健康体检和有针对性的健康指导。健康体检内容包括体温、脉搏、呼吸、血压、身高、体重、腰围、皮肤、浅表淋巴结、心脏、肺部、腹部等常规体格检查。

二、慢性病患者卫生保健的要求

根据慢性病发生发展的不同阶段实施三级预防,包括病因预防、"三早"预防和临床预防(见图9-2)。

(一)病因预防

病因预防又称一级预防,是在疾病尚未发生时针对致病因素(或危险因素)采取措施,也是预防疾病和消灭疾病的根本措施。WHO提出的人类健康四大基石

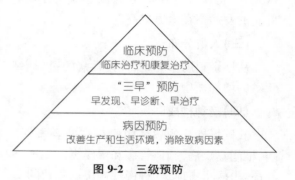

图9-2　三级预防

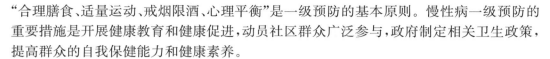

"合理膳食、适量运动、戒烟限酒、心理平衡"是一级预防的基本原则。慢性病一级预防的重要措施是开展健康教育和健康促进,动员社区群众广泛参与,政府制定相关卫生政策,提高群众的自我保健能力和健康素养。

(二)"三早"预防

"三早"预防又称二级预防,即早发现、早诊断、早治疗,是防止或减缓疾病发展而采取的措施。"三早"预防的根本办法是做好宣传和提高医务人员的诊断、治疗水平。通过普查、筛检和定期健康检查以及群众的自我监护,及早发现疾病初期(亚临床型)患者,并使之得到及时合理的治疗。

(三)临床预防

临床预防又称三级预防,主要包括对症治疗和康复治疗措施,对症治疗可以改善症状,减少疾病的不良反应,防止复发转移,预防并发症和伤残等;康复治疗包括功能康复、心理康复、社会康复和职业康复。临床预防的主要目的是防止伤残,提高生存质量,降低病死率。

二、慢性病患者卫生保健的流程

慢性病患者卫生保健的一般流程包括组织管理流程和技术操作流程。

(一)组织管理流程

慢性病卫生保健组织管理是指社区基层医疗机构与三级医院的职责分工,需明确各级各类医疗机构功能定位。

1. 社区基层医疗卫生机构

社区基层医疗卫生机构作为慢性病管理的第一线,在慢性病卫生保健中起主要作用。其核心职责是:为诊断明确、病情稳定的患者(如康复期、老年病)提供治疗、康复和护理。同时提供常见病、多发病的诊疗服务,向上级医院转诊超出自身服务能力的常见病、多发病及危急和疑难重症患者。

2. 县级医疗机构

县级医疗机构在慢性病卫生保健中起衔接的作用,提供专业的慢性病诊疗,接诊需要更进一步治疗的患者;承接社区基层医疗机构转诊的常见病、多发病患者,负责指导基层医疗机构的慢性病管理工作。

3. 城市三级医院

城市三级医院在慢性病卫生保健中主要承担慢性病急症发作和疑难复杂疾病的诊疗服务,接收下级医疗机构转诊的患者。除此之外,还提供医学科研和教育职责,即为慢性病的治疗提供前沿技术支持,同时承担人才培养、医学科研和公共卫生、突发事件紧急医疗救援等任务。

(二)技术操作流程

1. 制订个性化防治计划

根据慢性病特征,结合其病情的严重程度、生活方式等因素制订个体化的健康管理计划。

2. 制订慢性病管理方案

根据诊断情况制订慢性病管理方案，包括药物治疗、营养指导、运动计划等方面，确保患者获得全面的治疗。

3. 建立完善的健康档案

记录诊断、治疗计划、药物处方等信息，为患者长期诊疗提供翔实的数据支持。

4. 随访与健康教育

定期随访，评估患者的病情和治疗效果，提供健康教育，帮助患者了解疾病的进展和如何自我管理。

5. 提供全方位诊疗门诊

提供疾病的预防、诊治到康复，从身体、心理到人文关怀等方面的综合管理。

6. 家庭病床和居家护理

对需连续治疗但生活不能自理或行动不便需依靠医护人员上门服务的患者，医护人员对其定期上门查床、治疗和护理，并记录服务过程。

三、中医"治未病"理念在慢性病患者卫生保健中的应用

"治未病"理念的重点在于"防"而不是"治"。慢性病是一种"长期的、不能自愈的、不可治愈的、只能用药物治疗的"疾病，改变不良的生活方式以达到"防"是慢性病卫生保健的重要内容。

常用于慢性病卫生保健的中医技术有膏方、针刺、艾灸、推拿、拔罐、刮痧、耳穴、穴位贴敷、足浴等。慢性病的发生发展与个体体质有着非常密切的联系，中医学强调"因人制宜"，通过体质辨识找出个体体质差异，采取不同的预防措施，有针对性地进行调养，预防和控制慢性病的发生发展。

第三节　常见慢性病患者的卫生保健

慢性病是影响人们生活质量和威胁其生命安全的主要健康问题，给家庭、社会和经济发展等造成巨大影响。

一、高血压患者的卫生保健

原发性高血压（简称高血压）是指病因尚未明确的、以动脉血压持续升高为特征的进行性心血管损害的疾病，是最常见的慢性病，是心脑血管疾病最主要的危险因素。高血压可严重影响心、脑、肾等重要器官的功能，最终导致患者器官功能衰竭，引发一系列严重的并发症，甚至死亡。

（一）高血压的识别与诊断

目前，我国采纳世界卫生组织标准，将高血压定义为在未使用抗高血压药物的情况下，收缩压（SBP）≥140mmHg 和（或）舒张压（DBP）≥90mmHg 可诊断为高血压；既往有

高血压史,目前有服用抗高血压药物,现血压虽未达到上述水平,亦应诊断为高血压。根据血压升高的水平可将高血压分类为 1、2、3 级,见表 9-2;按照发生心血管病的危险程度可分为四层,是心血管疾病死亡的主要原因之一。

9-2 心血管危险程度分层标准

表 9-2 血压水平分类(单位:mmHg)

分类	收缩压		舒张压
正常血压	<120	和	<80
正常高值(高血压前期)	120～139	和(或)	80～89
高血压	≥140	和(或)	≥90
Ⅰ级	140～159	和(或)	90～99
Ⅱ级	160～179	和(或)	100～109
Ⅲ级	≥180	和(或)	≥110
单纯收缩期高血压	≥140	和	<90

(二)高血压流行病学特点与危险因素

1. 流行病学特点

在我国,高血压普遍呈现"三高"(高患病率、高致残率、高致死率)、"三低"(知晓率低、治疗率低、控制率低)的趋势。

(1)患病率高:我国人群高血压的患病率呈升高趋势,北方高于南方、东部高于西部、男性高于女性、城市高于农村。

(2)致残率高:高血压导致心血管病的风险增加,是脑卒中的主要危险因素,且与冠心病、心力衰竭发病密切相关。血压急剧升高时可诱发急性心肌梗死,高血压患者发生心力衰竭的危险是正常人群血压者的 6 倍。

(3)致死率高:高血压是脑血管病、心脏病最主要的危险因素。我国目前高血压患者已超过 2 亿人,每年因心血管病死亡超过 300 万人,每天死亡超过 8400 人。大规模临床试验证明,收缩压每下降 10～20mmHg 或舒张压每下降 5～6mmHg,3～5 年内脑卒中、心脑血管病死亡率与冠心病事件可分别减少 38%、20% 和 16%。

(4)知晓率、治疗率和控制率低:在我国,高血压知晓率、治疗率和控制率普遍较低,其中男性低于女性,农村低于城市。

2. 危险因素

高血压病因至今尚未完全明确,可能与遗传易感性与环境因素相互作用有关,前者约占 40%,后者约占 60%。

9-3 高血压相关危险因素

(三)高血压预防

1. 减钠增钾,饮食清淡

每人每日食盐摄入量逐步降至 5g 以下,增加富钾食物摄入;清淡饮食,少吃含高脂肪、高胆固醇的食物。

2.合理膳食，科学食养

多吃含膳食纤维丰富的蔬果，且深色蔬菜占总蔬菜量的一半以上，蔬菜和水果不能相互替代。

3.吃动平衡，健康体重

推荐将体重维持在健康范围内，控制体重指数（BMI）在$18.5\sim23.9kg/m^2$，进行规律的中等强度有氧身体运动，减少静态行为时间。

4.戒烟限酒，心理平衡

过量饮酒显著增加高血压的发病风险，且其风险随着饮酒量的增加而增加；减轻精神压力，保持心理平衡。

5.监测血压，自我管理

定期监测血压，了解血压情况。

9-4 常用降压药及不良反应

(四)家庭管理措施

1.药物管理

①监测服药与血压变化：服药期间在家需正确测量血压，并记录服用药物、血压数值；②遵医嘱按时、按量服药，不可根据自我感觉随意减量、加量或漏服、补服，防止血压波动；③血压控制稳定后可遵医嘱逐渐减小剂量，但不可擅自突然停药，防止出现停药综合征；④预防和及时处理直立性低血压：教育患者了解直立性低血压的表现有头晕、心悸、乏力、出汗、恶心、呕吐等，嘱患者联合用药、首次服药、药物加量时尤应注意。

知识链接

预防直立性低血压的措施

（1）避免长时间站立，尤其在服药后最初时间；

（2）改变姿势，特别是由坐、卧位站立时动作宜缓慢；

（3）宜在平静休息时服药，并继续休息一段时间后再下床活动；

（4）睡前服药应先如厕，起夜时应特别注意动作缓慢、防止跌倒；

（5）避免用过热水洗澡，不可大量饮酒；

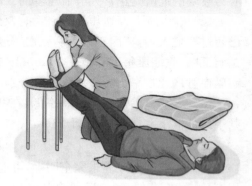

图9-3 直立性低血压急救体位

（6）嘱患者发生直立性低血压时取头低足高位，下肢高于头部，膝关节屈曲并活动脚趾，促进下肢血液回流，尽快改善头部供血不足（见图9-3）。

2. 建立健康的生活方式

倡导合理膳食、适量运动、戒烟限酒,保持心理平衡,预防和控制高血压及相关疾病的发生,改善生活质量,提高健康水平。

3. 自我检测血压

社区护士要指导患者正确规范测量血压,并掌握自我检测血压的技术。

(1)血压计种类及测量部位(见图9-4):①汞柱式血压计:常在上臂肱动脉处测量,特点是测量结果准确可靠;②圆盘指针式压力表:常在上臂肱动脉处测量,现已少用;③电子血压计:根据种类不同可在上臂、手腕、手指处测量,但常在上臂肱动脉处测量,特点是操作简单,测量方便,但准确性稍差。

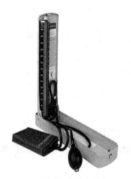 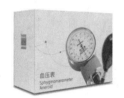 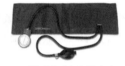 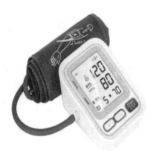 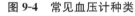

(A)汞柱式血压计　　　(B)圆盘指针式压力表　　　(C)电子血压计

图9-4　常见血压计种类

(2)常用测量方法:见图9-5。

(3)测量注意事项:①测量间隔时间一般为30分钟,可根据需要设定间隔时间;②被测者处于正常生活状态,指导日常活动,避免剧烈运动;③测压时上肢保持伸展和静止状态;④若首次测压读数<80%预计值需重新测量;⑤根据24小时平均血压、日间血压或夜间血压进行临床决策,但倾向于测量24小时平均血压,如仅作诊断评价可只监测日间血压。

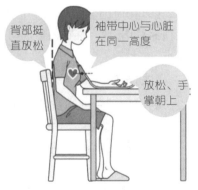

图9-5　测量血压姿势

二、糖尿病患者的卫生保健

糖尿病(diabetes mellitus,DM)是由于胰岛素分泌不足和(或)作用缺陷而引起的一种代谢紊乱综合征,临床上以高血糖为主要特征,是一种慢性终身性疾病。

糖尿病的典型症状为"三多一少",即多饮、多食、多尿和体重减轻。

糖尿病主要分为1型和2型两种类型。1型糖尿病多发生于青少年,须终身依赖胰岛素进行治疗。2型糖尿病多见于40岁以上的中老年人,肥胖者居多,一般起病较慢,临床症状相对不明显或缺如。

(一)流行病学特点和危险因素

1.流行病学特点

近年来,随着经济社会的发展和人们生活水平的不断提高,糖尿病发病率日益上升,目前已成为全球三大主要慢性病之一。糖尿病的患病率存在地区差异,城市患病率高于农村。

2.危险因素

糖尿病确切病因尚不明确,主要与下列危险因素有一定关系(见图9-6)。

(1)遗传因素:有关资料表明,糖尿病有明显的遗传倾向,表现为家族聚集性,特别是2型糖尿病患者。糖尿病患者亲属中的患病率比非糖尿病患者亲属高4~8倍。

(2)病毒感染:目前已知1型糖尿病与风疹病毒、麻疹病毒、腮腺炎病毒等病毒感染有关。

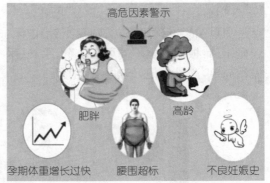

图9-6 糖尿病危险因素

(3)超重和肥胖:2型糖尿病发病率与超重和肥胖有明确的相关性。

(4)体力活动不足:许多研究表明,人体体力活动的减少易导致机体代谢功能紊乱,发生糖尿病的危险性增加。

(5)不合理膳食:高盐、高糖、高脂、低纤维素、低维生素饮食,中度以上饮酒易发生2型糖尿病。

(6)其他因素:有高血压、冠心病、高脂血症者;女性有分娩巨大儿史者、妊娠期出现糖尿病者;重大精神压力创伤及心理压力过大等均可诱发糖尿病的发生或使病情加重。

(二)预防

糖尿病是一种终身性疾病,但90%以上的2型糖尿病是可以预防和控制的。

1.一级预防

主要是对可控制的糖尿病危险因素进行矫正,预防糖尿病的发生。针对一般人群,加大对糖尿病的宣传教育,提高人群对糖尿病知识及其危害性的认识,倡导健康的生活方式,并定期体检,一旦发现血糖异常及早采取措施;针对高危人群,开展糖尿病教育,强调控制体重的重要性,防止摄入过多热量,避免肥胖,鼓励体育锻炼,提倡均衡膳食、戒烟限酒、心理平衡等,改变不良生活方式,并加强随访,定期复查,防止和延缓患病。

2.二级预防

主要是尽早发现无症状的糖尿病患者,对高危人群进行筛查,早发现、早治疗和管理,防止和减少并发症。主要的预防措施是在高危人群中筛查糖尿病和糖耐量减低者,高危人群包括年龄40岁以上、有糖尿病家族史者、肥胖者、曾患妊娠期糖尿病的妇女、高血压者和高血脂者等。

3. 三级预防

针对糖尿病患者采取综合措施,进行规范化治疗和管理,以控制病情,预防和延缓各种慢性并发症的发生、发展,提高患者生存质量。

(三)家庭管理措施

1. 饮食管理

饮食指导是控制血糖和减轻症状最基本的治疗措施,有助于血糖维持在理想水平,降低药物用量,减少并发症的产生与发展,降低医疗费用。

(1)控制总热量摄入:根据患者的年龄、体力活动强度及体重状况来确定每日摄入的总热量。一般碳水化合物、蛋白质及脂肪的比例为:碳水化合物 50%~60%,蛋白质 20%左右,脂肪 25%左右。超重或肥胖的患者,可适当减少每日总热量;儿童、青少年、妊娠、哺乳期妇女和消瘦者可适当增加每日总热量。理想体重和体型计算公式见图 9-7。

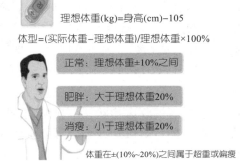

理想体重(kg)=身高(cm)-105
体型=(实际体重-理想体重)/理想体重×100%

正常:理想体重±10%之间

肥胖:大于理想体重20%

消瘦:小于理想体重20%

体重在±(10%~20%)之间属于超重或偏瘦

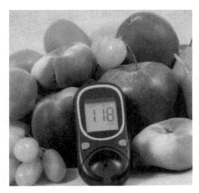

图 9-7 理想体重和体型计算公式

(2)饮食应清淡:避免高糖、高脂、高盐饮食。主食以五谷杂粮为主,如玉米、小米、豆类等,少食面食、大米之类食物;副食以高蛋白质类为主,如瘦肉、鱼肉、牛奶等;尽可能少食动物油类,如猪油、羊油等,多食植物性油类,如花生油、葵花油,多吃富含纤维素食物,如芹菜、苦瓜、韭菜、油麦菜等。

(3)坚持定时定量进餐:可少量多餐,但需注意延迟进餐或不进餐可导致低血糖反应;需定期监测血糖及体重,以此来评估饮食是否合理、科学。

2. 运动管理

运动能增强脂肪细胞中酶的活性,促进多余脂肪的分解,控制肥胖,使血脂降低。

(1)运动方式:要根据糖尿病患者年龄、体质及自身爱好,内容和强度应因人而异、循序渐进,可选择以有氧运动为主的多种运动项目,如快走、慢跑、骑自行车、散步等。

(2)运动前要进行自我检查有无运动禁忌证:血糖未得到较好控制(血糖>14mmol/L,尿酮体阳性)或血糖不稳定者;合并严重眼、足、心、肾并发症者,如近期有眼底出血,尿蛋白在(++)以上,足部有破溃,心功能不全等;新近发生血栓者。

(3)运动时需注意运动安全:糖尿病患者运动应在专业人员指导下进行,一般情况下运动强度为最大心率的 60%~70%(最大心率=220-年龄),不宜做剧烈运动。选择合适的运动场所，衣服鞋袜大小合适、柔软舒适；把握好运动时间，宜于餐后 1 小时进行，每日 30 分钟以上；不宜空腹运动，以免发生低血糖，可随身携带身份识别卡，以备应急时使用。

（4）运动后，不要马上停止运动，可做一些恢复性动作，如伸胳膊、踢腿、步行等，逐渐使心率、呼吸恢复正常，要及时补充食物，防止患者发生迟发性低血糖，还要检查其双脚有无损伤情况，防止糖尿病足的发生。

3.药物管理

糖尿病药物治疗措施包括口服降糖药物和注射胰岛素。用药强调个体化，要根据其自身体质、健康状况及糖尿病的不同类型来选择药物。

（1）用口服降糖药时，照护者要指导患者遵医嘱正确合理用药，根据所服用药物的特点，掌握正确的服药方法，同时熟悉药物可能引起的不良反应，并做好应对。如磺脲类药物要从小剂量开始，用药时间在餐前 30 分钟，可以减轻胃肠道反应；还有些药物如阿卡波糖等的服用要与进餐同时进行。

（2）使用胰岛素治疗时，应向患者讲解胰岛素注射的部位、方法和时间，尤其是在应激状态及患者少食或未进食时的用量，讲解胰岛素的不良反应与预防及使用注意事项。注射胰岛素后要注意观察与预防低血糖反应。

9-5 胰岛素注射步骤

4.心理调整

糖尿病是一种慢性进行性疾病，在发病初期，患者的临床症状并不典型，有些患者在前期对疾病没有引起足够的重视，治疗依从性差，不能按时服药或不合理膳食和运动，病情常不知不觉加重，直至出现并发症，对个人和家属的身心造成极大损害，也增加了家庭和社会的经济负担，还有些患者对于自身的健康状况过于关注，患病后精神压力过大，出现焦虑、紧张、恐惧等。照护者应对患者进行心理指导和心理护理，鼓励患者积极参与文化娱乐活动，培养广泛的兴趣爱好，如听音乐、练习书法、下棋、绘画、打太极拳、养鸟、短期旅游等增添生活乐趣，以加强患者积极的情感体验，降低不良情绪的影响，保持积极、稳定、愉悦的心理，有利于糖尿病的控制和康复。

三、冠心病患者的卫生保健

冠状动脉粥样硬化性心脏病（coronary atherosclerotic heart disease）指冠状动脉粥样硬化使血管腔狭窄、阻塞和（或）因冠状动脉功能性改变（痉挛）导致心肌缺血缺氧或坏死而引起的心脏病，简称冠心病，亦称缺血性心脏病（ischemic heart disease）。冠心病是动脉粥样硬化导致器官病变的最常见类型，也是严重危害人类健康的常见病，主要表现为发作性胸痛或胸部不适。痛持续时间多为 3～5 分钟，休息或舌下含服硝酸甘油可缓解。

（一）流行病学特点和危险因素

1.流行病学特点

冠心病好发于脑力劳动者，城市多于农村，北方高于南方。在我国，由于经济社会的不断发展，人民生活水平日益提高，快速城市化以及人口老龄化，使得冠心病危险因素流行趋势明显，导致冠心病发病人数不断攀升，且呈年轻化趋势。

2. 危险因素

冠心病病因尚未完全明确，主要危险因素包括以下几方面：

（1）年龄、性别：冠心病多见于 40 岁以上人群，49 岁以后发病明显增加，但近年来发病年龄呈现年轻化趋势。女性发病率低于男性，这与女性的雌激素具有抗动脉粥样硬化的作用有关，所以女性在绝经期后发病率迅速增高。

（2）血脂异常：动脉粥样硬化最重要的危险因素是脂质代谢异常，其中低密度脂蛋白胆固醇具有致动脉粥样硬化的作用。

（3）高血压：高血压患者患心血管疾病的概率为正常人的 3～4 倍，60%～70% 的冠状动脉粥样硬化患者有高血压。

（4）吸烟：在冠心病患者中，吸烟者的发病率和病死率是不吸烟者的 2～6 倍，且与每天吸烟的数量呈正比。被动吸烟也是一个危险因素。吸烟者的前列环素释放会减少，血小板易在动脉壁黏附聚集，使血中的高密度脂蛋白降低、总胆固醇增高，易发生动脉粥样硬化；烟草中的尼古丁对冠状动脉和心肌具有直接作用，可导致动脉痉挛和心肌损伤。

（5）糖尿病和糖耐量异常：与正常人相比，糖尿病患者患心血管疾病的风险增加 2～5 倍，且病变进展迅速，未来 10 年发生心肌梗死的风险高达 20%。糖尿病者多伴有高甘油三酯血症或高胆固醇血症，如同时伴有高血压，则动脉粥样硬化的发病率明显增高。

（6）其他危险因素包括：①肥胖；②家族史；③不良饮食习惯，如高热量、高动物脂肪、高胆固醇、高糖饮食等；④A 型性格。

（二）预防

冠心病的预防以一级预防为基本措施，以一、二级预防为重点，有效实施三级预防。

1. 一级预防

对社区居民普及预防冠心病的知识及指导健康行为，使其养成健康的生活方式，及时消除或阻断危险因素的作用。①合理膳食：限制热量、控制体重，限制脂肪和胆固醇的摄入，低盐、补钾，充足的膳食纤维；②适量运动：稳定冠心病患者宜参加有氧及柔韧性强的运动，不宜进行举重或静态用力的运动，不稳定患者不宜参加活动；③限酒：不提倡少量饮酒，伴有高血压者应戒酒；④戒烟：是冠心病一级预防的重点；⑤心理平衡：注意调节情绪，保持心态平和。

2. 二级预防

重点是社区居民的健康检查和疾病筛查，主要措施包括：①定期筛查早发现、早治疗：通过健康教育增强社区居民自觉检查和尽早就医的意识；加强对高危人群及个体的监测和管理，通过普查、筛查和定期健康体检，对冠心病进行及时诊断和治疗。②规范治疗，及时发现先兆症状并适时转诊。

9-6 冠心病二级预防 ABCDE 原则

3. 三级预防

目标是控制和减少危险因素，延长或逆转病情进展，防止急性冠状动脉事件的发生。

提倡早期综合治疗,采取康复护理、功能恢复等降低病残率,积极防治冠心病并发症。

(三)家庭管理措施

1. 调整生活方式

生活方式的改变是冠心病治疗的基础。

(1)合理膳食:宜摄入低盐、低脂、低热量、低胆固醇食物,多食蔬菜、水果和粗纤维食物,如芹菜、糙米等,避免暴饮暴食,宜少量多餐。

(2)戒烟限酒。

(3)适量运动:运动方式应选择有氧运动,需要注意运动的强度和时间,应根据病情和个体差异而制订运动计划,必要时应在监测下进行。

(4)心理平衡:学会调整心态,释放精神压力,逐渐改变急躁易怒性格,保持心态平衡。

2. 避免诱发因素

需告知患者及其家属过度劳累、情绪激动、饱餐、用力排便等情况都可能引起心绞痛发作(见图9-8),注意尽量避免以上情况。

3. 病情监测

教会患者及其家属在心绞痛发作时如何进行有效缓解,胸痛发作时应立即停止活动并舌下含服硝酸甘油。如服用硝酸甘油仍不缓解,或心绞痛发作比以往频繁、程度加重、疼痛时间延长,应立即到医院就诊,警惕心肌梗死的发生。

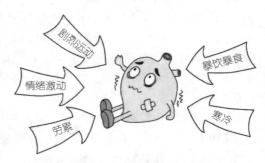

图 9-8　冠心病常见诱发因素

4. 用药管理

需按时服药,不可擅自增减药量,且掌握自我监测药物的不良反应,患者外出时须随身携带硝酸甘油以备急用。硝酸甘油见光易分解,应放于棕色瓶内并干燥保存,以免潮解失效;药瓶开封后每6个月更换1次,以防失效。

5. 康复指导

康复运动前应进行医学评估与运动评估,确定康复运动的指征。应与患者一起制订个体化运动处方,指导患者出院后开展运动康复训练(见图9-9)。个人卫生活动、家务劳动、娱乐活动等也有益于患者康复。

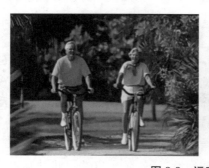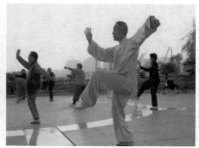

图 9-9　运动康复训练

6.不良情绪指导

当患者出现紧张、焦虑或烦躁等不良情绪时,应指导其尽可能保持乐观、积极的态度,正确对待自己的病情;家属要积极配合和支持患者,在生活中避免对其施加压力,给患者创造一个良好的身心休养环境,缓解不良情绪。

9-7 冠心病患者的康复运动

四、肿瘤患者的卫生保健

肿瘤(tumour)是机体正常细胞在各种致瘤因素的作用下逐步发生的局部组织细胞异常增生而形成的新有机体。肿瘤有良性与恶性之分,良性肿瘤因细胞分化成熟,其组织结构非常接近于正常,一般不会对周围组织进行侵蚀和破坏,对人体危害性较小。恶性肿瘤亦称癌症,因细胞分化不成熟,在结构和功能上都与正常细胞不同,对机体危害严重。

(一)流行病学特点和危险因素

1.流行病学特点

全世界每年约有1030万人患癌症,600多万人死于癌症,且数量都在逐年升高。目前我国癌症的年发病例数约为160万人,死亡约130万人,其中以肺癌、胃癌、食管癌、肝癌、乳腺癌、宫颈癌最为多见,约占全部恶性肿瘤的70%~80%。人群分布上任何年龄均可患病,但大多数肿瘤的发病危险性随年龄的增长而增加。

2.危险因素

肿瘤的病因学十分复杂,与多种原因有关。

(1)物理因素:①电离辐射:长期接触X线及镭、铀、钴等放射性同位素可引起癌症;②纤维性物质:长期大量吸入石棉、玻璃纤维、氧化铝等可诱发肺癌;③日光和紫外线:长期暴露会增加皮肤癌的发病率。

(2)化学因素:目前发现的致癌物质高达1000多种,常见的有以下几类:①芳香烃类化合物:可诱发皮肤癌、肺癌和宫颈癌等;②芳香胺类化合物:如联苯胺、2-萘胺是膀胱癌的肯定致癌物;③工业性致癌因素:"三废"即废气、废水、废渣,以及在家居环境中产生的厨房油烟等环境污染,长期处于这种污染的环境中易患肺癌;④其他:砷可引起皮肤癌和肺癌,铬和镍可引起肺癌,镉可引起前列腺癌。

(3)生物因素:①病毒:乙型和丙型肝炎病毒与肝癌相关,EB病毒与鼻咽癌和伯基特淋巴瘤的发生有关,人乳头状瘤病毒与宫颈癌的发生有关;②真菌:黄曲霉毒素是肝癌肯定的致癌物质,其他如交链孢霉、杂色曲霉等产生的毒素都有一定的诱癌作用。

(4)生活中有致癌作用的行为或物质:①吸烟:大量研究已经证实烟草是致癌因素。焦油中含多种致癌物,吸烟年龄越早,量越大,越易诱发肺癌等恶性肿瘤。②不合理膳食:胃癌、乳腺癌及结直肠癌与膳食的关系更为密切,如过多食用酸菜或剩菜、霉变的粮食,过多进食烤制或熏制的肉类等,高脂饮食和低纤维饮食与乳腺癌、肠癌的发生有关。③心理社会因素:内向型性格、负性心理(如焦虑、悲伤、抑郁、绝望等)等均与恶性肿瘤的发生有关。

(二)预防

肿瘤应采取三级预防措施(见图9-10)。

1.一级预防

主要是针对健康人群进行癌症管理，目的是通过实施健康教育提高人群对癌症危险因素的认知，采取各种有效措施，减少和消除各种致癌因素对人体的作用。教育和帮助人群改变不良生活习惯和行为方式，鼓励戒烟限酒，少吃或不吃油炸及烟熏食物，合理膳食，积极接种疫苗，保持良好的心理素质，从而有效降低恶性肿瘤的发病率。

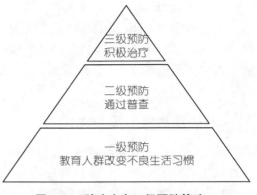

图9-10　肿瘤患者三级预防策略

2.二级预防

二级预防又称高危人群管理，目的是早发现、早诊断、早治疗。对无症状人群通过普查早期发现癌症；进行健康教育，提高高危人群的自我保健能力，注意日常健康管理，如乳房自检，检查呼吸道、消化道及阴道是否有异常分泌物、出血；发现无原因体重明显进行性下降等异常需重视癌症筛查。

3.三级预防

三级预防是对已确诊的癌症患者通过手术、放化疗及康复护理等方法积极治疗，尽可能恢复癌症患者的生理、心理功能，延长生存时间，提高生活质量。对于选择在安宁疗护病房或家中度过人生最后阶段的患者，应采取有效措施，减轻其痛苦。

(三)家庭管理措施

1.健康生活方式

癌症患者的生活环境应整洁舒适；给予清淡易消化的高热量、高蛋白、高维生素可口的食物，少食多餐，养成良好的饮食习惯，并鼓励患者主动进食，多食富含维生素C的新鲜蔬菜、瓜果，忌食生冷、辛辣和难消化的食物；不能进食或呕吐严重者可静脉补充营养；每天应根据身体情况适当运动，如散步、打太极拳、练气功、有意识的腹部呼吸等，有利于肌肉和关节力量的增加和功能恢复，提高活动耐力；行动不便的患者也应经常到户外晒太阳和呼吸新鲜空气。

2.术后患者的照护

术后患者需要适应手术带来的形态、生理功能等的改变。若患者有造口，要适应造口引起排尿、排便途径的改变。

3.放化疗患者的照护

患者应了解放疗和化疗方案及常见副作用、不良反应等情况(见图9-11)。注意监测白细胞、血小板计数，若出现呕吐、腹泻等情况要注意防止脱水和水电解质失衡；注意保持口腔清洁,防止并发感染。患者及其家属需掌握放化疗的副作用及处理措施,当副作用或不良反应严重时,需及时就医。

发热　　　　呕吐　　　　腹泻　　　血细胞减少　　　脱发　　　内脏毒性

图 9-11　常见放化疗副作用

4.带有管道患者的照护

部分处于化疗间歇期的患者可能带有深静脉插管回家中休养,患者需定期进行管道护理,并密切观察感染征象,注意保持局部干燥(见图 9-12)。

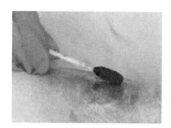 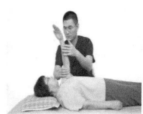 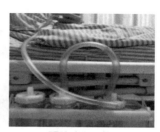

预防感染　　　　　　肢体功能锻炼　　　　　　预防意外脱管

图 9-12　管道护理

5.康复锻炼

一些术后患者需要进行康复,是临床治疗的继续和巩固,采用药物、营养、体能训练等综合措施,以恢复患者功能和提高生活质量。如乳腺癌患者需要进行上肢功能的锻炼;喉癌术后患者需要接受人工喉发音的训练等。照顾者应尽量为患者营造良好的康复休养环境,保持室内物品整齐,空气清新,阳光充足,床椅舒适安全。

6.心理调整

几乎所有癌症患者都存在着不同程度的心理障碍,并常表现为否认、孤立、恐惧、焦虑、愤怒、敌意等,而保持乐观、良好的心态对于患者的康复和提高生活质量是非常有益的。患者及其家属应科学地认识疾病,勇敢面对现实,树立起战胜疾病的信心。

测试一下

1.简述慢性病的危险因素。

2.简述高血压的主要危险因素。

3.简述糖尿病的饮食原则。

4.慢性病患者卫生保健的流程主要包括哪些内容?

5.案例分析:张某,男,65 岁,持续心前区痛 4 小时。4 小时前午后突感心前区痛,伴左肩臂酸胀,自含硝酸甘油 1 片未见好转,伴憋气、乏力、出汗,二便正常。既往高血压病史 6 年,最高血压 160/100mmHg,未规律治疗;糖尿病病史 5 年,一直口服降糖药物治疗;无药物过敏史;吸烟 10 年,每日 20 支左右;不饮酒。请问:该患者有哪些健康风险?

拓展阅读

[1]杨磊,李卫东.职业健康服务与管理[M].北京:人民卫生出版社,2020.

[2]尤黎明,吴瑛.内科护理学[M].7 版.北京:人民卫生出版社,2022.

[3]赵岳,章雅青.公共卫生护理[M].北京:人民卫生出版社,2022.

（王丽萍）

第十章 职业卫生

📋 **学习目标**

知识目标

1. 掌握职业危害因素、职业病、职业健康、职业卫生护理等基本概念，法定职业病的特点和种类，职业防护的分类和措施，职业卫生护理的职责、角色和功能，常见职业病的卫生保健措施。

2. 熟悉职业危害因素的分类，法定职业病和工作场所疾病的关系与区别，常见职业病的危险因素和高危行业。

3. 了解主要行业的职业相关健康问题。

能力目标

1. 能分析法定职业病诊断需要收集的资料信息。

2. 能遵循职业场所公共卫生护理的基本原则，做好职业健康监护和个人防护等相关工作。

3. 能根据常见法定职业病和工作场所的健康问题，开展有针对性的护理干预。

素质目标

在职业健康服务与管理过程中，坚持健康至上、敬佑生命的护理理念，弘扬甘于奉献的职业精神。

💡 **导入情境与思考**

张女士，40岁，某企业办公室打字员。2018年8月到所在辖区的劳动保障行政部门咨询，自述参加工作10年以来，一直在企业办公室担任打字员。由于长期从事电脑工作，患上了"干眼症""颈椎病"等疾病，而且近年来症状有所加重，经常出现头晕、恶心等反应。张女士咨询工作人员自己所患的疾病与自己的职业密切相关，是否为职业病，是否可以申请企业给予赔偿。

请思考

1.张女士所患的疾病是否为职业病？

2.常见的职业病种类有哪些？

3.职业病的特点是什么？

我国是世界上劳动人口最多的国家。第九次全国职工队伍状况调查数据显示，我国就业人口总数7.79亿人，包括4.02亿职工、8400万新就业形态劳动者、2.93亿农民工，多数劳动者职业生涯超过其生命周期的二分之一。实施职业卫生或健康护理服务，对于切实保障劳动者职业健康权益，提升企业健康生产力水平，预防和控制职业相关危险因素意义重大。

10-1 教学PPT

第一节 职业卫生概述

职业场所是劳动者从事职业活动的工作环境，职业场所及劳动作业过程中若存在职业危害因素，并与特定职业相伴随会对劳动者的身心健康产生危害。

一、职业与健康

职业人群出现的特殊健康状态与从事该职业的工作环境、工作方法及工作形态等因素密切相关。

（一）工作环境

环境指的是一个人、一个物体或一个群体所处的自然、社会和生活的周围条件和背景。工作场所中围绕着劳动者的环境错综复杂，主要分为两个方面：一方面是舒适程度的影响因素，如温度、湿度和采光照明等；另一方面是灾害诱发因素，如化学品、粉尘、烟雾、噪声、辐射、花粉、微生物以及昆虫等，这些影响因素存在于特定的时间、空间，相互交织，影响着职业人群的健康状态。

（二）工作方法

工作方法指的是一种在工作中使用的特定策略、技术。工作方法不当不仅会影响工作质量和生产效率，还可能增加工作压力，使劳动者感到紧张，甚至导致受伤。合理的工作方法通常符合以下基本原则：保持良好的姿势统一性，如在搬运重物时避免扭曲或弯曲身体；要确保人体与设备之间的和谐安全交互，避免身体需要移动的部分受到坚硬支撑物的压迫或限制；能提高工作效率，减少疲劳的发生。

（三）工作形态

工作形态指的是不同的工作方式和模式，包括工作的组织结构、工作地点和工作时间等方面的变化，它涵盖工作性质、工作时间、工作地点、工作组织形式等方面的因素。不同的工作形态适用于不同的个人和组织，可以根据具体情况选择最适合自己的工作方式。

二、职业危害因素

职业危害因素(occupational hazards)是指在生产过程、劳动过程和生产环境中可能危害职业人群健康和影响劳动能力的各种不良因素。职业危害因素会对健康产生不良影响,引发职业性病损,包括以下几种。

1. 化学性有害因素

生产过程中的化学毒物包括原料、中间产品、成品以及废气、废水和废渣中的物质,可分为生产性毒物和生产性粉尘(见表10-1)。

表 10-1　常见的生产性毒物和粉尘

类　别		举　例
生产性毒物	金属及类金属	铅、汞、砷、锰
	有机溶剂	苯及苯系物、正己烷、二硫化碳
	刺激性气体	氯、氨、氮氧化物、二氧化硫
	窒息性气体	一氧化碳、硫化氢、氰化氢、甲烷
	苯的氨基和硝基化合物	苯胺、硝基苯、三硝基甲苯、联苯胺
	高分子化合物	氯乙烯、丙烯腈、二异氰酸甲苯酯、含氟塑料
	农药	有机磷农药、有机氯农药、拟除虫菊酯类农药
生产性粉尘		矽尘、煤尘、石棉尘、水泥尘及各种有机粉尘

2. 物理性有害因素

职业活动中可能对身体造成危害的不良物理因素包括高温、高湿、低温、高气压、低气压、噪声、振动、非电离辐射(如紫外线、红外线和激光),以及电离辐射(如 X 线和 γ 射线)等。

3. 生物性有害因素

生产原料和作业环境中可能引发职业性疾病的微生物或寄生虫,包括炭疽杆菌、真菌孢子和森林脑炎病毒等。

(1)细菌:例如,在屠宰、皮毛加工等作业中可能接触到炭疽杆菌、布鲁氏菌等。

(2)病毒:例如,在森林作业中,被携带森林脑炎病毒的蜱虫叮咬可能感染森林脑炎。

(3)真菌:例如,在粮食的收获、加工和储存过程中,劳动者可能接触到霉变谷物上的曲霉菌、青霉菌等。

4. 其他有害因素

作业过程中的其他有害因素包括劳动组织和作息制度不合理,心理压力、劳动强度过大或生产定额不当造成工作状况过度紧张,不良体位、姿势或使用不合理的工具,违反安全操作规范等,这些都会对职业人群的健康产生影响。在实际生产场所和生产过程中,通常同时存在多种有害因素,它们相互作用,加剧损害从事该职业的人员的健康。

三、职业灾害与职业病

职业灾害和职业病是在工作环境中对劳动者健康和安全造成威胁的重要问题,保护劳动者免受职业灾害和职业病的影响,是促进劳动者健康、安全生产和可持续发展的关键一环。

(一)职业灾害

1.职业灾害的定义

职业灾害是指劳动者因工作环境中的设施、设备、原材料、粉尘、蒸汽、温度与压力异常、有害化学物品以及作业活动等原因而遭受意外伤害、残废、死亡或患疾病的情况。

2.职业灾害的种类

根据危害媒介物的性质不同职业危害可以分为设施性、机械性、物理性、化学性和生物性灾害。职业灾害的种类见图 10-1。

(二)职业病

1.职业病

职业病(occupational diseases)是由职业性有害因素对人体产生过度作用,超过身体的适应能力而导致的功能或器质性病理改变。2018 年 12 月 29 日第四次修正的《中华人民共和国职业病防治法》将职业病定义为,在职业活动中,劳动者因接触粉尘、放射性物质和其他有毒、有害因素而导致的疾病。

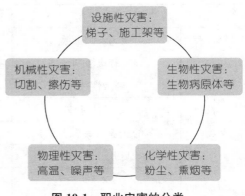

图 10-1　职业灾害的分类

(1)法定职业病目录:职业病的判定必须遵循以下原则:明确因果关系或剂量-反应关系;有足够数量的接触人群;存在可靠的医学认定方法;能够明确区分职业和非职业人群;该病主要发生在职业人群中,即具有特异性。2013 年 12 月 23 日,国家卫生计生委、人力资源和社会保障部、安全监管总局和全国总工会联合印发的《职业病分类和目录》(国卫疾控发〔2013〕48号)将职业病分为 10 类 132 种。

10-2　职业病分类和目录

(2)职业病的特点:职业病的特点主要包括 5 个方面(见图 10-2)。

特点1	特点2	特点3	特点4	特点5
病因与工作环境中有害物质接触有关	损害程度取决于有害物质接触程度	发病因不同接触情况和个体差异而不同	早期诊断和合理处理通常预后较好	多数职业病无特效治疗方法,重在预防

图 10-2　职业病的特点

2.职业相关疾病

职业相关疾病是由职业性有害因素引起的一类疾病,会降低机体的抵抗力,增加患病风险或导致已有疾病恶化,这种疾病在特定职业人群中较为常见,可能导致发病率上升或疾病严重程度加剧。与法律规定的职业病不同,职业相关疾病范围更广,经济负担更重。常见的职业相关疾病如下:

(1)行为(精神)和身心疾病:如精神焦虑、神经衰弱综合征,常由于工作负荷大、职业压力、夜班工作等因素引起。

(2)慢性非特异性呼吸系统疾病:包括慢性支气管炎、肺气肿和支气管哮喘等,是由环境空气污染物、化学和生物有害物质等多种因素引起的疾病。

(3)职业性肌肉骨骼疾病:由职业性有害因素直接或间接引起,表现为肌肉、肌腱、关节、骨骼、神经、韧带、软骨、椎间盘等组织的不适、损伤、持续疼痛或活动受限,可以影响身体各个部位。

四、职业卫生与职业防护

职业卫生和职业防护旨在保护工作人员的身体健康,预防职业病和事故的发生,提高工作环境的安全性和健康性,提高工作效率和生产力,促进员工的幸福感和满意度。同时,它还有助于改善企业形象,降低医疗和赔偿费用,并符合法规和道德责任。

(一)职业卫生

1.职业卫生的概念

职业卫生又称职业健康(occupational health),是对工作场所内产生或存在的职业性有害因素及其健康损害进行识别、评估、预测和控制的一门学科,其目的是预防和保护劳动者,免受职业性有害因素所致的健康影响和危险,使工作适应劳动者,促进和保障劳动者在职业活动中的身心健康和社会福利。国际劳动者组织(International Labor Organization,ILO)和世界卫生组织(WHO)提出职业卫生的三个关键目标见图10-3。

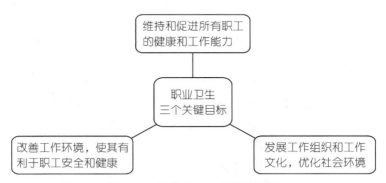

图 10-3　职业卫生三个关键目标

2.职业卫生主要工作内容

工作场所职业病危害因素监测;作业人员健康监护;职业病危害评价;职业病流行病学调查;职业心理与功效;职业安全卫生防治措施与对策制定;健康教育与健康促进;职业病危害事故应急处置与医学救援;职业卫生标准制定与修订。

3.职业卫生三级预防原则

《中华人民共和国职业病防治法》指出,职业病防治工作坚持预防为主、防治结合的方针,建立用人单位负责、行政机关监管、行业自律、职工参与和社会监督的机制,实行分类管理、综合治理。其基本准则应按三级预防加以控制,以保护和促进职业人群的健康(见图 10-4)。

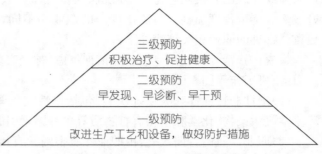

图 10-4 职业卫生三级预防原则

(二)职业防护

职业防护包括职业健康监护和个人健康防护。

1.职业健康监护

(1)职业健康监护的概念:职业健康监护(occupational health surveillance,OHS)是由企业、事业单位、个体经济组织等用人单位,组织从事接触职业病危害因素作业的劳动者进行的健康检查,目的在于评价职业病危害因素对接触者健康的影响及其程度,以便采取预防措施,防止有害因素所致疾病的发生和发展。

(2)职业健康监护的目的:是一种初级预防措施,通过分析生产环境和职业流行病学资料,监测职业病和工作相关疾病在人群中的发生规律,评估健康危害程度,识别新的职业危害和受影响人群,并制定干预措施。评估防护和干预效果,为制定标准和进一步控制措施提供科学依据,实现预防目标。职业健康监护具有法律的强制性,要求用人单位和职业健康检查机构负责职业健康监护,同时还规定了相关的要求和流程,形成职业健康监护制度。

10-3 国外、国内的职业健康监护制度

(3)职业健康监护的内容:主要包括接触控制(职业性有害因素的环境监测、接触评定)、医学检查(就业前和定期的健康检查、健康筛检以及职工工伤与职业病致残的劳动能力鉴定)和信息管理等。

(4)职业健康监护的程序:包括自查、他查、医学检查、专业检查。

1)自查:通过培训,提高员工对自身健康危害因素的重视和识别能力。

2)负责人检查:通过培训等,使企事业单位风险管理人员能够检查并识别员工是否存在由于工作接触了某些有害因素而引起的症状和体征。

3)医学检查:由医护等专业健康服务人员对员工进行临床检查。

4)生物监测和生物效应监测:由专业人员对员工的代谢物或某些生物指标进行实验室检测。

(5)职业健康监护管理措施:如果员工的健康受到职业危害的影响,应该采取以下措施:①减少或避免接触有害物质,必要时进行进一步检查和治疗;②对于特别敏感或已经出现健康问题的员工,要给予特殊防护;③同时检查工作场所的危害因素,决定是否需要增强防护,改善设施。

2. 个体防护

(1)个体防护用品:指工人在劳动过程中使用的、可以阻止职业性有害因素、有效地保护自身健康的个人用品,如隔热工作服、防尘防毒口罩、防毒面具、防护鞋等。个体防护是安全生产管理中的重要组成部分,当存在职业健康风险因素的工作场所中防护设施不到位、工作环境中的有毒有害因素远远超过卫生标准、防护设施在技术上无法实施时,员工可佩戴个人使用的职业病防护用品来保护自身健康。我国已制定了《个体防护装备配备规范》(GB 39800—2020),对个人使用的职业病防护用品的选择和使用进行详细规定。

(2)个体防护管理与政策:通过发放证书等方式,对制造职业病防护用品的企事业单位进行管理;企事业单位要购买符合认证标准的、具备证书的职业病防护用品,根据工作场所的危害种类和性质来选择;加强培训和宣传,提高员工的自我防护意识,增加职业病防护用品的使用率;企事业单位与员工签订责任书,规定进入有职业危害的区域必须正确佩戴防护用品,并指定专人考核、监督和检查佩戴情况,对违规者进行处罚;国家通过投入科研资金和政策支持,加强职业病防护用品的研发,鼓励研究机构和生产单位改进职业病防护用品,提高佩戴的舒适度。

第二节　职业卫生护理

职业卫生护理是一项关注工作环境和员工健康的重要工作,旨在预防、识别和处理与工作相关的健康风险,确保员工的身体和心理健康。

一、职业卫生护理的概念

职业卫生护理(occupational health nursing)最早源于工业护理(industrial nursing),在工业革命时期迅速发展。它的初衷是为工人提供临床护理服务,改善工作环境,并提供健康教育、疾病管理和安全项目等服务,旨在促进健康、预防疾病和伤害、恢复健康,以及防止与工作相关的危害。美国职业卫生护理学会(American Association of Occupational Health Nurses,AAOHN)对职业卫生护理的定义是:运用护理原理来维护各行业劳动者的健康,包括预防和治疗疾病和伤害,并需要掌握多方面的知识和技能,如健康教育和卫生指导、环境卫生、康复和人际沟通。

二、职业卫生护理的意义

职业卫生护理是公共卫生护理的重要组成部分,是"健康中国行动"提出的职业健康保护行动的重要内容。护士应用专业技术,评估劳动者的需要,制定和实施护理措施,为职业人群提供健康服务,保障职业人群的健康水平。

10-4　职业健康保护行动的目标

三、职业卫生护理人员的工作职责、角色与功能

职业卫生护理人员的主要工作职责包括：健康促进，健康保护；疾病、伤害、残疾的预防；治疗性照护；急救服务；健康恢复；管理、沟通、行政以及科学研究等。

职业卫生护理人员可以分为多种角色，不同的角色承担不同的职业卫生护理功能（见图10-5）。

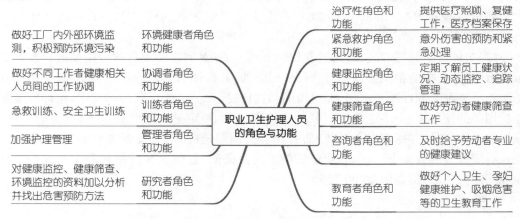

图 10-5　职业卫生护理人员的角色与功能

第三节　常见职业病的卫生保健

职业病是工作环境和职业活动对人体健康造成的不良影响，严重威胁着员工的身体健康和生活质量。通过有效的卫生保健措施，可以预防和管理常见职业病，保障员工的健康和安全。职业性尘肺病、皮肤病、眼病、化学中毒、中暑、噪声聋、放射病是常见的职业病，需掌握相应的卫生保健方法，以更好地应对工作环境中的健康风险。

一、职业性尘肺病的卫生保健

职业性尘肺病的卫生保健对于保护工人免受尘肺病的危害至关重要，它能够预防疾病的发生、提供安全的工作环境，并促进工人的健康与福祉。

（一）职业性尘肺病概述

1.职业性尘肺病的概念

尘肺病是在职业活动中长期吸入生产性矿物性粉尘，并在肺内潴留而引起的以肺组织弥漫性纤维化为主的疾病。尘肺病是我国目前危害最严重和最常见的职业病。

2.职业性尘肺病的危险因素

工作环境中长期吸入游离二氧化硅粉尘、金属铝粉或氧化铝粉尘、滑石粉、云母粉尘、纯煤粉尘、高浓度炭黑粉尘、石棉粉尘、铸造粉尘、水泥粉尘、石墨粉尘、电焊烟尘等。

3.职业性尘肺病的高危行业

从事石棉开采及运输、电焊、陶瓷加工、矿山开采、金属冶炼、建筑材料生产、纺织等行业的工人。

(二)职业性尘肺病健康干预

职业性尘肺病健康干预需从生产企业与职工自身两方面开展。

1.企业健康干预主要内容

企业健康干预主要包括初级医疗保健、职业健康安全管理、建立健全健康监护制度、加强健康教育与健康促进、提供员工救援计划和采取积极的医疗措施(见图10-6)。

1.初级医疗保健:以全科医生和职业健康护士为主体,提供疾病诊治、转诊、健康筛查、健康档案管理等	2.职业健康安全管理:加强职业危害识别、预防、评价、监测、控效评估等,优化工艺技术是消除粉尘危害的重要举措
3.建立健全健康监护制度:加强对劳动者在岗前、在岗、离岗时的健康监测,对患有职业禁忌证者应妥善处理和安置	4.加强健康教育与健康促进:对用人单位负责人、职业卫生管理人员和接触尘肺病危害因素的劳动者进行培训教育
5.提供员工救援计划:为尘肺病个体提供心理支持和咨询服务	6.采取积极的医疗措施:如药物治疗、氧疗、康复训练等

图 10-6　职业性尘肺病干预的主要内容

2.职工个人健康干预主要内容

职业性尘肺病个体健康干预主要从营养干预、身体活动、心理干预、行为方式等方面展开(见图10-7)。

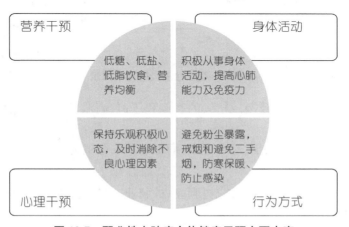

图 10-7　职业性尘肺病个体健康干预主要内容

二、职业性皮肤病的卫生保健

我国职业性皮肤病约占职业病总数的$50\%\sim70\%$，职业性皮肤病已成为我国常见职业病之一。

（一）职业性皮肤病

1.职业性皮肤病的概念

职业性皮肤病是指由职业性因素引起的皮肤及皮肤附属器官的急、慢性疾病。临床工作中常见的职业性皮肤病主要有六种（见图10-8）。

2.职业性皮肤病的危险因素

职业性皮肤病的发病原因主要有化学因素、物理因素、生物因素等。其中，化学因素最为常见，物理因素多数情况下与化学因素具有协同作用而致病，生物因素所致的皮肤病在某些工种比较多见。此外，个体的性别、年龄、皮肤类型以及生产季节、卫生及防护条件等因素与职业性皮肤病的发生、发展也存在密切关系。

（1）化学因素：90%以上的职业性皮炎患者致病原因是化学因素（见图10-9）。

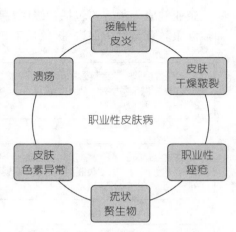

图 10-8 职业性皮肤病的类型

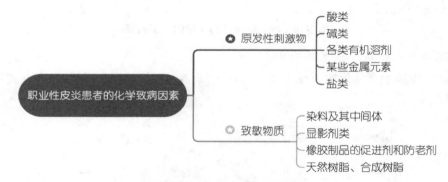

图 10-9 职业性皮炎的化学因素

（2）物理因素：主要包括反复或持续的摩擦和压迫、高温、高湿、日光和人工光源作用等（见图10-10）。

（3）生物因素：包括真菌、细菌、寄生虫、病毒以及某些植物的浆汁、花粉等。

3.职业性皮肤病高危行业

石油开采行业、焦油化工业、合成树脂业、橡胶业、电镀业、制药业、玻璃纤维业、涂料业等。

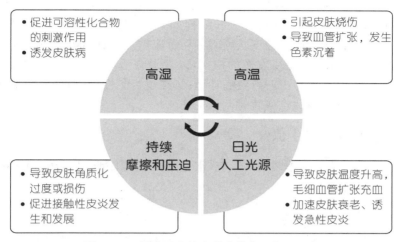

图 10-10　导致职业性皮肤病的常见物理因素

(二)职业性皮肤病的健康干预

1. 健康风险的监测、评估

职业性皮肤病需根据明确的职业接触史、皮损特点及临床表现,必要时结合皮肤斑贴试验或其他特殊检查结果,参考现场职业卫生学调查和同工种发病情况,综合分析,并排除非职业因素引起的类似皮肤病,方可诊断。

2. 健康风险的干预

职业性皮肤病既会影响到劳动者的正常生产作业,也会给其日常生活带来痛苦与烦恼,企业在安全生产、职业健康工作中,应当给予足够重视,尽最大可能降低企业职工职业性皮肤病的发生风险。

(1)一般干预措施包括积极改善劳动条件、正确使用个人防护用品、搞好环境和个人卫生、加强职业卫生管理、加强职业健康教育、做好职业健康检查及特殊人群的针对性管理(见图 10-11)。

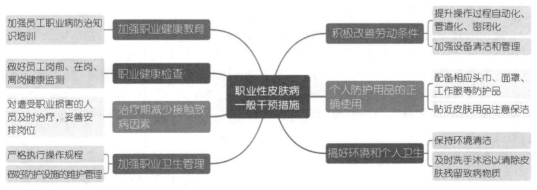

图 10-11　职业性皮肤病的一般干预措施

（2）特殊情况的干预措施：职业性皮肤病通常不会导致劳动者失去劳动能力，在加强防护条件下可以继续工作。特殊情况下的处理如下：①被确诊为职业性药疹样皮炎、职业性黑变病、职业性白斑和职业性皮肤癌的劳动者应调换工种，远离致病环境；②严重的过敏反应或经长期治疗仍然反复发作的病例，以及聚合型或伴有多发性毛囊炎、囊肿的职业性痤疮若无法治愈，可考虑脱离致病环境；③在皮炎急性期、溃疡以及某些感染性皮肤病治疗期间，视情况酌情休息或暂时调换工种。

三、职业性眼病的卫生保健

眼部易受化学物质和物理因素的影响，常见有化学性眼部灼伤和电光性眼炎。

（一）化学性眼部灼伤

1.化学性眼部灼伤的概念

化学性眼部灼伤是指在工作中眼部直接接触酸性、碱性或其他物质的气体、液体或固体所致眼组织的腐蚀破坏性损伤，是常见的职业性眼损害。常见灼伤包括化学性结膜角膜炎、眼睑灼伤、眼球灼伤（见图10-12）。

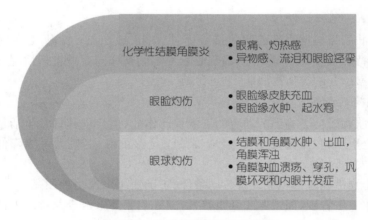

图 10-12　化学性眼部灼伤的分类

2.化学性眼部灼伤的危害因素

能引起化学性眼部灼伤的化学物质有10余类，约25000余种，主要为酸、碱类毒物，其中碱性物质的损害最严重。化学烟雾所致者约占化学性眼灼伤的一半以上。灼伤程度与化学物质的种类、浓度、剂量、作用方式、接触时间与面积及毒物的温度、压力和所处状态有关，还取决于化学物质穿透眼组织的能力。比如高浓度酸碱物质进入结膜囊，极易破坏眼组织；而酸性化学性眼灼伤主要是引起凝固性坏死，眼组织表面形成焦痂，可减缓酸性毒物向深部组织扩散。

3.化学性眼部灼伤高危行业

从事化工行业、医疗行业、纺织行业、电镀行业、实验室和研究机构等职业人群都可能会接触刺激性或腐蚀性化学品，容易引发化学性眼部灼伤。

4.健康风险的干预

重在通过安全教育、合理的防护措施和组织管理进行预防,一旦发生,需及时有效处理以减轻危害。

(1)化学性眼部灼伤的处理:处理化学性结膜角膜炎和眼睑灼伤时需冲洗眼球,清除化学物,预防感染,促进创面愈合,并避免并发症;严重眼睑畸形者可以进行成形术,使用1%阿托品散瞳预防虹膜后粘连。

(2)化学性眼部灼伤者的工作安排:根据恢复情况,化学性结膜角膜炎和轻度化学性眼灼伤多在几天内完全恢复,不影响视力,恢复后可以继续原工作;中度和重度化学性眼灼伤可能会导致严重并发症和视功能损伤;单眼灼伤者应暂时停止接触化学物,适当休息,并根据恢复情况安排适当的工作;双眼灼伤者能否工作取决于医疗结束时的残留视力。

(3)化学性眼部灼伤的预防:预防措施包括更新设备,良好保养和维修设备;加强安全防护,穿防护服,戴防护眼镜;加强安全教育,严格遵守操作规程,提高安全防护意识;宣传自救和互救知识,增强自我保护和自救、互救能力。

(二)电光性眼炎

1.电光性眼炎的概念

电光性眼炎(photophthalmia)是眼部受强紫外线照射所导致的急性角膜结膜炎。轻症者仅有眼部异物感或轻度不适,重者头痛,眼部烧灼感、剧痛、畏光、流泪和睑痉挛;多数病例短期视力下降;长期反复紫外线照射,可引起慢性睑缘炎、结膜炎,结膜失去弹性和光泽,色素增加。

2.电光性眼炎的危害因素

电焊弧所产生的紫外线是导致眼紫外线损伤最多、最直接的原因。工作于高山、冰川、雪地、沙漠、海面等炫目的环境,因眼长期接受大量反射的紫外线,可致类似电光性眼炎的症状,即太阳光眼炎,又称雪盲(snow blindness)。

3.电光性眼炎高危行业

我国目前患电光性眼炎的最常见工种为电焊工、电焊辅助工及接触其他强紫外线辐射的作业者。

4.健康风险的干预

(1)治疗原则:暂停从事紫外线作业。对于急性发作期,可以采取以下简化措施来处理:局部使用0.5%~1%丁卡因溶液点眼,以表面麻醉和止痛,同时使用抗生素软膏或眼药水来预防感染。

(2)预防:加强个人防护用品的应用,电焊工防护镜不仅能完全防止紫外线透射,还能防止红外线透射。

四、职业性化学中毒的卫生保健

职业性化学中毒的卫生保健在维护职业人群健康方面具有关键性意义,通过实施有效的卫生保健服务,可以预防有害化学物质对工人健康的危害,确保他们在工作中的安全和身体健康。

(一)职业性化学中毒

1. 概念

职业性化学中毒是指在工作环境中接触到有害化学物质,并因此导致身体受到损害的疾病或健康问题。这些化学物质可以通过吸入、皮肤接触或摄入进入人体,对各个器官和系统产生不同程度的毒性作用。

2. 职业性化学中毒的危害因素

主要包括金属及类金属、有机溶剂、刺激性气体、窒息性气体、苯的氨基和硝基化合物、高分子化合物等。

3. 职业性化学中毒高危行业

主要是电子、医药化工、石油与天然气开采、化学原料及化学制品制造、皮革箱包和轻工、汽车修理与维护、金属制品、建筑施工等行业。

(二)职业性化学中毒的健康干预

预防职业性化学中毒需要综合治理,根本目标是消除、控制或最大程度减少工人受到毒物侵害。生产场所应遵循"三级预防"原则,实行"清洁生产",重点在前期采取预防措施,定期对工人进行系统、有针对性的健康管理,提高工人的健康意识,改变不良生活习惯,减少职业性化学中毒的发生。

1. 根除毒物

消除生产过程中的有害物质,用无毒或低毒物质代替,但需确保替代物对产品质量没有负面影响,并经过毒理学评价确认安全性。

2. 降低毒物浓度

减少人体接触毒物的浓度,以确保不会对接触者造成明显的健康危害。通过技术改进、通风排毒、优化工艺和建筑布局等措施,将环境空气中的毒物浓度控制在国家职业卫生标准范围内。

3. 综合措施

采取个体防护、加强职业卫生服务和安全管理、积极治疗中毒等措施,将职业性中毒的危害降至最低程度。

五、物理因素所致职业病的卫生保健

中暑、职业性噪声聋、放射病是常见的物理因素所致职业病。

(一)中暑的卫生保健

1. 中暑概述

(1)中暑的概念:中暑是一种急性热致疾病,主要表现为中枢神经系统和(或)心血管系统功能障碍,由高温环境下的热平衡紊乱和(或)水盐代谢紊乱等引起。

(2)中暑的危险因素:包括环境温度过高、湿度大、风速小、劳动强度过大以及劳动时间过长。

（3）中暑的高危行业：主要发生在高温工作环境中的职业人群，如钢铁、玻璃等行业的工人、采矿业工人、农业与渔业工人，以及从事日光暴露工作的人员，如交通警察和邮递员。

2. 中暑的健康干预

需通过职业环境的技术降温和职工的个人保健进行双重预防。

（1）技术措施：

1）合理设计工艺流程：改进工艺流程、设备和操作方法是改善高温作业条件的关键措施。

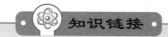

热源布置

应满足以下要求：①尽量放在车间外；②使用自然通风时，放在天窗下方；③使用穿堂风时，放在夏季风向下风侧；④采取隔热措施；⑤使工作地点易于降温，可以设置隔墙使热空气上升，并通过天窗排出，避免扩散到整个车间，热成品和半成品应及时运出车间或放在下风侧堆放。

2）隔热：可以利用水或导热系数小的材料进行隔热，如水幕隔热水箱或隔热屏等，其中水的隔热效果最好。

3）通风降温：①自然通风：任何房屋都可以通过门窗和缝隙实现自然通风换气，高温车间热量较大且热源分散，每小时需要进行 30 次以上的换气，以及时排出余热；②机械通风：当自然通风无法满足降温要求或需要控制车间温湿度时，可通过空调系统或风机等实施机械通风。

（2）保健措施：

1）供给饮料和补充营养：高温作业劳动者应补充与出汗量相当的水分和盐分，最好方式是供给含盐饮料。一般每人每天供水 3～5L，盐 20g 左右。在 8 小时工作日内出汗量少于 4L 时，每天从食物中摄取 15～18g 盐即可，不一定从饮料中补充。若出汗量超过此数时，除从食物摄取盐外，尚需从饮料适量补充盐分，饮料的含盐量以 0.15％～0.20％为宜。饮水方式以少量多次为宜，水温不宜高于工作地点环境温度，最好为 8～12℃。出汗量可以根据实际观察法、体重变化法和皮肤电导法等进行估算。

2）个人防护：高温劳动者的工作服应以耐热、导热系数小而透气性能好的织物制成，防止辐射热可用白帆布或铝箔制的工作服，工作服宜宽大又不妨碍操作。此外，按不同作业的需要，供给工作帽、防护眼镜、面罩、手套、鞋盖、护腿等个人防护用品。特殊高温作业劳动者，如炉衬热修、清理钢包等工种，为防止强烈热辐射的作用，须佩戴隔热面罩和穿着隔热、阻燃、通风的防热服，如喷涂金属（铜、银）的隔热面罩、铝膜隔热服等。

3)加强医疗预防工作:对高温作业劳动者应进行就业前和入职前体格检查。凡有心血管系统器质性疾病、血管舒缩调节功能不全、持久性高血压、溃疡病、活动性肺结核、肺气肿、肝肾疾病、明显的内分泌疾病(如甲状腺功能亢进)、中枢神经系统器质性疾病、过敏性皮肤疤痕患者、重病后恢复期及体弱者,均不宜从事高温作业。

(3)组织措施:关键在于加强领导,完善管理,严格遵照国家有关高温作业卫生标准搞好厂矿防暑降温工作。根据地区气候特点,适当调整夏季高温作业劳动和休息制度;休息室或休息凉棚应尽可能设置在远离热源处,必须有足够的降温设施和饮料;大型厂矿可专门设立具备空气调节系统的劳动者休息公寓,保证高温作业劳动者在夏季有充分的睡眠与休息。

(二)职业性噪声聋的卫生保健

1.职业性噪声聋概述

(1)职业性噪声聋的概念:劳动者在工作过程中,由于长期接触噪声而发生的一种渐进性感音性听觉损伤。早期表现为听觉疲劳,离开噪声环境后可以逐渐恢复,久之则难以恢复,终致感音神经性聋。

(2)职业性噪声聋的危险因素:

1)噪声:噪声超过 85～90dB(A)时会对耳蜗造成损害,与以下因素有关:①噪声性耳聋的发病频率随噪声强度增加而增加;②高频噪声比低频噪声更容易造成听力损害;③持续接触比间歇接触更容易造成损伤,与噪声接触时间越长,听力损伤越严重;距离噪声源越近,听力受损风险越高;④年老体弱者和曾经患过感音性神经性耳聋的人更容易受到噪声损伤。

10-5 听力损失的分级

2)化学毒物:一般情况下,工作场所还会存在化学毒物,常见的耳毒性化学毒物包括苯、甲苯、二甲苯等有机溶剂,以及氨基糖苷类抗生素(如庆大霉素)、抗肿瘤药物(如顺铂)、利尿药(如呋塞米)等,这些耳毒性化学物不仅会破坏耳蜗的结构、听觉毛细胞和小血管,还会影响中枢神经系统的结构和功能,当两者同时存在时,可能会加重对人体听觉系统的损害。

3)吸烟:吸烟与噪声相结合会对听力产生协同影响,而且不吸烟者暴露在噪声和被动吸烟条件下,也更容易发生听力损失。

4)基因因素:研究发现,不同机体暴露在相同噪声环境下所表现出的对于职业性噪声聋易感性的差异可能与机体本身的基因改变有关。

(3)职业性噪声聋的高危行业:从事金属矿采选、冶炼、压延加工、煤炭开采和洗选、石油及天然气开采以及建筑材料与非金属矿采选等制造加工行业的职工属于职业性噪声聋高危人群。

2.职业性噪声聋的健康干预

(1)工作场所噪声接触限值:我国现阶段执行的标准规定,噪声职业接触限值为每周工作 5 天,每天工作 8 小时,噪声限值为 85dB(A)。

(2)控制噪声源:①选用低噪声设备,尽可能将噪声源设置在室外或隔离于特定的区域内,采用自动化生产等先进的生产方式;②改进生产工艺和操作方式,可以采用无声或低声设备代替发出强噪声的机械设备;③提高零部件加工的精度和装配质量,减少机器部件之间的撞击和摩擦,减少机器的振动。

(3)控制噪声的传播:根据噪声传播特性,应用隔声、吸声和消声等技术,可以获得较好效果。

(4)个体防护:在高噪声环境中工作时,工人应佩戴个人防护用品,应按国家标准规定的要求为作业人员配备耳塞、耳罩。最常用的是耳塞,一般由橡胶或软塑料等材料制成,隔声效果可达 $10\sim35dB(A)$。此外,还有耳罩、帽盔等,其隔声可达 $30\sim40dB(A)$,但佩戴时不够方便,成本也较高;当耳道有炎症时,可佩戴耳罩。在某些特殊环境,由于噪声强度很大,需要将耳塞和耳罩合用,使作业人员听觉器官实际接触的噪声低于 $85dB$ (A),以保护作业人员的听力。

(5)健康监护:定期对接触噪声人员进行健康检查,特别是听力检查,观察听力变化情况,以便早期发现听力损伤,及时采取有效的防护措施。凡有听觉器官疾患、中枢神经系统和心血管系统器质性疾患或自主神经功能失调者,不宜从事强噪声作业。

(6)管理措施:掌握噪声危害现况;噪声控制设备的维护与管理;高噪声区域设置警示标识;减少噪声区域人员数量和停留时间;监督检查护耳器的选择、使用和维护;建立职工健康监护档案,对听力检测结果进行动态分析,妥善处理噪声敏感者和噪声聋患者;合理安排劳动和休息,缩短暴露时间。

(三)放射病的卫生保健

1. 放射病概述

(1)放射病的概念:放射病是指由一定剂量的电离辐射作用于人体所引起的全身性或局部性放射损伤。

(2)放射病的危险因素:

1)接触放射性物质:长期或大剂量接触放射性物质,包括核设施事故、核辐射泄漏、核试验、医疗放射治疗等。

2)吸入放射性粉尘或气体:当人们吸入含有放射性粒子或气体的空气时,放射性物质进入呼吸系统后,可对肺部组织产生直接损害,并可能进一步扩散至其他组织和器官。

3)摄入放射性物质:通过食物、水源或接触被污染的环境等途径,放射性物质被摄入体内,从而导致内部组织和器官受到辐射。

4)辐射治疗和诊断:医学中常用的放射线治疗和影像诊断技术(如 X 线、CT 扫描等),如果操作不当或频繁接受辐射检查,可能会增加患者患上放射病的风险。

5)辐射事故暴露:如核设施事故或辐射泄漏等突发事件,会使大量人员暴露于辐射环境中,增加患上放射病的可能性。

(3)放射病的高危行业:

1)核能行业:包括核电站运营、核燃料加工和储存、核设施维护和拆除等。

2)放射性物质生产与使用:涉及放射性同位素的生产、使用和处理的行业,如医药、科研、工业无损检测等。

3）核设施清理和拆除：参与核设施退役、清理和拆除工作的人员面临辐射暴露的风险。

4）核材料运输：负责运输核材料（如核燃料、核废料等）的行业，在运输过程中可能会发生意外事故导致辐射泄漏。

5）显像检查和放疗：医疗行业中进行放射线影像检查（如X线、CT扫描）和放射治疗的人员容易长期接受辐射。

6）矿山和采矿业：某些矿产含有放射性物质，如铀、钍等，从事相关采矿和处理工作的人员可能面临辐射暴露。

7）核武器制造和测试：与核武器制造、测试和维护相关的行业，工作人员有可能接触到放射性物质的辐射。

2. 放射病的健康干预

（1）放射防护：

1）放射防护的基本原则：①辐射实践的正当性：只有当引入辐射实践所带来的利益足以抵消可能的辐射危害时，该实践才是合理与可开展的；②辐射防护的最优化：综合考虑辐射受照的可能性、受照人数，使个人可能受到的剂量尽可能低；③个人剂量限值：职业工作人员和公众个人所允许的有效剂量或当量剂量的最高值，适用于除医疗照射之外的辐射实践活动。

2）辐射防护措施：辐射对人体的照射包括外照射和内照射。减少外照射的防护措施可以分为三种（见图10-13）。

（2）放射工作人员的健康检查：《中华人民共和国职业病防治法》规定，对从事放射工作的人员进行健康检查。健康检查分为岗前检查、岗中的定期检查、离岗检查和其后的随访。用人单位应建立放射工作人员个人健康档案，当工作调动时，随职员档案一起移交。

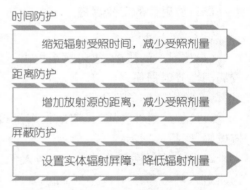

时间防护
缩短辐射受照时间，减少受照剂量

距离防护
增加放射源的距离，减少受照剂量

屏蔽防护
设置实体辐射屏障，降低辐射剂量

图10-13　辐射外照射的防护措施

六、职业性肿瘤的卫生保健

职业性肿瘤是职业性危害中由于接触职业性致癌因素而引起的某种特定的肿瘤。根据国卫疾控发〔2013〕48号文件《职业病分类和目录》，职业性肿瘤主要包括：石棉、焦炉逸散物、六价铬化合物、毛沸石所致肺癌；石棉所致的间皮瘤；联苯胺所致膀胱癌；苯所致白血病；氯甲醚、双氯甲醚所致肺癌；砷及其化合物所致肺癌、皮肤癌；氯乙烯所致肝血管肉瘤；毛沸石所致胸膜间皮瘤；煤焦油、煤焦油沥青、石油沥青所致皮肤癌和萘胺所致膀胱癌，此外，还包括放射性肿瘤。

（一）职业性肿瘤

常见职业性肿瘤包括肺癌、皮肤癌、膀胱癌、间皮瘤（胸膜）、白血病、肝血管肉瘤和放射性肿瘤，其风险因素和高危职业见表10-2。

表 10-2　常见的职业性肿瘤

名称	风险因素	高危职业
肺癌	石棉、氯甲醚、砷及其化合物、煤焦油类物质、六价铬化合物、毛沸石等	从事冶炼、化学农药生产、塑料制造、有色金属和非金属矿采选业、煤气及煤制品业、纺织业、涂料及颜料业、电子及通信设备制造业工人
皮肤癌	砷及其化合物、煤焦油、石油沥青等	从事砷矿采选业、煤气及煤制品业、染料制造业工人,从事放射性相关工作者
膀胱癌	联苯胺、萘胺等	从事生产萘胺的化工行业、颜料等制造业、电缆电线行业、染料制造业工人
间皮瘤(胸膜)	石棉、毛沸石等	从事石棉、毛沸石加工的工人
白血病	苯及苯同系物等	从事炼焦、化学农药、炸药、化工生产工人
肝血管肉瘤	氯乙烯等	从事有机化工原料、化学试剂生产及服装干洗业的工人
放射性肿瘤	电离辐射照射、矿工高氡暴露等	从事放射性相关工作者,高氡暴露采矿工人

(二)职业性肿瘤风险干预

1.国家层面

积极完善职业性肿瘤高危工业原料使用的相关法律和制度,切实保证相关职业人群的健康安全。

2.工作单位

应严格控制致癌物的使用,工业生产中尽量禁止或避免使用致癌物;改革生产致癌物的工艺技术;对工作场所的致癌物开展严格的监测和检测等管理措施;建立健全健康监护制度;加强职工初级医疗保健、健康教育及职业场所的健康促进。

3.职工个人

要做好个人防护措施,使用适当的个人防护装备,如呼吸器、手套、防护眼镜等,以最大程度地降低暴露风险。除此之外,还应该从营养膳食、行为方式、身体活动及心理健康等方面进行健康干预,降低癌症的发生风险。

10-6　哈佛癌症风险指数

测试一下

1.常见的职业危害因素有哪些?

2.法定职业病诊断需要收集哪些方面的资料?

3.我国发病情况严重的法定职业病有哪些?

4.职业卫生护理人员所扮演的角色及功能有哪些?

5.请阐述常见法定职业病的卫生保健方法或措施。

拓展阅读

[1]黄琏华等.公共卫生护理概论[M].北京:科学技术文献出版社,1998.

[2]邬堂春.职业卫生与职业医学[M].8版.北京:人民卫生出版社,2017.

[3]中国健康促进基金会.中华健康管理学[M].北京:人民卫生出版社,2016.

[4]杨磊,李卫东.职业健康服务与管理[M].北京:人民卫生出版社,2020.

（王大辉）

第十一章　环境公共卫生

知识目标

1. 掌握环境、环境公共卫生、剂量-反应关系的概念。
2. 掌握环境与健康的关系。
3. 熟悉环境公共卫生的内容。
4. 了解常见环境问题对健康的影响。

能力目标

1. 能够针对常见健康问题提出公共卫生管理措施。
2. 能够解释环境的健康效应。

素质目标

在日常工作与生活中,秉持人与环境辩证统一的理念,保护环境,实现人与环境和谐发展。

导入情境与思考

据澳大利亚广播电台报道,伊拉克与阿富汗战争期间,美军在当地挖了巨大的垃圾填埋坑,使用航空燃油做焚烧助燃剂,焚烧炸毁车辆、电子产品、泡沫塑料板、化学制品、违禁品等各种垃圾,造成严重环境污染。数千名驻伊拉克和阿富汗老兵退役后患上呼吸系统疾病,甚至癌症,老兵们纷纷怀疑疾病与其驻军期间的环境污染有关。据一名患有多种肺部疾病的退役女兵回忆,服役期间,当地所有物品都蒙上一层焚烧所产生的烟灰,难闻的气味四处弥漫。

请思考

1. 何为环境污染?
2. 如何正确理解人与环境的关系?
3. 环境污染对人体健康有哪些影响?

环境公共卫生是决定人类健康和发展的重要因素。人类在开发和利用环境各种资源的同时,也给环境造成了污染和破坏,被污染和破坏的环境反过来危害公众的健康。随着经济社会的不断发展,公众健康意识的提高,环境与健康问题越来越受到各国政府和公众的广泛关注。

第一节　概　述

人与环境之间不断进行物质、能量和信息的交换,从而与环境形成相互联系、相互制约、相互作用的关系。人类的身体结构和功能会随着环境的变化而变化,以不断适应环境;环境也在人类发展过程中被不断改造,既存在有利于人类健康的积极因素,也存在消极因素。

一、环境

人类在与自然环境进行长期斗争和不断适应的过程中,改变自身的结构与功能以适应自然环境;同时,不断改造自然环境使之适合于人类的生存和发展。

(一)环境的概念

环境(environment)是指人类生存的空间及可以直接或间接影响人类生活和发展的各种自然因素,是人类生存发展的物质基础,也是与人类健康密切相关的重要条件。

早在两千多年前我国古代人民就认识到人与环境之间的辩证统一关系。《黄帝内经》中曾提出"人与天地相参,与日月相应"的观点,认为人与自然环境有很密切的关系,四时气候及环境变化影响人体内阴阳平衡,诊治疾病要注意四时气候的变化。

(二)环境的分类

根据环境的主体、环境要素的属性及特征、环境空间范围及是否受到人类活动的影响等,可将环境进行以下划分。

1. 自然环境与生活环境

人类生存的环境包括自然环境和生活环境,其组成成分、质量都与健康密切相关。

(1)自然环境:是人类赖以生存的物质基础。根据自然环境的组成特点可将其分为大气圈、水圈、岩石圈和生物圈(见图 11-1)。

1)大气圈:是指围绕在地球周围的气体层,沿地心向上的垂直方向通常分为对流层、

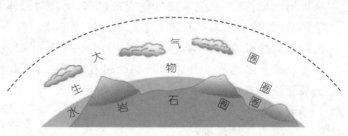

图 11-1　人类生存的自然环境

平流层、中间层、热层和外大气层(散逸层),各层的物理和化学性质都存在较大差异。

2)水圈:地球上的水以气态、液态和固态的形式分布于空气、地表和地下,共同构成

水圈。水圈一般分为大气水、地表水和地下水三大类。如水体受到污染后，污染物会通过水循环进入大气、土壤、食物和人体。

3)岩石圈：又称地壳，主要由岩浆岩、沉积岩和变质岩组成。地壳表面长年受到风化侵蚀和生物的作用，逐渐形成了能使植物生长的土壤。不同地区、不同时期岩石组成和溶解度存在较大的差异，形成地壳中元素分布的不均衡，导致某些地区的水体及生物体个别微量元素的含量过多或过少。

4)生物圈：是地球上全部生物及其生存环境的总称，由大气圈的下层、水圈、岩石圈构成。生物圈不仅是生物生长的场所，也是生命诞生、繁衍和发展的场所。

(2)生活环境：指人类为从事生产和生活活动而建立的居住、工作和娱乐环境，包括城乡居民点、居住区中的住宅以及各种公共场所。生活环境的质量与人体健康息息相关。

2.原生环境与次生环境

根据人类活动对环境影响的程度，可将环境分为原生环境和次生环境。

(1)原生环境：指天然形成、未受人类活动影响或影响较少的自然环境。原生环境存在对健康有利的因素，如适合人类需要的空气、水和土壤，适宜的气候和绿化的环境等。但也有一些对健康不利的因素，如有些地区的水或土壤中某些元素过多或过少，对长期生活在这些地区的居民的健康产生不良影响，甚至导致疾病，称其为地方病。

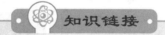

地方性甲状腺肿

地方性甲状腺肿主要是由于碘缺乏，导致甲状腺代偿性肿大所致，不伴有明显的甲状腺功能亢进或减退，故又称非毒性甲状腺肿，俗称"大脖子病"。

在严重的地方性甲状腺肿流行区内儿童可并发地方性克汀病，临床特征是不同程度的呆、小、聋、哑、瘫(见图11-2、图11-3)。

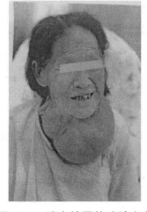
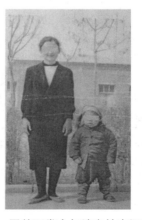

图 11-2　地方性甲状腺肿患者　　　图 11-3　同龄正常人与地方性克汀病患者

有研究认为饮水中含钙过高,食物中含有硫氰酸盐(如卷心菜、豌豆、花生等)等也会抑制甲状腺利用碘的能力,导致甲状腺肿。此外,碘摄入量过高可能会抑制甲状腺激素的合成和分泌,导致高碘地方性甲状腺肿。

(2)次生环境:是指受到人类生产或生活活动影响而形成的新环境。人类的生产和生活活动不同程度地影响着自然环境,引起环境的次生变化。这种变化有的改善了自然环境,如沙漠的绿化、盐碱地的水浇改造等,但有时也会造成环境污染和破坏,如大气、水、土壤污染等,对人类的健康产生威胁。

(三)环境因素和环境介质

自然环境因素包括物理因素、化学因素和生物因素,而环境因素存在于各种环境介质中。

1. 环境因素

(1)生物因素:是指自然环境中的动物、植物与微生物等各种生物体。有些生物对人类健康有利,如胃肠道的正常菌群;有些是人类疾病的致病因素或疾病的传播媒介,如引起天花、伤寒、霍乱、鼠疫、麻疹等的病原微生物;有些病媒昆虫,如蚊、白蛉、恙螨等在疟疾、黑热病、出血热的传播中起着关键性的作用。近些年出现的艾滋病、疯牛病、严重急性呼吸综合征、禽流感、埃博拉病毒感染、新型冠状病毒感染等新发传染病,与致病性微生物有关(见图11-4)。

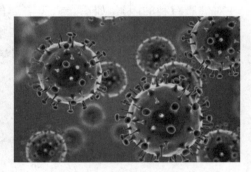

图 11-4　导致新冠疫情的新型冠状病毒

(2)化学因素:由于现代工业的发展,某些局部地区甚至全球环境中的化学组分和构成发生了变化。如在冶炼某些有色金属时,常产生大量的含镉废水和废气,污染周围的农田,长期食用含镉量高的稻米,可引起慢性镉中毒;当地震、风暴、洪水、火山爆发、森林火灾等自然灾害发生时,也可使局部地区的空气、水、土壤化学组成发生变化。

(3)物理因素:是指环境中对生命活动产生影响的各种物理现象,如太阳辐射、气候变化、电离辐射、电磁辐射、噪声等。随着社会生产的发展,环境的物理因素发生了一些变化,如微波通信、电视、电话和激光的使用,环境中会出现微波辐射;机器运转、超音速飞机和高速列车等产生振动和噪声,破坏环境的原有宁静。

2. 环境介质

环境介质又称环境要素,是构成人类环境的基本物质组分,包括空气、水、生物、阳光、土壤和岩石等。环境介质的运动可携带污染物向远方扩散,环境污染可以在不同环境介质中转化和迁移。

二、环境与人类

作为生态系统的一部分，人类与环境之间不断进行着物质、能量和信息的交换，两者之间保持着动态平衡。

(一)人类是环境的产物

自然环境是人类生存和繁衍的物质基础。据科学测定，人体血液中的60多种化学元素含量与岩石中这些元素含量的分布规律一致，显示人类通过新陈代谢与周围的环境进行物质交换，使体内各种化学元素的平均含量与地壳保持基本一致。由此可见，人类是环境的产物，他们从内部调节自己的适应性，与不断变化着的地壳物质保持平衡关系。

11-2　人体血液和地壳中元素含量的相关性

(二)人类与环境相互作用

人类不仅是环境的产物，也与环境维持着相辅相成的关系。一方面，人类的生存和发展要占据一定的环境空间，从环境中获取物质和能量；另一方面，人类的新陈代谢和消费活动(包括生产消费和生活消费)的废弃物要排放到环境中。在人与环境相互作用的过程中，人类对待自然的态度和行为会得到环境相应的响应。人类与环境的关系见图11-5。

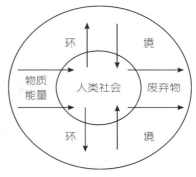

图 11-5　人类与环境关系模式

1. 环境资源

当人类向环境索取资源的速度超过了资源本身及其替代品的再生速度时，便会出现资源短缺、生态破坏等问题。自20世纪初以来，出现了水资源、土地资源、矿产资源和能源等的短缺，表现为水土流失、土地荒漠化、生物多样性减少等，成为制约社会发展的瓶颈。

2. 环境质量

环境对人类活动的影响还表现在环境质量的高低上。人类向环境排放废弃物的数量如果超过了环境的自净能力，就会导致环境质量下降，形成环境污染。

三、环境公共卫生

化学物质、物理因素及致病微生物对环境的污染严重威胁着人类的健康。因此，控制和减少环境污染引起的健康危害是环境公共卫生领域面临的重大挑战。

(一)环境公共卫生的概念

环境公共卫生是运用环境科学知识和医学卫生理论，遵循环境因素对健康的影响及其发生和发展规律，以促进和增进人群健康为目的，充分利用有益的环境因素，控制或消除有害因素，制定和执行环境公共卫生相关政策和策略，以预防疾病，提高整体人群健康水平。

(二)环境公共卫生的内容

新冠疫情期间,公共卫生在保障和促进人群健康、预防疾病中发挥了重要作用。疫情让社会公众更加重视个人卫生,关注身边的卫生环境,正视公共环境中的短板与不足,进而促进环境公共卫生领域的进一步提升。

1.识别环境健康风险

利用生态环境监测、敏感区分布、人口分布等资料,识别环境健康风险源;分析敏感人群,识别高风险区域及其关键影响因素,提出环境健康风险分区分级管理对策。

2.环境监测

目的在于精确测量环境因素的浓度及其分布规律,评估环境因素对人体健康的危害程度,并提出相应的环境保护、改善和治理措施。

3.环境卫生治理

主要目的是制定环境治理相关政策法规,并加以落实,以改善民众生活环境,保障健康。

第二节　环境健康与公共卫生

良好的环境是人类健康生存和发展的基础。传统的环境与健康问题往往同贫困和发展不足、基本生活资源短缺等有关。随着我国步入高质量的发展阶段,促进经济社会发展全面绿色转型,实现环境质量改善由量变到质变,将对环境公共卫生提出更多要求和挑战。

一、环境与健康

人类为了生存发展,提高生活质量,维护和促进健康,需充分开发、利用环境中的各种资源。在此过程中应将民众健康放在优先发展地位,建立公共卫生环境管理体系,以推进健康中国和美丽中国建设。

(一)环境与健康概述

人类在长期发展过程中,对环境的变化形成了复杂的适应机制,从而保持了机体与环境的相对平衡。如果人与环境之间的失衡在一定限度内,环境和人所具有的调节功能能够使失衡恢复原有状态;但如果这种失衡超过人体承受的限度,就会造成人体生理功能的受损,甚至导致人类健康的近期和远期危害。

1.环境自净作用

环境中的大气、水、土壤遭受污染后,可以通过自身物理、化学和生物的作用,逐步消除污染物,恢复到原有的洁净状态,称为环境的自净作用。但是,环境的自净能力是有限度的,当进入环境的有害物质超过环境的自净能力时,环境污染就会发生。环境的自净作用对环境保护非常重要,合理地利用环境的自净能力,对消除污染、保护环境起到良好

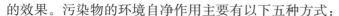

的效果。污染物的环境自净作用主要有以下五种方式：

（1）扩散和对流：污染物在空气中主要靠扩散和对流两种方式进行稀释,空气中污染物的扩散速度较快,是水中扩散的10倍。

（2）沉降作用：污染物依靠自身的重力从空中降至地面,或者从水体中沉降至水底,降低其在环境中的浓度。

（3）挥发逸散：挥发性污染物可以从水体和土壤向空中挥发,并进一步扩散,一般而言,沸点较低的污染物容易挥发。

（4）太阳光照射：太阳光照射使一些化学污染物发生光化学反应,从而降低其在环境中的浓度。太阳光中的紫外线具有杀菌作用,对空气中的病原微生物具有较强的杀灭能力,如结核分枝杆菌等。

（5）中和作用：自然环境中存在着酸性和碱性物质,可以与酸性污染物、碱性污染物发生中和作用。

2. 环境污染

环境污染指的是由于自然或人为的原因,进入环境的污染物的量超过了环境的自净能力,造成环境质量下降和恶化,直接或间接影响人体健康。环境污染按污染物的自然性质可分为物理性污染、化学性污染和生物性污染；按污染物的形态可分为废气污染、废水污染、固体废弃物污染和噪声污染。从影响人体健康的角度来看,环境污染一般具有以下特征：

（1）污染范围广,接触人群多：环境污染涉及的地区广,受影响的人群非常广泛,甚至涉及整个人类。环境中每个人都有机会接触到有害因子,特别是敏感人群（如老年人、患者、胎儿、婴幼儿等）和高危险人群（接触有害因子机会比其他人群多、强度大,摄入量比普通人高得多的人群）。

（2）污染物浓度低,但作用时间长：污染物进入环境后,受到大气、水体稀释,一般浓度较低,接触者长时间不断暴露于污染环境中,有些甚至终生接触。

（3）污染物种类多,接触途径多,危害大：由于环境中存在的污染物种类多,因此人类可以从多种途径中接触到污染物（见图11-6）。

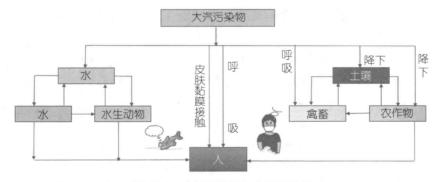

图11-6 大气污染进入人体的途径

（4）污染物之间、污染物与环境因素之间具有联合毒害作用：环境中往往同时存在着多种污染物,对机体同时产生的毒性有别于单个污染物质对机体产生的毒性。

(二)环境污染对健康的影响

环境污染对人类健康的影响十分复杂,但总体上可分为急性危害、慢性危害和远期危害。

1. 急性危害

污染物短期内大量进入环境,使得暴露于环境中的人群在较短时间内出现不良反应、急性中毒甚至死亡。主要的原因是人类在发展过程中未加强环境的保护,使环境遭到严重污染。

2. 慢性危害

慢性危害是指环境中有害物质以低浓度、长时间反复作用于机体所产生的危害。

(1)非特异性影响:人类受到低浓度污染物的影响长达数月、数年甚至数十年后,机体生长发育和生理功能发生变化,抵抗力降低,最终呈现为人群患病率和死亡率增加及儿童生长发育受影响。

(2)慢性疾病:在低浓度污染物的长期作用下直接引发机体罹患慢性疾病,如呼吸道抵抗力降低,诱发各种呼吸道疾病。

(3)持续性蓄积危害:污染物能长时间贮存在机体的组织和器官中,对机体产生慢性危害。常见的污染物包括铅、镉、汞等重金属,以及有机氯农药等持久性有机污染物。

11-3 重大污染事件

11-4 霍乱猎人和他的死亡地图

3. 远期危害

远期危害指危害作用不在当代表现出来的,通过遗传在后代表现;还有些危害是作用于胚胎,导致出生婴儿发育缺陷。

二、环境的健康效应

健康效应是指在某一环境暴露水平条件下,人群受到有害因素的影响而产生的健康损害。环境的变化是否影响人体健康,首先取决于环境因素的性质、变化的强度与持续作用时间;其次,取决于人体的功能状态(如性别、年龄、营养、健康、体质等)和接触方式。一般环境因素的变化对机体影响的程度与接触剂量以及个体敏感性有关。

1. 接触与剂量

人体接触同一种有害化学物质的途径越多,总的接触剂量可能就越大,对机体影响也就越明显。同时,不同的接触途径会影响人体对污染物的吸收,如汞以蒸汽的形式经呼吸道吸入,其吸收率及毒性远比经口摄入要高。

2. 剂量-反应关系

随着有害物质接触剂量的变化,机体产生的反应也会随之改变,这一关系称为剂量-反应关系。产生某一反应的临界剂量称为该反应的阈值。

当污染物的剂量不超过阈值时,往往呈现生理性超负荷状态,机体可以调节适应。而剂量超过阈值,机体则出现生理性反应异常,进入病理性代偿状态。此时,如果个体代偿能力较强,仍可保持"正常"稳态,处于疾病临床前期状态,倘若这一时期阻止接触有害因素,机体可恢复健康。如果有害因素继续作用、有害物质剂量不断增加或机体代偿能力下降,超越了代偿能力范围,组织器官可发生障碍,从而出现该环境因素所引发的特有临床症状,严重时甚至可造成死亡(见图 11-7)。

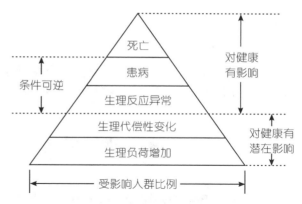

图 11-7　人群对环境异常变化的健康效应

3.易感人群

人体对环境有害因素的反应存在很大的个体差异,尽管多数人在环境有害因素作用下,呈现出生理负荷增加和轻度代偿性变化,但是有些人会出现明显生理反应或患病,甚至死亡。通常把对环境有害因素反应较为敏感和强烈的人群称为易感人群。影响人群对环境有害因素易感性的因素有很多,主要包括以下这些:

(1)年龄或生理状态:老年人、孕妇和婴幼儿等特殊群体对环境污染物的损害作用较敏感,更易受到损害。如室内空气污染,由于该群体免疫力较差,室内停留时间较长,且婴幼儿和孕妇呼吸频率较快,因此空气污染给此类人群造成的危害更大。

(2)遗传因素:包括种族、性别、遗传缺陷等。如个体若有 DNA 损伤修复缺陷,会对紫外线敏感性增高,易罹患着色性干皮病、共济失调性毛细血管扩张症等。

(3)营养状况:营养缺乏可增加环境因素的毒性作用。如个体铁、钙的摄入不足,可增加铅对机体的毒性作用;若蛋白质摄入不足则降低机体的排铅能力,从而增加铅在体内的停留时间及毒性作用。

(4)健康状况:患有慢性疾病的人群,机体抵抗力、免疫力等下降,对污染物的毒性作用更为敏感。如 2020 年初暴发新冠疫情期间,患有糖尿病、心脏病、哮喘等慢性疾病的个体感染病毒的风险更高,住院率和死亡率也高于正常群体。

(5)其他:包括生活习惯、暴露史、心理状态、保护性措施等。但是,有些影响因素是可以转变的,尤其是生活习惯,纠正后可能恢复至正常人群水平。

三、环境健康与公共卫生的关系

营造良好、健康的环境是保证人们身心健康的关键。建立良好的公共卫生策略,营造良好环境才能最终保障人群的健康。

(一)环境健康建设应以公共卫生政策为导向

建设健康环境应以公共卫生政策为导向,构建平等、公正、和平与和谐的社会环境,保护环境生态的自然完整性,提高使用资源和能源的效率,促进健康城市、健康社区建设。

(二)公共卫生是解决环境健康的重要手段和方法

随着经济的发展和科学技术的进步,环境问题也愈发突出,已成为世界公认的重大问题之一,而公共卫生是解决环境健康问题的重要手段,是研究健康问题的一种科学方法。

(三)公共卫生促进环境健康的治理

通过公共卫生我们可以更好地认识环境健康问题，不断提高公众对这些问题的认识程度，有利于我们建立关于健康发展的长期规划，推进环境卫生问题的治理。

第三节　常见环境问题与健康

人类生存环境的好坏直接影响着人的生活质量和身体健康。现代社会由于城镇化、人口聚集和人们生活需求的不断提高所带来的环境污染问题日益突出，已成为当今社会亟待解决的公共卫生问题。

一、大气污染

大气是由多种复杂物质(气体组分、大气污染物等)组成的混合物，如果污染物的有害成分随着空气进入人体，会对人体健康产生直接危害。

(一)大气污染的概念

大气污染(air pollution)是指向大气中排放非固有的气体、蒸汽及微粒，超过了大气成分的正常组成，当大气自净能力不足以消除这些污染物时造成的大气质量下降。

(二)大气污染的成因

大气污染的成因主要包括自然因素(如森林灾害、岩石风化、火山爆发等)和人为因素(如工业废气、汽车尾气、燃料燃烧和核爆炸等)，其中以后者的影响更大，主要包括以下四种。

1. 工农业生产性污染

工农业生产性污染是大气污染最主要的来源，包括煤、石油等燃料在燃烧过程中释放的烟尘、二氧化硫、一氧化碳等有害物质，各类企业(火力发电厂、钢铁厂、焦化厂、化工厂、机械加工厂、建材厂等)生产过程中排放的烟尘和废气；此外，还有农业生产中产生的粉尘和雾滴(如农药喷洒等)。

2. 生活炉灶及采暖锅炉

居民在日常生活中使用的生活炉灶和采暖锅炉以煤、石油、天然气等作燃料燃烧后排出的废气。

3. 汽车尾气

随着人们生活水平的提升，机动车拥有量在快速增长，汽车排放的尾气会直接损害人体呼吸器官，是城市空气主要污染源之一，已成为影响公众健康的严重隐患。

4. 其他

工厂爆炸、核泄漏、火灾等意外事件中释放的有害物质，垃圾焚烧厂、火葬场等产生的废气等，都可影响大气环境。

（三）大气污染对健康的危害

大气污染物主要通过呼吸道进入人体,也有一小部分借助被污染的食物、水、土壤进入人体消化系统,或直接接触皮肤黏膜进入体内。大气污染对人的影响不同于其他污染,产生的毒素不仅速度快,且易扩散,影响范围广。

1.大气污染对健康的直接危害

大气污染后因污染物的来源、性质、浓度、持续时间、当地的气候条件、地理环境以及个体健康状况等方面的差异,对个体均会产生不同程度的危害。危害主要分为急性危害、慢性影响、致癌作用三类。

（1）急性危害:若大气中污染物的浓度很高,则可造成机体急性中毒,或促使机体原先的疾病恶化,甚至短时间内死亡。急性中毒事件主要由烟雾事件和事故性排放引起。

1）烟雾事件:多发生在排放大气污染物的同时,合并了某些不良气象条件导致污染物不能充分扩散(煤烟型烟雾),或污染物在日光紫外线照射下发生一系列复杂化学反应(光化学型烟雾)。

①煤烟型烟雾事件:主要由燃煤产生的大量污染物排入大气,在不良气象条件下不能充分扩散所致。著名的有马斯河谷烟雾事件、多诺拉烟雾事件,以及伦敦烟雾事件。

②光化学型烟雾:是由汽车尾气中的氮氧化物（NO_x）和碳氢化合物在日光紫外线的照射下,经过一系列的光化学反应生成刺激性很强的浅蓝色烟雾所致。光化学型烟雾最早出现在美国的洛杉矶,纽约、东京和悉尼等城市都发生过此类事件。

11-5　印度博帕尔毒气泄漏事件

2）事故性排放引发的急性中毒事件:指生产事故引发的急性中毒事件,一旦发生后果通常十分严重。如印度博帕尔灾难是历史上最严重的工业化学事故。

（2）慢性影响:大气中的二氧化硫、氮氧化物、颗粒物等可长期反复刺激机体,引起咽喉炎、慢性阻塞性肺疾病、肺炎等,甚至死亡。同时,大气污染还能够引发心血管系统疾病,降低免疫力,不良的生殖结局(如早产、出生缺陷、不孕症、死产或流产等),影响儿童发育等。

（3）致癌作用:空气中的颗粒物,尤其是$PM_{2.5}$可吸附大量的人类致癌物质,如镉、铬等重金属,长期暴露于此类颗粒物,可诱导机体发生基因突变,导致恶性肿瘤发生,其中以肺癌发病率最高。

2.大气污染对健康的间接危害

（1）温室效应:由大气中某些气体(如CO_2)吸收地表所发热辐射后引发的大气增温。气候变暖可促发某些病原体的生长繁殖以及传播,从而加重对人类健康的危害;还可导致热射病等暑热相关疾病的发生,甚至致死;此外,可使空气中真菌孢子、花粉等污染物含量增高,间接引发人群出现过敏性疾病。

（2）臭氧层破坏:臭氧层位于地球平流层中,吸收来自太阳的短波紫外线,从而保护人类及其他生物免受伤害。大气污染、温室效应等因素导致臭氧层破坏,削弱了对短波紫外线及其他宇宙射线的阻挡作用,增加了人群发生皮肤癌、白内障等疾病的风险,也对其他动植物产生有害影响。

（3）酸雨：pH 值小于 5.6 的酸性降水，主要由大气中的 SO_2 和 NO_x 等污染物溶于水汽并氧化、凝结而成。酸雨可加剧土壤酸化、破坏土壤微生态结构，从而降低土壤肥力，同时也能增加重金属的溶解度；酸雨若流入水中，则会破坏水生态系统，对动植物产生破坏，重者可导致水中的鱼类、自然界的植物大范围死亡或消亡；此外，若摄入受污染的动植物，也会对人体健康产生危害。

（四）大气卫生监督和管理

大气污染物的来源、组成及其危害各不相同。因此，针对大气污染需采取多方并举的综合治理措施。

1.环境监测

定期监测大气质量，对积累的有关资料进行动态观察和分析。对主要污染源建立重点档案，并制定紧急事故处理预案；准备现场事故紧急处理所需的个人防护用品；经常检查居住区内或附近的水体、土壤的卫生状况，以及污水坑、废渣堆、垃圾堆等局部污染源情况，及时清除，防止从中逸出污染大气的有害气体。

2.健康监测

针对社区居民健康状况进行定期统计分析，建立健康档案，包括社区人口统计资料、个人健康记录、出生登记、死亡登记、传染病和慢性病患病率、大气污染记录等。密切关注空气污染源附近居民的健康状况，保护高危人群。

3.现场措施

（1）调查和急救：发生事故性污染时，应及时赶到现场，调查事故的发生原因、污染物种类、影响范围、暴露人群、受伤人数、病情及诊断、已经采取的措施及效果、尚需采取的措施等。尽可能迅速地估计排放量，辨清当时风向，向有关部门及时汇报并请示是否需要组织事故点周围和下风侧居民转移。

暴露人群可使用湿毛巾等代用品挡住口、鼻部，减少有害气体的进一步暴露。尽快收集环境样品和人群的标本（包括伤员和健康人），以便确定污染物性质、污染程度和在空间和时间的分布，掌握人群健康损伤情况，以及判断污染与健康的联系。

（2）控制污染源：尽可能减少当地污染源的废气排放量。

（3）保护高危人群：应劝告居民，尤其是老、弱、病、孕、幼人群尽量在室内活动，关闭门窗，减少室外活动时间。如外出需戴上口罩，减少污染物的吸入量。

二、水污染

（一）水污染的概念

自然界的水体具有自净功能。但是，当一定量的污水、废水、各种废弃物等污染物质进入水域，超出水体的自净和纳净能力时，水体及其底泥的物理、化学性质和生物群落组成会发生不良变化，水中固有的生态系统和水体功能遭到破坏，导致水质恶化，危害人体健康或破坏生态环境，这种现象称为水污染。

(二)水中的有害因素

水污染的主要来源包括工业废水、生活污水、农业污水及城市垃圾等,一般可将其按照性质归为物理、化学、生物三大类。

1.物理性污染

物理性污染是指排入水体的泥沙、悬浮性固体物质、有色物质、放射性物质及高于常温的水等造成的水体污染。

(1)热污染:属于能量污染,主要由工业冷却水向水体排放而导致。水温过高加快水体中的化学反应和生物反应,促使某些有毒物质(重金属离子、氰化物等)的毒性提高;同时,水体中的溶解氧浓度可因温度升高而降低,鱼类和水生生物也会因缺氧而死亡;此外,水温升高可加速细菌生长繁殖。

(2)放射性污染:指由放射性物质造成的环境污染。人体吸收辐射能之后,经过物理、化学及生物作用导致组织器官损伤。人体对辐射最敏感的组织是骨髓、淋巴系统以及肠道内壁。

(3)悬浮物污染:由固体物质引起的水体浑浊,如腐殖质、燃料、铁、锰等引起的水体颜色及浑浊度变化,酚、胺、硫化氢等导致的水体变臭等。水体变臭可妨碍人体正常呼吸,引起厌食、恶心,甚至呕吐、消化功能减退、记忆力减退等,严重的可引起头昏脑胀、头疼、眼疼等;而长期受此影响,可破坏人体嗅觉,损伤中枢神经系统及大脑皮层功能。

2.化学性污染

化学性污染指进入水体的各种化学物质,包括有机污染物(如苯、酚、石油及其制品等)和无机污染物(如汞、铬、镉、铅、砷、氮、磷、氰化物、酸、碱、盐等)两大类。化学性污染是当今最严重的水体污染类型,主要原因在于工业废水和生活污水未经有效处理即排入水体所致。

11-6 镉污染引起的关节疼痛

3.生物性污染

生物性污染指水体被来自生活污水、医院废水、屠宰及畜牧等的病原体和其他微生物污染,或者因磷、氮等引起藻类大量繁殖导致的水体污染。水体受生物性致病因子污染后,人们通过饮用、接触等途径可引起传染病暴发流行,危害人体健康。最常见的包括霍乱、伤寒、疟疾、甲型病毒肝炎等肠道传染病,以及血吸虫病等寄生虫病(见图11-8)。

(三)水体卫生

强化水体卫生防护,加强水质处理,推广集中供水,对防止疾病的发生,保障人民健康,并实现可持续发展具有重要的战略意义和现实价值。

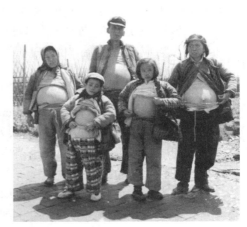

图11-8 血吸虫病患者

1. 集中式给水

集中式给水指集中由水源取水,经统一的净化和消毒处理后,经输水管网配送到用户终端的供水方式。集中式供水便于水源的选择,并采取有效的防护措施;易于采取统一的水处理措施,以保证水质;用水方便,便于开展卫生监管工作。

饮用水常规处理技术及其工艺在 20 世纪初就已形成雏形,主要有混凝沉淀、过滤、消毒等,主要去除水源水中的悬浮物、胶状物和病原微生物等。

(1)混凝沉淀:向水中投入混凝剂,通过混凝剂与水中的悬浮物和胶体发生反应,形成易于从水中分离的絮状矾花,以利于沉淀。

(2)过滤:原水经过混凝沉淀或澄清后,通过不同粒径的滤料层,截留未能有效沉淀的悬浮杂质和微生物,使水澄清。

(3)消毒:采用氯或臭氧等强氧化剂的化学方法和紫外线照射等物理方法杀灭水中的病原微生物,切断传染病的传播途径,预防介水传染病的发生和流行。

2. 分散式给水

分散式给水是指居民直接从水源处取水,未经任何设施或仅经简易设施处理的供水方式。

(1)井水卫生:可用漂白粉等消毒剂处理。为延长消毒持续时间,可将消毒剂置于竹筒或广口瓶等器皿中,将其吊于水中,消毒剂在水的振荡作用下由小孔缓慢释放,消毒效果可持续 10～20 天。

(2)泉水卫生:泉水一般水质良好、水量充沛,为便于取用、防止污染,可修建集水池。可对集水池进行加氯消毒,以防止病原微生物的污染。

(3)地表水卫生:可选择水质良好的河流、水库和池塘作为分散式给水的水源。以江河为水源时,宜采用分段用水,在河段上游设置饮用水取水点,下游设置牲畜饮水点。

1)岸边沙滤井:将原水引入沙滤井,过滤后引入清水井。沙滤井底部铺粒径为 15～25mm 的卵石,厚度为 15cm,其上铺粒径为 0.3～0.5mm 的沙层,厚度为 70cm(见图 11-9)。沙滤井和清水井均应设置井盖,用漂白粉澄清液对清水井中的水进行消毒。

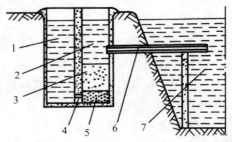

1.清水井 2.沙滤井 3.沙层 4.连通管 5.卵石 6.取水管 7.原水

图 11-9 沙滤井示意

2)沙滤缸(桶):自上而下铺 10～15cm 卵石,两层棕皮,40cm 沙子,两层棕皮,5cm 卵石,主要靠沙层过滤。沙层上方保持一层水,防止空气进入滤层。使用时沙子和石子要定期清洗或更换,以保证水源的卫生。

3)缸水混凝沉淀:常用混凝剂为明矾。将明矾放入竹筒内,在缸水中搅拌,使其逐渐溶解。有矾花出现时将竹筒取出,静置 30～60 分钟后,除去缸底的沉淀物。待沉淀、过滤后利用漂白粉进行消毒处理,用量以接触 30 分钟后能嗅到轻微的氯臭为宜。

三、农作物农药残留

农药是农业生产中常用的一种化学物质,可以有效地控制害虫和病害,提高农作物的产量和质量。然而,过量使用农药会对环境和人体健康造成危害,甚至发生农药中毒事件。农药中毒事件是我国食源性疾病监测的重要内容,也是我国需积极面对的重大公共卫生问题。

(一)农药残留

农药的概念分为广义和狭义两种。广义的农药包括所有在农业上使用的化学品。狭义的农药是指能防治农林作物病、虫、草、鼠害及调节植物生长的各种药剂、增效剂等。按用途不同,农药可分为杀虫剂、杀(真)菌剂、杀螨剂、杀线虫剂、杀鼠剂、除草剂、脱叶剂、植物生长调节剂、昆虫不育剂等。

1.农药残留

农药残留是指由于使用农药而在食品、农产品和动物饲料中出现的任何特定物质,包括被认为具有毒理学意义的农药衍生物,如农药转化物、代谢物、反应产物及杂质等。常见的农药残留种类包括杀虫剂、杀菌剂和除草剂等。

2.最大残留限量

最大残留限量是指在食品或农产品内部或表面法定允许的农药最大浓度。《食品安全国家标准 食品中农药最大残留限量》(GB 2763—2021)是目前我国统一规定的食品中农药最大残留限量的强制性国家标准。

3.再残留限量

虽然一些持久性农药已禁用,但还可能会长期存在于环境中,从而再次在食品中形成残留,为控制这类农药残留物对食品的污染而制定其在食品中的残留限量,称为再残留限量。

(二)农药暴露途径

当农药残留经空气、水体、土壤、食品等介质进入人群活动微环境后,通过呼吸、皮肤接触、餐饮等途径进入人体,积累到一定浓度后会损害健康,导致疾病。

1.环境暴露

(1)土壤残留释放:喷洒在农作物上的农药一部分会被微生物和紫外线降解,一部分会蓄积起来。在作物生长过程中,蓄积的农药进入农作物体内形成农药残留。一些半衰期长、性质稳定的农药化合物在土壤中会存留很长时间,如DDT、六六六等。

(2)水源携带:农作物灌溉用水会携带易溶于水的农药,这些农药进入农作物体内后会形成农药残留。如在水稻种植过程中使用三唑磷,这种农药会随着田水灌溉进入其他农作物(如蔬菜)体内,从而造成其他农作物体内三唑磷残留;另外,还会造成其他地表水及地下水的农药残留污染。

(3)大气飘移:在农药喷洒过程中部分农药会以气态形式进入大气中,以分子形式独立存在,或与大气中固态、液态等颗粒物结合形成农药气溶胶。这些气溶胶随着气流移动一段距离后,直接沉降或随降水落到农作物表面,从而引起农作物的农药残留。

2.食品暴露

(1)农药施用造成农作物污染:给农作物施用农药后,进入植株表层和体内的绝大多数农药都能被各种物理学、化学以及生物学过程进行分解或代谢,从而转化成无毒无害的物质。但是,如果农药使用次数过频或使用量过多,大大超过农作物自身的降解能力,那么过量的农药就会滞留在农作物中而成为残留农药;另外,如果植株体内的农药还没有完全降解就被采收上市或制成加工农产品,也会造成农药残留。

(2)农作物从环境中吸收农药:农作物从根部、叶片等部位吸收水体及空气中的残留药剂会增加农作物农药残留量,如胡萝卜、草莓、菠菜、萝卜、马铃薯、甘薯等易从土壤中吸收农药。

(3)农药在生物体内富集:一些生物通过摄取或其他方式吸入农药后会积累于自身体内,从而造成农药蓄积。然后,通过食物链又转移至另一生物体内,这样通过食物链逐级富集之后,最终进入人体内严重影响人体健康。如在肉、乳品中含有的残留农药,主要是由于禽畜摄入了被农药污染的饲料,从而造成体内蓄积。

11-7 农药对环境的危害途径

(4)意外事故造成的食品污染:如果食品与农药混合运输或存放可造成食品污染。如在运输过程中由于包装不严或农药容器破损导致运输工具受到污染,这些工具清洗不彻底即被用于装运粮食或其他食品,从而造成食品污染。

3.职业暴露

当农药的生产者、运输者、使用者直接暴露于农药环境中,这些人群的身体健康均可能会受到影响。

(三)常见的农药残留及其危害

农药应用于农业生产给人类带来了巨大的经济利益,但农药的不合理使用也带来了诸如环境污染、农产品农药残留超标等问题,给人类的健康带来巨大危害。常见的农药残留包括有机氯农药、有机磷农药、氨基甲酸酯类农药和拟除虫菊酯类农药残留。

1.有机氯农药

有机氯农药指组分中含有氯元素的有机化合物,是最早使用的化学合成农药,使用最早、应用最广的是 DDT 和六六六,曾作为杀虫剂应用于蔬菜、粮食、瓜果、茶叶、乳品、海参等。有机氯农药持效期长、急性毒性小,但具有高度的稳定性,属于高残留农药,如DDT 在土壤中的半衰期长达 3～10 年。

有机氯农药的急性毒性主要是损害神经系统和肝、肾,慢性中毒主要表现为肝脏病变。某些品种可扰乱激素的分泌,具有一定的雌激素活性,如 DDT 可致精子数目减少;部分品种及代谢产物(如六六六)有一定的致畸性。

2.有机磷农药

有机磷农药指一类具有抑制胆碱酯酶活性及与之化学结构相似的有机化合物,多为磷酸酯类或硫代磷酸酯类,是目前使用范围最广、使用量最大的农药,主要用作杀虫剂。

有机磷农药大部分品种易光解、碱解、水解和酶解,生物半衰期短,在土壤中仅存数天,在农作物和人体内的蓄积性也较低。由于长期使用,害虫和杂草普遍对该类农药产生了抗药性,迫使用量越来越大,并且反复多次使用,使其成为污染最为严重的农药。

有机磷农药的急性毒性主要是抑制胆碱酯酶的活性,导致胆碱能神经功能紊乱而出现一系列神经系统中毒症状。慢性毒性主要是神经系统、血液系统和视觉损伤。

3.氨基甲酸酯类农药

氨基甲酸酯类农药具有氨基甲酸骨架,被视为氨基甲酸的衍生物,主要用作杀虫剂、除草剂。常用的主要有异丙威(叶蝉散)、硫双威、抗蚜威、仲丁威(巴沙)等。

氨基甲酸酯类农药的优点是高效,选择性较强,对温血动物、鱼类和人的毒性较低,易被土壤微生物分解,且不易在生物体内蓄积。但个别品种的毒性较大,如克百威、沸灭威等。

氨基甲酸酯类农药也是胆碱酯酶抑制剂,在体内很快被水解,毒性作用较有机磷农药小,且无迟发性神经毒性。在弱酸性条件下该类农药可与亚硝酸盐生成有致癌作用的亚硝胺。

4.拟除虫菊酯类农药

拟除虫菊酯类农药是一类模拟除虫菊所含虫菊素的化学结构合成的仿生农药,主要用作杀虫剂和杀螨剂。拟除虫菊酯类农药与有机磷、氨基甲酸酯类农药称为三大类农药。常用的拟除虫菊酯类农药有溴氰菊酯、氯氰菊酯、戊氰菊酯等。

拟除虫菊酯类农药具有高效、持效期长、毒性低、半衰期短、低残留、对人安全的特点,但易使害虫产生抗药性,多为中等毒或低毒,急性中毒农药主要有含氰基的溴氰菊酯、戊氰菊酯等。

拟除虫菊酯类农药可通过呼吸道、消化道和皮肤黏膜进入人体,出现不同程度的中毒症状。①轻度中毒:出现头痛、头晕、乏力、视物模糊、恶心、呕吐;②中度中毒:除轻度的相关症状加重外,还有肌纤维颤动;③重度中毒:可有昏迷、肺水肿、呼吸衰竭,以及心肌损害和肝、肾功能损害等。

(四)农药残留的消除

去除农药残留的方法可归纳为物理法、化学法和生物法,其中物理法使用广泛,也是家庭中去除农残的主要途径,主要包括以下几种。

1.储存法

蔬菜在存放过程中空气中的氧和蔬菜中的酶等活性物质能与残留的农药反应,使农药氧化降解,以此减少农药残留量,降低其毒性。因此对易于保存的瓜果蔬菜可通过一定时间的存放,减少农药残留量。储存法适用于苹果、猕猴桃、冬瓜等不易腐烂的瓜果。

2.晒晒法

光谱效应会使蔬菜中部分残留农药被分解、破坏,经日光照射后的蔬菜,农药残留较少。对于方便储藏的蔬菜,最好先放置几天时间。晒晒法适用于白菜、甘蓝、卷心菜等。

3.去皮法

由于农药直接渗入蔬果内部的能力有限,去掉某些水果或蔬菜的外皮是减少农药残留最简单有效的方法。去皮对农产品中农药残留的影响与农药的性质有关,有机磷和有机氯等大部分农药为脂溶性农药,容易分布于蔬果的表皮蜡质层中,去皮能显著降低其残留。

4.冲洗法

(1)浸泡水洗:仅能除去部分残留的农药,是清除蔬菜水果上污物和农药的基础方法。一般先用清水冲洗掉表面污物,然后再用清水浸泡20～30分钟。使用果蔬清洗剂可增加农药的溶出,所以浸泡时可加入少量果蔬清洗剂,浸泡后再用流水冲洗两三遍。本法适用于各类叶类蔬菜,如菠菜、韭菜、生菜、香菜、小白菜等。

(2)碱水浸泡清洗法:我国使用的农药主要是有机磷农药,大部分有机磷农药在遇到碱后会慢慢分解以至于失效。可先将表面污物冲洗干净,浸泡到小苏打碱水中(一般500ml水中加入小苏打5～10g)15分钟左右,然后用清水冲洗3～5遍。

(3)开水漂烫清洗法:一些蔬菜上面的农药可以通过加热的方法让其失效。把蔬菜放在开水中煮上1～3分钟,然后再清洗干净,蔬菜上面的农药也会失去效应。如菠菜、生菜、香菜、甘蓝、芹菜、辣椒、西葫芦等。

(4)盐水清洗法:对于甲醛及农药残留,可以在淡盐水中泡不少于10分钟,然后用清水进行漂洗。与清水相比,淡盐水本身就具有杀菌的作用。

除采取上述措施外,还应大力发展无公害食品、绿色食品和有机食品,开展食品卫生宣传教育,增强生产者、经营者和消费者的食品安全知识,严防食品农药残留对人体生命健康的危害。

测试一下

1.简述环境与健康的关系。
2.环境污染对健康的影响有哪些?
3.如何理解环境对人体影响的健康效应?
4.决定人群对环境有害因素易感性的因素有哪些?
5.什么是大气污染?其对人类健康有何危害?
6.水体污染主要有哪几种?

拓展阅读

[1]全海芹,高彦峰.室内空气污染及净化方法综述[J].环境科学与技术,2022,45(S1):254-262.

[2]宋伟民,赵金镯.环境卫生学[M].上海:复旦大学出版社,2019.

[3]夏田,徐建华.公众对城市大气污染的健康防护行为研究[J].北京大学学报(自然科学版),2018,54(4):801-806.

[4]杨克敌.环境卫生学[M].8版.北京:人民卫生出版社,2017.

[5]袁涛.环境健康科学[M].上海:上海交通大学出版社,2019.

（李冬梅、王晓蕾）

第十二章 营养与食品卫生

知识目标

1. 掌握营养、食品卫生、食品安全监督、食品安全管理、食源性疾病、药食同源的概念;合理营养与平衡膳食的基本要求;各类人群的膳食指导。
2. 熟悉食源性疾病的预防与管理。
3. 了解食品安全监督、食品安全管理现存问题及解决方法。

能力目标

1. 能阐述相关疾病的营养防治。
2. 能根据人群的特点给予膳食指导。
3. 能说明中医"药食同源"在营养与食品卫生中的应用。

素质目标

培养学生应用营养与食品卫生相关知识分析、解决营养相关实际问题的能力,以增强人群体质,提高健康水平。

导入情境与思考

2020年10月5日,黑龙江省鸡西市一家庭聚餐中9人因食用酸汤子而中毒死亡。酸汤子是一种传统的酵米面食物,本次事件中的酸汤子因受到椰毒假单胞菌污染而产生了微生物毒素米酵菌酸,该毒素致死率很高。这起事件让大众认识了酵米面食品的危险性,国家卫生健康委也发布公告,呼吁大家不要制作和食用长时间发酵的酵米面食品。

请思考

1. 造成食用酸汤子中毒的原因有哪些?
2. 作为公共卫生护士,该如何预防和应对食物中毒事件?

12-1　教学 PPT

随着经济社会的发展和人们生活水平的提高,公众的健康意识日渐增强,营养问题也越来越受到大众的关注。营养是健康的根本,食物是营养的来源,合理营养、平衡膳食是维持健康的基础。民以食为天,食以安为先,舌尖上的安全,永远是民生的重点。近年来关于食品安全等公共卫生问题屡见不鲜,如何做到保证食品安全的同时吃得科学、吃得健康是我们需要关注的重点。

第一节　营　养

食物不仅是维持生命的物质基础,也是健康的物质保障。人类为了维持生存和健康的生活,每天都需要从膳食中摄取各种营养。如果某种营养素长期摄入不足或过量,就可能导致相应的营养素缺乏或过剩,从而对人体健康造成危害。那么,什么是营养?如何保证平衡膳食、合理营养?与营养相关的疾病有哪些?又该如何合理营养以预防和促进疾病康复呢?

一、营养与营养素

营养是生物体同化外界物质的生物学过程。人是异养型生物,不能直接利用外界的无机物合成自身生命所需的有机物,因而必须从自养型生物或其他生物获取养料,通过代谢过程将摄取的物质转变成自身所需的蛋白质、脂肪、碳水化合物等有机物。因此,对人类来说营养是机体从外界摄取食物,经过体内消化、吸收、转运、利用和排泄,以维持机体正常生理功能和活动需要的过程。

营养素是维持机体繁殖、生长发育和生存等一切生命活动需要从外界环境中摄取的物质。营养素参与机体组织、器官的构成,提供能量,调节生理功能,是人类赖以生存的基础。人体生命活动所必需的营养素有六大类,即碳水化合物、蛋白质、脂肪、维生素、矿物质和水。膳食纤维是一大类不能被人体小肠消化吸收、对人体有健康意义的物质,它在预防人体某些疾病方面起着重要作用,是膳食中不可缺少的成分,被誉为"第七大营养素"。

二、合理营养与平衡膳食

合理营养指通过不同种类的食物合理搭配,能量及各种营养素能充分满足机体的正常生理需要并达到相互之间的平衡。经过加工、烹调后形成的含有多种营养素的多种食物的混合体称为膳食。

平衡膳食又称合理膳食,指能够给机体提供种类齐全、数量充足、比例适宜的能量和营养素,并与机体需要保持平衡,全面达到营养需求的膳食。合理营养是健康的物质基础,平衡膳食是合理营养的根本途径。平衡膳食基本要求见图 12-1。

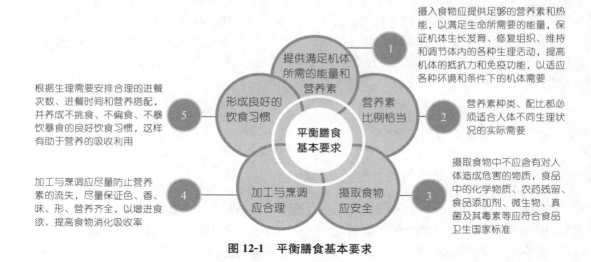

图 12-1 平衡膳食基本要求

三、营养与相关疾病

合理营养是维持身体健康的基本条件,平衡膳食除了满足人体生理需要外,还能提供机体用于应激的营养储备,对疾病的预防起重要作用。单一或多种营养素不足或过剩可以导致机体营养失调甚至疾病。在疾病状态下,充分的营养支持对疾病的临床治疗起协同作用。

(一)蛋白质—能量营养不良

营养不良是一种慢性营养缺乏性疾病,由于人体膳食摄入过少,能量和(或)蛋白质长期不能满足机体需要所致,所以也常称为蛋白质—能量营养不良(protein-energy malnutrition,PEM)。体重指数(BMI)≤18.5kg/m² 即可诊断为 PEM。

PEM 常表现为消瘦、水肿、精神萎靡、易疲乏、头晕、畏寒、注意力不集中、记忆力减退、易感染等。及时诊治原发性疾病、加强营养教育、增加能量和蛋白质的摄入是应对PEM 的主要措施,如患者胃口较差,可以少食多餐,每天除正餐外,还可在餐间和晚上进食点心,必要时也可使用特医食品作为补充。

预防 PEM 应养成良好的饮食习惯,不挑食、不偏食,不长期严格的节食和素食,以维持健康体重。加强特定人群特别是生长发育人群,如婴幼儿、儿童青少年等的营养监测,保障孕妇和乳母的营养。提倡婴儿母乳喂养,适时添加辅食,尽早发现并纠正可能存在的营养不良。如有肠道寄生虫或其他感染性疾病,应及时治疗。

(二)心脑血管疾病

1.高血压

长期高血压可导致动脉粥样硬化的形成和发展,损伤心、脑、肾等重要脏器的结构和功能,这些脏器的功能衰竭,是冠心病、心力衰竭、脑卒中的主要病因。肥胖、高盐高脂饮食是导致高血压的主要原因,低盐、低脂、低能量的清淡饮食,有助于防治高血压,减少心脑血管事件的发生。高血压饮食原则见图 12-2。

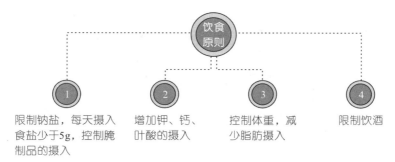

图 12-2 高血压饮食原则

2. 动脉粥样硬化性心脏病

现已明确，吸烟、高血脂、超重和肥胖、糖尿病、高血压等都是引起冠状动脉粥样硬化性心脏病的主要原因，但通过调整生活方式，如戒烟限酒、合理饮食、规律运动、控制血压、定期体检等措施，可以预防冠状动脉粥样硬化性心脏病。

12-2 冠心病饮食原则

3. 血脂异常和脂蛋白异常血症

血脂异常是一类较常见的人体内脂蛋白的代谢异常疾病，包括胆固醇和(或)甘油三酯升高和(或)高密度脂蛋白胆固醇降低。血脂异常常与肥胖症、高血压、胰岛素抵抗和(或)糖耐量受损等相伴发生，一起被称作代谢综合征。血脂异常还增加了动脉硬化、高血压、心肌梗死、冠心病、脑卒中的发病率和死亡率，危害性很大，但由于症状不明显，容易被忽视。护理人员应向患者及其家属宣传血脂异常的危害性，以及合理饮食对防治血脂异常的重要性，引导他们改变喜食油腻、高能量食物的不良习惯，鼓励多选用富含膳食纤维的蔬菜和粗粮，建立低脂低盐清淡饮食和坚持锻炼的健康生活方式，适度减轻体重，实现调节血脂、减少心脑血管并发症的目标。血脂异常饮食原则见图 12-3。

1	2	3
限制每日总能量摄入，包括主食和高糖、高脂、高能量食物	低脂饮食，少食猪油，烹饪宜选植物油，每日约15g左右	粗细搭配，每天最好进食300g粗粮、500g新鲜蔬菜和300g新鲜水果

图 12-3 血脂异常饮食原则

(三)代谢性疾病

1. 糖尿病

糖尿病是常见病、多发病，可导致心脏、血管、肾、眼、神经等组织器官慢性进行性病变、功能衰退甚至衰竭，严重影响居民的健康和生活质量。

12-3 糖尿病饮食原则

糖尿病综合管理包括糖尿病健康教育、医学营养治疗、运动治疗、血糖监测和药物治疗，其中饮食治疗是基础，控制能量摄入以维持理想体重，选择低血糖生成指数碳水化合物，适当增加非淀粉类蔬菜、水果、全谷类食物，减少精加工谷类的摄入，严格控制蔗糖、果糖制品（如玉米糖浆）的摄入等有助于糖尿病的防治。

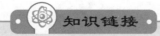

糖尿病的医学营养治疗

糖尿病的医学营养治疗的目标是提供营养均衡的膳食；促进并维持健康饮食习惯，强调选择合适的食物，并改善整体健康水平；达到并维持合理体重，保持良好的血糖、血压、血脂水平以及延缓糖尿病并发症的发生。

2. 痛风

痛风是尿酸以单钠盐的形式沉积在骨关节、肾脏和皮下等部位，引起反复发作的急、慢性炎症和组织损伤，表现为痛风性关节炎、痛风肾和痛风石等症状，与人体内嘌呤代谢紊乱和（或）尿酸排泄障碍所致的高尿酸血症直接相关。高尿酸血症不一定都发展为痛风，但痛风的发生与高尿酸血症的水平和持续时间有关。

痛风是遗传和环境因素（特别是营养因素）共同作用的结果，常与超重/肥胖、糖脂代谢紊乱、高血压、动脉硬化和冠心病等一起发生。避免高嘌呤饮食、适当调整生活方式、保持理想体重是治疗痛风的基础。痛风患者应控制能量摄入，注意低脂低盐清淡饮食，减少肉类（包括畜肉、禽肉、肉汤、内脏等）、水产品等高嘌呤食物的摄入，多吃蔬菜水果，多喝水，忌饮酒。牛奶、鸡蛋无细胞结构，不含核蛋白，是痛风患者补充蛋白质的理想食物。

12-4 痛风饮食原则

3. 肥胖症

肥胖症患病率高，与高血压、冠心病、糖尿病、血脂异常、脂肪肝等关系密切，是严重危害民众身心健康和生活质量的常见病、多发病。肥胖症是指体内脂肪堆积过多和（或）分布异常以及体重过重，在我国对于一般人群，体重超过理想体重的20%或BMI≥28kg/m² 即为肥胖（BMI介于24～28kg/m² 为超重）；腰围男性>85cm、女性>80cm 为腹部脂肪蓄积，也可认定为腹部肥胖。

12-5 食物的嘌呤含量分类

肥胖症是一种慢性代谢性疾病，进食过多、喜甜食或油腻食物、静坐的生活方式等导致能量摄入长期超过消耗所需，是导致肥胖症最主要的原因。生活方式的改变，如饮食有节，控制总进食量，坚持低能量、低脂肪、低盐、低糖清淡饮食，坚持规律运动，这些"管住嘴，迈开腿"的措施均有助于减轻体重，实现合理的减肥目标。肥胖症饮食原则见图12-4。

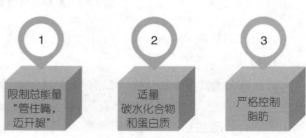

图12-4 肥胖症饮食原则

(四)贫血

贫血是指人体外周血红细胞容量减少，低于正常范围下限，不能运输足够的氧气到组织而引起的综合征。临床上常测定血红蛋白（hemoglobin，Hb）来诊断贫血，我国贫血诊断标准为：成年男性 Hb＜120g/L，成年女性 Hb＜110g/L。最常见的贫血是缺铁性贫血，常与食物摄入过少特别是动物性食物摄入不足有关。畜肉、禽肉和动物内脏含血红素铁丰富，铁吸收率高，而大部分蔬菜、谷类、豆类中的铁主要为非血红素铁，铁吸收率较低，因此，补铁应以增加畜肉、禽肉及其内脏等动物性食物为主。控制饮食预防肥胖症、高血压、糖尿病的同时，不应盲目节食或一味追求素食，应纠正平时生活中偏食、挑食、不吃荤菜等不良的饮食习惯，注意均衡饮食，同时摄入富含铁、维生素 B_{12} 的肉类、动物血和肝等动物性食物，以及富含叶酸、维生素 C 的新鲜蔬菜、水果等植物性食物。

12-6 贫血饮食原则

(五)便秘

便秘是指排便困难费力、排便不畅、排便次数减少、粪质硬结、量少。主要表现为每周排便少于 3 次，排便困难，每次排便时间长，排出粪便干结如羊粪且数量少，排便后仍有未排尽的感觉，出现下腹胀痛、肛门疼痛、肛裂、痔疮等。由于粪便在肠道内滞留时间过长，产生的氨、吲哚、硫化氢等有毒物质吸收进入血液，还可引起食欲减退、疲乏无力、头晕、烦躁不安、焦虑、失眠、皮肤瘙痒、口臭等症状。

便秘主要是由于摄入食物过少、过于精细，膳食纤维和水摄入不足，对肠道刺激小，使得肠蠕动缓慢、排便不畅而引起。养成良好的饮食习惯对便秘的防治很重要，平时不过度节食，若摄入食物太少，经肠道吸收后食物残渣过少，不足以刺激肠道产生便意；注意干湿搭配、粗细搭配，多吃蔬菜、水果和粗粮，多饮水，少吃辛辣食物。

12-7 便秘饮食原则

第二节 食品卫生

食品安全、营养与粮食保障是紧密相关的领域。研究显示：每年全世界有 6 亿人（几乎每 10 人中就有 1 人）因食用受污染的食品而患病，并有 42 万人死亡。不安全的食品不仅影响人的营养状况，还可导致疾病，尤其对婴幼儿、老人和患者影响较大。食品卫生是一个重要的公共卫生问题，食品安全监督与管理非常重要。

一、食品卫生的概念

食品卫生是指食品干净、未被细菌污染、不使人致病。WHO 在 1996 年制定的《确保食品安全与质量：加强国家食品安全控制体系指南》中的定义：食品卫生是指为确保食品在食品链的各个阶段具有安全性与适宜性的所有条件与措施。这个概念强调了食品安全是食品卫生的目的，食品卫生是实现食品安全的措施和手段。

二、食品安全监督

食品安全监督是指国家、地方政府或食品监督部门为保证食品安全、卫生和质量,保护消费者的健康权益而对食品生产、加工、销售和消费环节采取的行为和措施。

(一)食品安全监督内容

食品安全监督包括对食品相关产品生产者的监督和对食品相关产品销售者的监督(见图 12-5)。

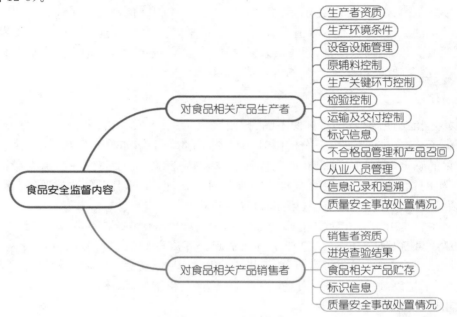

图 12-5 食品安全监督内容

(二)食品安全监督中存在的问题

食品安全问题与人的健康息息相关。食品生产加工涉及多个环节,每一个环节都存在着一定的食品安全隐患。

(三)食品安全监督问题的解决办法

根据第十三届全国人民代表大会第一次会议批准的《国务院机构改革方案》,将国家工商行政管理总局、国家质量监督检验检疫总局、国家食品药品监督管理总局整合为国家市场监督管理总局,以此加强食品生产管理人员的问责制,降低食品安全风险,落实食品生产经营者的主体责任,健全食品质量追溯体系。

12-8 食品安全监督问题及具体解决办法

提高食品安全可通过制定完善的法律条例、健全食品安全监督制度、完善网络餐饮服务准入机制等措施解决现存问题,提高食品安全监督工作的质量,改善食品卫生环境。

三、食品安全管理

食品安全管理是指政府及食品相关部门运用有效资源,采取计划、组织、领导和控制等方式,对食品、食品添加剂和食品原材料的采购,食品生产、流通、销售及消费等环节进行监督管理的过程。食品安全问题会严重影响人们的身体健康和社会的和谐发展,因此加强食品安全管理显得尤为重要。

(一)食品安全管理中存在的问题

随着我国食品加工行业的不断壮大,食品安全管理中的各种问题也逐渐暴露出来。当前,食品安全管理面临的主要问题有消费者食品安全意识薄弱、食品安全检测手段单一及缺乏较为健全的食品安全监管机制。

(二)解决食品安全管理问题的办法

食品安全是人们赖以生存发展最基本的保证,一系列恶性食品安全事件极大地危害着人们的身体健康,需进一步加强食品安全意识教育,提升食品安全检测技术水平,健全食品安全监管体系,加大惩处力度,为食品安全提供保障。

12-9 食品安全管理问题及具体解决办法

(三)食品安全的全过程防控

食品安全强调从农田到餐桌的全过程预防和控制,强调综合性防控,食品安全理念应落实在食品链的各个环节(见图12-6)。

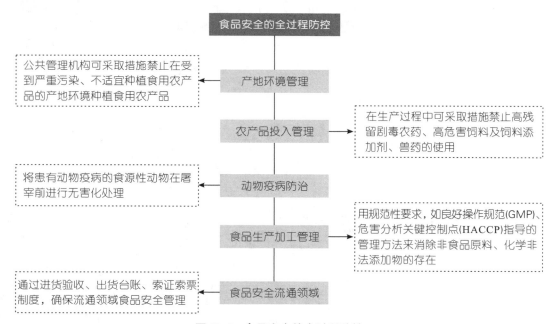

图 12-6 食品安全的全过程防控

食品安全全过程预防和控制的理念还要求采取措施实现全程追溯制度,比如产品召回制度,这样一方面可以迅速切断不安全食品的供应链,召回此类产品;另一方面还可以追究食品生产经营者的责任,强化对食品生产经营者的监管。

第三节　营养与公共卫生

国民营养与健康状况,是反映一个国家和地区经济与社会发展水平、卫生保健水平和人口素质的重要指标。《中国居民营养与慢性病状况报告（2020 年）》指出,我国居民的营养问题主要体现在以下三个方面:一是膳食结构不合理的问题突出;二是居民超重肥胖形势严峻;三是重点地区、重点人群,如婴幼儿、育龄妇女和高龄老年人面临的重要微量营养素缺乏。这些营养问题已成为影响百姓身心健康的重大公共卫生问题。

《中国居民膳食指南》是中国营养学会根据营养科学原则和人体营养需要,结合当地食物生产供应情况及人群生活实践提出的关于食物选择和身体活动的指导意见。2022 年 4 月 26 日,中国营养学会正式发布了《中国居民膳食指南（2022）》(见图 12-7),旨在实施《健康中国行动（2019—2030 年）》,推动《国民营养计划（2017—2030 年）》,落实《“健康中国 2030”规划纲要》,提高国民营养健康水平。

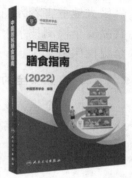

图 12-7　中国居民膳食指南（2022）

《中国居民膳食指南》按适用人群可分为一般人群膳食指南和特殊人群膳食指南。一般人群膳食指南适用于 2 岁以上的健康人群,提供有关食物、食物类别和平衡膳食模式的建议,健康/合理的膳食指导,以促进全民健康和慢性疾病预防。一般人群膳食指南（核心推荐）见图 12-8,平衡膳食餐盘见图 12-9。

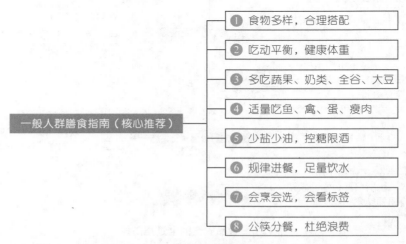

一般人群膳食指南（核心推荐）

① 食物多样,合理搭配
② 吃动平衡,健康体重
③ 多吃蔬果、奶类、全谷、大豆
④ 适量吃鱼、禽、蛋、瘦肉
⑤ 少盐少油,控糖限酒
⑥ 规律进餐,足量饮水
⑦ 会烹会选,会看标签
⑧ 公筷分餐,杜绝浪费

图 12-8　一般人群膳食指南（核心推荐）

中国居民平衡膳食宝塔形象化的组合,遵循了平衡膳食的原则,体现了在营养上比较理想的基本食物构成。宝塔共分五层,各层面积大小不同,体现了 5 大类食物和食物量的多少。5 大类食物包括谷薯类、蔬菜水果、畜禽鱼蛋奶类、大豆和坚果类以及烹调用油盐。食物量是根据不同能量需要量水平设计,宝塔旁边的文字注释,标明了在 1600～2400kcal(1kcal＝4.18kJ)能量需要量水平时,一段时间内成年人每人每天各类食物摄入量的建议值范围。

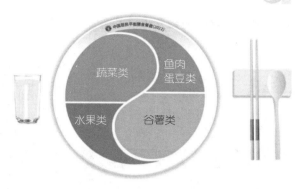

图 12-9　一般人群平衡膳食餐盘

餐盘分成四部分,分别是谷薯类、动物性食物和富含蛋白质的大豆及其制品、蔬菜和水果,一杯牛奶。此餐盘适用于 2 岁以上人群,是对一餐中食物基本构成的描述。

12-10　一般人群平衡膳食宝塔

一、特殊人群的膳食指导

特殊人群主要包括婴幼儿、儿童、孕期妇女、哺乳期妇女、老年人等。制定特殊人群膳食指南有利于提供更专业、精细、个体化的指导,满足不同年龄人群、不同生理状态人群的特殊营养需求。

(一)婴幼儿喂养指南

本指南适用于出生后至 2 周岁的婴幼儿,是独立于一般人群膳食指南的针对婴幼儿的喂养指导。婴儿出生后至满 2 周岁阶段,构成生命早期 1000 天机遇窗口期中 2/3 的时长,该阶段的良好营养和科学喂养是儿童近期和远期身心健康的最重要保障。生命早期的营养和喂养对体格生长、智力发育、免疫功能等近期及远期健康产生至关重要的影响。

1.0～6 月龄婴儿母乳喂养指南

6 月龄内是人一生中生长发育的第一个高峰期,对能量和营养素的需要相对高于其他任何时期,但婴儿的胃肠道和肝肾功能发育尚未成熟,功能不健全,对食物的消化吸收能力及代谢废物的排泄能力仍较低。母乳既可提供优质、全面、充足和结构适宜的营养素,满足婴儿生长发育的需要,又能适应其尚未成熟的消化能力,促进其器官发育和功能成熟,且不增加其肾脏负担。6 月龄内婴儿需要完成从宫内依赖母体营养到宫外依赖食物

12-11　中国 0～6 月龄婴儿母乳喂养关键推荐

营养的过渡,来自母体的乳汁是完成这一过渡最好的食物,用任何其他食物喂养都不能与母乳喂养相媲美。母乳中丰富的营养和活性物质是一个复杂系统,能为婴儿提供全方位呵护和支持,帮助其在离开母体保护后,仍能顺利地适应自然环境,健康成长。

针对我国 6 月龄内婴儿的喂养需求和可能出现的问题,基于目前已有的充分证据,同时参考 WHO、联合国儿童基金会(UNICEF)和其他国际组织的相关建议,中国营养学

会提出了 6 月龄内婴儿母乳喂养指南（见图 12-10）。

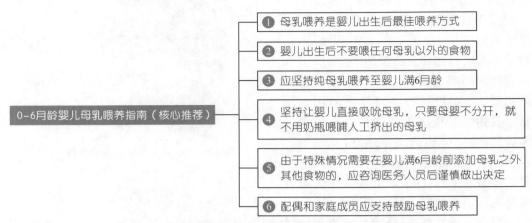

0~6月龄婴儿母乳喂养指南（核心推荐）

① 母乳喂养是婴儿出生后最佳喂养方式

② 婴儿出生后不要喂任何母乳以外的食物

③ 应坚持纯母乳喂养至婴儿满6月龄

④ 坚持让婴儿直接吸吮母乳，只要母婴不分开，就不用奶瓶喂哺人工挤出的母乳

⑤ 由于特殊情况需要在婴儿满6月龄前添加母乳之外其他食物的，应咨询医务人员后谨慎做出决定

⑥ 配偶和家庭成员应支持鼓励母乳喂养

图 12-10　0～6 月龄婴儿母乳喂养指南（核心推荐）

2.7～24 月龄婴幼儿喂养指南

对于 7～24 月龄婴幼儿，母乳仍然是重要的营养来源，但单一的母乳喂养已经不能完全满足其对能量及营养素的需求，必须引入其他营养丰富的食物。7～24 月龄婴幼儿消化系统、免疫系统进一步发育，感知觉及认知行为能力进一步发展，通过接触、感受和尝试来体验各种食物，逐步适应并耐受多样的食物，从被动接受喂养转变到自主进食。父母及喂养者的喂养行为对 7～24 月龄婴幼儿的营养和饮食行为也有显著的影响。回应婴幼

12-12　中国 7～24 月龄婴幼儿平衡膳食宝塔

儿摄食需求，有助于健康饮食行为的形成，并具有长期而深远的影响。7～24 月龄婴幼儿处于生命早期 1000 天健康机遇窗口期的第三阶段，适宜的营养和喂养不仅关系到婴幼儿近期的生长发育，也关系到长期的健康。

针对我国 7～24 月龄婴幼儿营养和喂养的需求以及现有的主要营养问题，基于目前已有的证据，同时参考 WHO、UNICEF 和其他国际组织的相关建议，中国营养学会提出 7～24 月龄婴幼儿喂养指南（见图 12-11）。

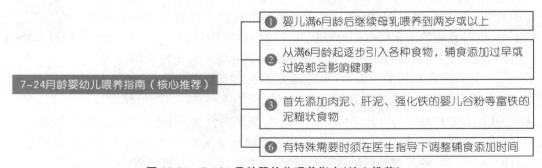

7~24月龄婴幼儿喂养指南（核心推荐）

① 婴儿满6月龄后继续母乳喂养到两岁或以上

② 从满6月龄起逐步引入各种食物，辅食添加过早或过晚都会影响健康

③ 首先添加肉泥、肝泥、强化铁的婴儿谷粉等富铁的泥糊状食物

⑥ 有特殊需要时须在医生指导下调整辅食添加时间

图 12-11　7～24 月龄婴幼儿喂养指南（核心推荐）

(二)儿童膳食指南

本指南适用于满 2 周岁至不满 18 周岁的未成年人(简称为"2~17 岁儿童"),分为 2~5 岁(学龄前儿童)和 6~17 岁(学龄期儿童)两个阶段。

1.学龄前儿童膳食指南

学龄前儿童生长发育速率与婴幼儿相比略有下降,但仍处于较高水平。该阶段儿童的生长发育状况和饮食行为,直接关系到青少年和成年期发生肥胖及相关慢性病的风险。与成人相比,2~5 岁儿童对各种营养素需要量较高,但消化系统尚未完全成熟,咀嚼能力较差,因此,食物的加工烹调应与成人有一定的差异。随着 2~5 岁儿童生活自理能力的不断提高,
12-13　中国学龄前儿童平衡膳食宝塔

自主性、好奇心、学习能力和模仿能力也增强,需要进一步强化和巩固其在7~24 月龄初步建立的多样化膳食结构,为一生健康和养成良好的饮食行为习惯奠定基础。学龄前儿童膳食指南(核心推荐)见图 12-12。

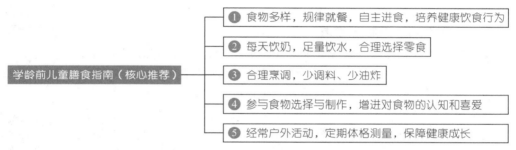

图 12-12　学龄前儿童膳食指南(核心推荐)

2.学龄儿童膳食指南

6 岁儿童(学龄期)进入学校教育阶段,生长发育迅速,两性特征逐步显现,学习和运动量大,对能量和营养素的需要相对高于成年人。学龄儿童生理、心理发展逐步成熟,膳食模式已经成人化,充足的营养是他们正常生长发育乃至一生健康的物质保障,形成健康饮食行为、运动爱好等仍需要加强引导、培养和逐步完善。膳食宝塔建议食物量根据6~10 岁学龄儿童能量需要 1400~1600kcal/d,11~13 岁学龄儿童能量需要 1800~2000kcal/d,14~17 岁学龄儿童能量需要 2000~2400kcal/d 确定。家庭、学校和社会要根据不同年龄段儿童的特点和需要,积极开展饮食教育,共同培养儿童健康的生活方式,保证他们的健康成长。学龄儿童膳食指南(核心推荐)见图 12-13。

12-14　6~10 岁学龄儿童平衡膳食宝塔

12-15　11~13 岁学龄儿童平衡膳食宝塔

12-16　14~17 岁学龄儿童平衡膳食宝塔

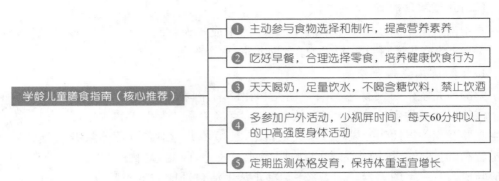

图 12-13　学龄儿童膳食指南（核心推荐）

（三）孕妇、乳母膳食指南

孕妇、乳母膳食指南适用于准备怀孕、处于妊娠状态以及产后母乳喂养的妇女。

1. 备孕和孕期妇女膳食指南

女性的身体健康和营养状况与成功孕育新生命、获得良好妊娠结局及哺育下一代健康成长密切相关。育龄女性应在计划怀孕前开始做好身体健康状况、营养和心理准备，以获得孕育新生命的成功。

妊娠期是生命早期 1000 天机遇窗口期的第一个阶段，孕期妇女的营养状况对母婴近、远期健康至关重要。为了完成妊娠过程，孕期妇女的生理及代谢状态发生了较大的适应性改变，总体营养需求有所增加，以满足孕期母体生殖器官变化和胎儿的生长发育，并为产后泌乳储备营养。备孕和孕期女性膳食指南（核心推荐）见图 12-14。

12-17　备孕妇女平衡膳食宝塔

12-18　孕期妇女平衡膳食宝塔

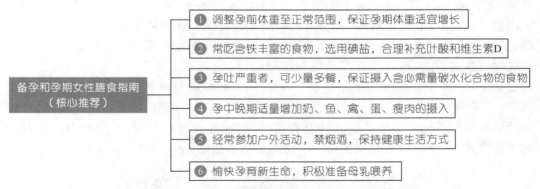

图 12-14　备孕和孕期女性膳食指南（核心推荐）

2. 哺乳期妇女膳食指南

乳母营养状况直接关系到母乳喂养能否成功和婴儿生长发育状况。为了分泌乳汁、哺育婴儿和补偿分娩时营养消耗、恢复器官系统功能，哺乳期妇女对能量及营养素的需要较非哺乳妇女增加。哺乳期妇女膳食指南

12-19　哺乳期妇女平衡膳食宝塔

（核心推荐）见图 12-15。

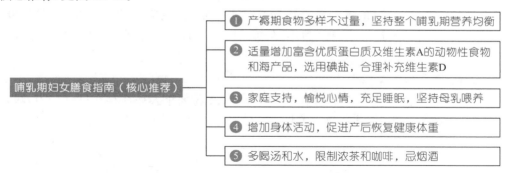

哺乳期妇女膳食指南（核心推荐）

① 产褥期食物多样不过量，坚持整个哺乳期营养均衡

② 适量增加富含优质蛋白质及维生素A的动物性食物和海产品，选用碘盐，合理补充维生素D

③ 家庭支持，愉悦心情，充足睡眠，坚持母乳喂养

④ 增加身体活动，促进产后恢复健康体重

⑤ 多喝汤和水，限制浓茶和咖啡，忌烟酒

图 12-15　哺乳期妇女膳食指南（核心推荐）

（四）老年人膳食指南

老年人膳食指南适用于 65 岁及以上的老年人，包括 65～79 岁的一般老年人膳食指南和 80 岁及以上的高龄老年人膳食指南两部分。进入老龄阶段，人的生活环境、社交范围出现了较大的变化，特别是身心功能会出现不同程度的衰退，如咀嚼和消化能力下降，视觉、嗅觉、味觉反应迟缓等，这些变化会增加老年人患营养不良的风险，减弱抵抗疾病的能力。良好的膳食营养有助于维护老年人身体功能，保持身心健康状态。

1. 一般老年人膳食指南

老年人出现各器官功能减退，如消化、吸收功能减弱，容易出现蛋白质、微量营养素摄入不足，增加患病的风险，导致贫血、营养不良等症状。一般老年人膳食指南（核心推荐）见图 12-16。

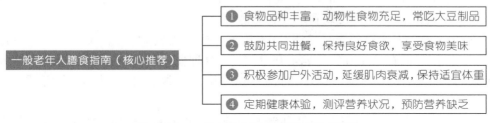

一般老年人膳食指南（核心推荐）

① 食物品种丰富，动物性食物充足，常吃大豆制品

② 鼓励共同进餐，保持良好食欲，享受食物美味

③ 积极参加户外活动，延缓肌肉衰减，保持适宜体重

④ 定期健康体验，测评营养状况，预防营养缺乏

图 12-16　一般老年人膳食指南（核心推荐）

（1）主食品种做到多样化：尽可能选择不同种类的水果，动物性食物，如鱼虾贝等水产品、畜禽肉、蛋、奶类以及一些动物内脏类食物尽可能换着吃，多吃不同种类的奶类和豆类食品，如豆浆、豆腐、豆腐干等。

（2）营造良好氛围，鼓励共同制作和分享食物：家人、亲友应劝导、鼓励老年人一同挑选、制作、品尝、评论食物，让他们对生活有新认识，感受到来自家人、亲友的关心与支持，保持良好的精神状态。

（3）采取各种措施增进老年人食欲：一方面，在确保安全的前提下，可鼓励老年人积极参加群体活动，适度增加身体活动量，增强身体对营养的需求，提升进食欲望；另一方面，可采取不同的烹调方式，丰富食物的色泽风味，增加食物本身的吸引力。

（4）及时测评老年人营养状况，纠正不健康饮食行为：鼓励老年人关注自己的饮食，记录自己的饮食情况，评价进食的食物种类是否丰富；自我测评营养状况，定期称量体重，评价是否在推荐的正常范围内，如果在短时间内出现较大波动，应及时查找原因，进行调整。

2.高龄老年人膳食指南

高龄老年人指80岁及以上的老年人。高龄、衰弱老年人往往存在进食受限，味觉、嗅觉、消化吸收能力降低，营养摄入不足。高龄老年人膳食指南（核心推荐）见图12-17。

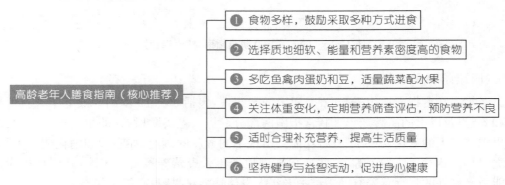

图 12-17　高龄老年人膳食指南（核心推荐）

（1）鼓励采取多种方式进食，保证充足食物摄入：对于不能自己进食的老年人，陪护人员应辅助老年人进餐，注意观察老年人进食状况和用餐安全，预防和减少误吸的发生。

（2）选择适当加工方法，使食物细软易消化：可将食物切小切碎，延长烹调时间，如蔬菜可切成小丁、刨成丝或者制成馅，使食物细软易于消化。多采用炖、煮、蒸、烩、焖、烧等烹调方法，少吃煎炸、熏烤、带刺和带骨的食物。

（3）关注老年人的进食情况，鼓励摄入营养密度高的食物：当老人进食量不足目标量的80%时，可以在医生和临床营养师指导下，合理使用特医食品。当膳食不能满足老年人的营养需求时，可以选择强化食品，如强化营养素的饼干、麦片、牛奶、果汁、食用盐等。

（4）经常监测体重，进行营养评估和膳食指导：老年人应经常监测体重，体重指数（BMI）最好保持在 20.0～26.9kg/m² 范围内。建议家中配备体重秤，协助老人早上起床排尿、排便后着最少的内衣进行称量，一个月最少称两次，并记录体重，以便比较。

（5）减少静坐躺卧：任何形式、任何强度的身体和益智活动，都有益于身心健康，卧床老年人以抗阻活动为主，防止肌肉萎缩。同时也要坚持脑力活动，如阅读、下棋、弹琴等，可延缓认知功能衰退。

二、食源性疾病的预防与管理

食源性疾病是指随食物摄入体内的各种致病因子引起的、通常具有感染或中毒性质的一类疾病，包括常见的食物中毒、因食物引起的肠道传染病、食源性寄生虫病及食物过敏等。

(一)食物过敏

食物过敏指进食食物后发生的不良反应,即食物中的某些成分进入人体后,被体内的免疫系统当成入侵的病原,发生了免疫反应,从而对人体造成不良影响。存在于食品中造成人体食物过敏的成分称为食品致敏原。目前,已发现的致敏性食物已超过200多种,但常见的容易致敏的食物主要有8大类(见图12-18)。

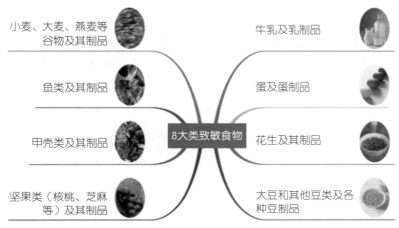

图 12-18　8 大类致敏食物

1.食物过敏临床表现

食物过敏临床表现见图12-19。

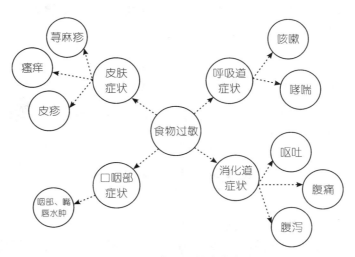

图 12-19　食物过敏临床表现

2.食物过敏的预防

食物过敏无法治愈,多反复发生,轻症的食物过敏可自行缓解或通过口服药物治疗;严重的过敏反应,如过敏性休克,需及时救治。严格避免摄入含有致敏物质的食物是最有效预防食物过敏的方法。我国出台的《食品安全国家标准 预包装食品标签通则》(GB

7718—2011)将上述 8 大类食品致敏原的标识纳入了食品标签管理范畴。如果上述致敏物质被用作食品配料或者可能在加工过程中被带入食品，宜在配料表或临近位置加以提示。在选购食品时仔细阅读食品配料标签上的致敏原信息，避免食用含致敏物质的食物。同时，应注意膳食营养均衡，多食用富含维生素的食物。

(二)食物中毒

食物中毒指摄入含有毒有害物质的食品，或者把有毒有害物质当作食品摄入后引起的急性、亚急性非传染性疾病。食物中毒是最常见的食源性疾病。引起食物中毒的物质包括摄入被致病菌、毒素、有毒化学品污染的食物和本身含有有毒物质的食物。因此，可将食物中毒分为细菌性食物中毒、真菌毒素和霉变食物中毒、有毒动植物食物中毒和化学性食物中毒(见表 12-1)。

表 12-1　食物中毒分类

类　别	举　例
细菌性食物中毒	沙门菌、致病性大肠杆菌、葡萄球菌肠毒素
真菌毒素和霉变食物中毒	霉变甘蔗、赤霉病麦
有毒动植物食物中毒	河豚(河豚毒素)、发芽的马铃薯(龙葵素)
化学性食物中毒	亚硝酸盐、农药

1.食物中毒临床表现

食物中毒以恶心、呕吐、腹痛、腹泻等胃肠道表现为主，如果患者有食用某共同食物的饮食史，应首先考虑食物中毒(见图 12-20)。

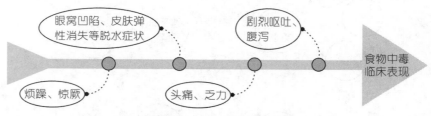

图 12-20　食物中毒临床表现

2.食物中毒的预防

食物中毒的预防应遵循以下"五要"原则(见图 12-21)。

(1)要洗手：烹煮、调理食品前后，都要将双手清洁干净；若有伤口，要将伤口包扎好。

(2)要新鲜：挑选的食材要新鲜，尽量选择经过安全处理的预制食物；饮用符合安全标准的水；不购买来历不明的食品，不食用过期食物。

(3)要生熟食分开：生鲜肉类食物要与其他食物分开存放。处理生、熟食过程，需要使用不同器具，以免发生交叉污染，增加食物中毒风险。

(4)要彻底加热：食物尤其是肉类、蛋类和海产品等，食用前要完全煮熟；不建议食用

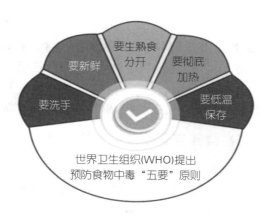

图 12-21 预防食物中毒"五要"原则

带血丝的肉类食物;食用前食物中心温度至少应达到 70℃。

(5)要低温保存:易变质的食物(如生肉、海鲜)在室温下不宜放置过久,放置在低温区域时确保温度低于 5℃,否则容易滋生细菌、微生物,造成食物中毒风险。

对于监管人员来说,食物中毒的预防应从源头做起,加强对食物生产、加工、运输等各个环节卫生安全的监管,了解食物中毒的种类与具体原因,采取有效的防控措施,最大程度减少食物中毒情况的发生。

(三)肠道传染病

肠道传染病指细菌或病毒经口侵入肠道,引起以消化道症状为主的传染性疾病,包括细菌性食物中毒、细菌性痢疾、霍乱、病毒感染性腹泻、伤寒、副伤寒等。各种病原体可由粪便排出,经粪—口途径传播。夏季天气闷热、潮湿,适宜各种细菌、病毒及蚊蝇的滋生,食物也容易腐败变质,是各种肠道传染病的高发季节。

1.肠道传染病临床表现

肠道传染病的腹泻多表现为水样便、米泔水样便或黏液脓血便(见图 12-22)。一旦出现腹泻、呕吐等症状,应及时到医疗机构就诊。饮食上,宜摄入富含蛋白质、低脂、清淡且易消化的流质饮食,症状好转后逐渐过渡到正常饮食。忌食生冷食物和油腻、刺激性强的食物。

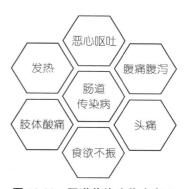

图 12-22 肠道传染病临床表现

2.肠道传染病的预防

预防肠道传染病的重点是把好"病从口入"关(见图 12-23)。

(1)勤洗手:养成良好的卫生习惯,注意手卫生,饭前便后要洗手。

(2)吃熟食:食品在吃前要煮熟、煮透,尤其是贝壳、甲壳类等海产品;吃剩的菜放在冰箱里过夜,食用时应

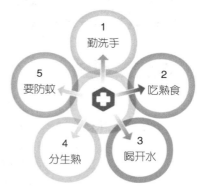

图 12-23 肠道传染病预防重点

重新回锅加热。

（3）喝开水：饮用水需煮沸，避免用不洁的水洗漱、洗餐具、洗水果蔬菜等。

（4）分生熟：贮存食品或加工食品时，都应该生熟分开；已消毒与未消毒餐具需分开存放。

（5）要防蚊：注意防蚊蝇、灭蟑，不乱丢垃圾，保持室内空气清新。

三、中医"药食同源"在营养与食品卫生中的应用

"药食同源"指许多食物即药物，它们之间并无绝对的分界线。"药食同源"的食材既有药物与食品的综合作用，又能满足营养与保健的需求，是具有药物功效和食品美味的能强身、抗衰老的特殊食品，在提升人体免疫系统功能、延缓衰老方面更有优势。

（一）"药食同源"的概念

中医学自古以来就有"药食同源"理论，这一理论认为：许多食物既有食用性又有药用性。《黄帝内经·太素》一书中写道"空腹食之为食物，患者食之为药物"，就已经反映出"药食同源"的思想。纵观我国药食同源的演化史，可发现从食物到药物，再分化出药食两用物质；从汤液醪醴、五谷五菜到药食品种的不断丰富；从本草到食疗本草，从充饥到养生疗疾，人们对"食物—药物—药食同源"的认知过程是一个从抽象到具体、从简单到丰富、从实践到理论的过程。这种同源性表现在三个方面：一是来源具有同源性，药物和食物都来源于自然界；二是成分具有同源性，药物和食物都以初生代谢产物和次生代谢产物为物质基础；三是理论具有同源性，两者都在中医药理论指导下应用于实践中，寓医于食、食医合一，合理搭配日常膳食，是预防和改善慢性疾病的关键。"药食同源"关系见图12-24。

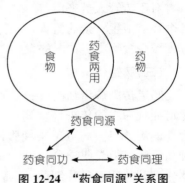

图 12-24 "药食同源"关系图

（二）中医"药食同源"在营养与食品卫生中的应用

"药食同源"的应用范围非常广泛，该产业的健康、绿色发展将促进全民健康，助力打造"健康中国"。"药食同源"在营养与食品卫生中的应用主要有食疗药膳、食疗保健、食品添加剂和功能性日化产品。

12-20 "药食同源"的应用

📖 测试一下

1. 简述营养、食品卫生、食源性疾病的概念。

2. 平衡膳食的基本要求有哪些？

3. 如何针对特殊人群的特点开展膳食指导？

4. 食源性疾病主要包括哪些，如何预防？

5. 中医"药食同源"的概念是什么？如何应用于营养与食品卫生？

拓展阅读

[1]赵岳,章雅青.公共卫生护理[M].北京:人民卫生出版社,2022.

[2]中国营养学会.中国居民膳食指南(2022)[M].北京:人民卫生出版社,2022.

[3]周芸.临床营养学[M].5版.北京:人民卫生出版社,2022.

[4]朱山,刘洪涛,柴惠.食品质量安全管理中的新问题及解决方法探析[J].食品安全导刊,2023(10):31-33.

（吴育红、葛媛媛）

第十三章　传染病及突发公共卫生事件的管理

学习目标

知识目标

1. 掌握传染病、突发公共卫生事件等基本概念；传染病的流行过程和影响因素、预防和控制；传染病及突发公共卫生事件的报告和服务内容。

2. 熟悉突发公共卫生事件的特点及分类分级，传染病及突发共卫生事件的处理原则。

3. 了解传染病防治的相关法律。

能力目标

1. 能区分不同级别的突发公共卫生事件。

2. 能遵循传染病、突发公共卫生事件的处理原则及护理要求，做好相关的护理工作。

素质目标

在传染病及突发公共卫生事件应对处理过程中，坚持救死扶伤、大局为重的护理理念，弘扬甘于奉献的职业精神。

导入情境与思考

　　2019 年 12 月开始，我国湖北省武汉市陆续发现多例有华南海鲜市场暴露史的不明原因肺炎病例；2020 年 1 月海关总署、国家卫生健康委员会发布《关于防控新型冠状病毒感染的肺炎的公告》；2020 年 2 月 11 日，世界卫生组织将新型冠状病毒感染的肺炎命名为"COVID-19"；3 月 11 日，世界卫生组织认为当前新冠肺炎疫情可被称为全球大流行。抗击疫情过程中，我国不断总结经验，推进《新型冠状病毒肺炎诊疗方案》的持续更新。2022 年 12 月 26 日，国家卫生健康委员会发布公告，将新型冠状病毒肺炎更名为新型冠状病毒感染。2023 年 5 月 5 日，世界卫生组织宣布，新冠疫情不再构成"国际关注的突发公共卫生事件"。

请思考

1. 该疾病可以采取哪些措施切断其传播途径？
2. 该事件的应急处理应遵循什么原则？
3. 该事件中公共卫生护士应承担怎样的职责？应如何实施？

第 一 节　传 染 病

随着医学的发展,传染病的治疗和预防也取得了长足的进步,许多传染病的发生得到了有效的控制。但伴随经济社会的快速发展,人们生活水平的不断提高,也产生了很多新的社会问题,如人口流动频繁更易于疾病传播等,人类健康依然受到传染病的威胁。

13-1　教学 PPT

一、传染病的定义

传染病(communicable diseases)又称传染性疾病,是指由病原微生物(如朊粒、病毒、衣原体等)和寄生虫(如原虫、蠕虫等)感染人体后产生的有传染性、在一定条件下可造成流行的疾病。根据 2004 年发布的《中华人民共和国传染病防治法》以及 2003 年发布的《突发公共卫生应急事件与传染病监测信息报告》,我国将法定传染病分为甲类、乙类和丙类(见图 13-1)。

传染病的分类

《中华人民共和国传染病防治法》规定：传染病分为甲类、乙类和丙类。
- 甲类：鼠疫、霍乱。
- 乙类：严重急性呼吸综合征（曾称传染性非典型肺炎）、艾滋病、病毒性肝炎、脊髓灰质炎、人感染高致病性禽流感、麻疹、流行性出血热、狂犬病、流行性乙型脑炎、登革热、炭疽、细菌性和阿米巴痢疾、肺结核、伤寒和副伤寒、流行性脑脊髓膜炎、百日咳、白喉、新生儿破伤风、猩红热、布鲁氏菌病、淋病、梅毒、钩端螺旋体病、血吸虫病、疟疾。
- 丙类：流行性感冒、流行性腮腺炎、风疹、急性出血性结膜炎、麻风病、流行性和地方性斑疹伤寒、黑热病、包虫病、丝虫病,除霍乱、细菌性和阿米巴痢疾、伤寒和副伤寒以外的感染性腹泻病。

传染病的分类补充规定

- 2008年5月2日,卫生部决定将手足口病列入《中华人民共和国传染病防治法》规定的丙类传染病进行管理。
- 2009年4月30日,经国务院批准,卫生部发布公告将甲型H1N1流感纳入乙类传染病,并采取甲类传染病的预防、控制措施。
- 2013年10月28日,国家卫生和计划生育委员会发布《关于调整部分法定传染病种管理工作的通知》,将人感染H7N9禽流感纳入法定乙类传染病;将甲型H1N1流感从乙类调整为丙类,并按照现有流行性感冒管理措施进行管理;解除对人感染高致病性禽流感采取的《中华人民共和国传染病防治法》规定的甲类传染病的预防、控制措施。

图 13-1　传染病的分类

新发传染病（emerging infectious diseases，EID）是指由新出现的病原体，或经过变异而具有新的生物学特性的已知病原体，引起的人和动物传染性疾病。EID具有传染性强、传播速度快、感染方式复杂的特点。

二、传染病的特征

传染病的致病因素是病原体，它在人体内发生发展的过程与其他致病因素所造成的疾病有本质上的区别，具体体现在病原体、传染性、流行病学特征、免疫性四个方面。

1. 病原体

每一种传染病都是由特异的病原体引起的，包括病原微生物与寄生虫，目前部分传染病的病原体仍未被充分认识。

2. 传染性

传染性（infectivity）意味着病原体能通过某种途径感染他人，这是传染病与其他感染性疾病的主要区别。传染病患者有传染性的时期称为传染期，它在每一种传染病中都相对固定，可作为隔离患者的依据之一。

3. 流行病学特征

传染病的流行过程在自然和社会因素的影响下，表现出各种特征，包括流行性、季节性、地方性、外来性（见图13-2）。

1. 流行性	
散发	因某病的隐性感染率较高，或是人群对某病的免疫水平较高，或是某病不容易传播等因素，使得该传染病在某地的发病率处于常年一般水平
暴发	指在某一局部地区或集体单位中，短期内突然出现许多同一疾病的患者，多数为同一传染源或同一传播途径，如流行性感冒等
流行	指某病发病率显著超过该病常年发病率水平，或为散发发病率的数倍
大流行	当某病在一定时间内迅速传播，波及全国多地，甚至超出国界或洲境时称为大流行或世界性流行
2. 季节性	
不少传染病的发病率受气温的高低和有无昆虫媒介的影响，与季节有关。例如，好发于寒冷冬春季节的呼吸道传染病、好发于炎热的夏秋季的肠道传染病	
3. 地方性	
因中间宿主的存在、地理条件、气温条件、人们生活习惯等原因，局限在一定的地理范围内发生的传染病或寄生虫病，如恙虫病、疟疾、血吸虫病、丝虫病、黑热病等。以野生动物为传染源的自然疫源性疾病也属于地方性传染病	
4. 外来性	
在国内或地区内原来不存在，而从国外或外地通过外来人口或物品传入的传染病，如霍乱	

图13-2 传染病流行病学特征

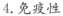

4. 免疫性

免疫性是指免疫功能正常的人体经显性或隐性感染某种病原体后，能产生针对该病原体及其产物（如毒素）的特异性免疫。

三、传染病的流行过程与影响因素

传染病的流行过程是传染病在人群中发生、发展和转归的过程。其本质是病原体不断更换宿主、维持病原体世代延续的过程。流行过程的发生有三个基本条件，即传染源、传播途径和易感人群。这三个环节必须同时存在，若切断任何一个环节，流行即告终止。社会因素、自然因素、人类行为因素会对流行过程产生影响（见图 13-3）。

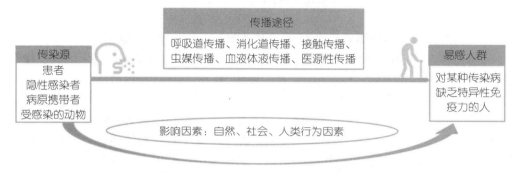

图 13-3　传染病的流行过程与影响因素

（一）流行的基本条件

1. 传染源

传染源（source of infection）是指体内有病原体生存、繁殖并能将病原体排出体外的人和动物。传染源包括患者、隐性感染者、病原携带者、受感染的动物。

（1）患者：是大多数传染病重要的传染源。不同病期的患者其传染强度不同，一般情况下，发病早期的患者传染性最大；慢性感染患者可长期排出病原体，可成为长期传染源。

（2）隐性感染者：机体感染病原体后，引起了感染，发生了免疫反应，产生了特异性抗体，但没有发生病理变化，没有任何临床症状。在某些传染病中，如流行性脑脊髓膜炎、脊髓灰质炎等，隐性感染者在病原体被清除前是重要的传染源。

（3）病原携带者：机体只携带病原体，但未引起感染，也未发生免疫反应，没有产生特异抗体，也没有病理变化，没有任何临床症状。慢性病原携带者无明显临床症状而长期排出病原体，在某些传染病中，如伤寒、细菌性痢疾等，有重要的流行病学意义。

（4）受感染的动物：以动物为传染源传播的疾病，称为动物源性传染病，以啮齿动物最为常见，其次是家畜、家禽。具体表现上，有些动物本身发病，如鼠疫、狂犬病等；有些动物表现为病原携带状态，不发病，如地方性斑疹伤寒、流行性乙型脑炎等。

2. 传播途径

病原体离开传染源到达另一个易感者的途径称为传播途径（route of transmission），

同一种传染病可以有多种传播途径。常见的传播途径有呼吸道传播、消化道传播、接触传播、虫媒传播、血液体液传播、医源性传播。

(1)呼吸道传播:病原体存在于空气中的飞沫或气溶胶(aerosol state)中,易感者吸入时获得感染,如麻疹、白喉、结核病、禽流感和严重急性呼吸综合征等。

(2)消化道传播:病原体污染食物、水源或食具,易感者于进食时获得感染,如伤寒、细菌性痢疾和霍乱等。

(3)接触传播:与被病原体污染的水或土壤接触时获得感染,如钩端螺旋体病、血吸虫病和钩虫病等;伤口被污染,有可能患破伤风;日常生活的密切接触也有可能获得感染,如麻疹、白喉、流行性感冒等;不洁性接触(包括同性恋、多个性伴侣的异性恋及商业性行为)可传播人类免疫缺陷病毒、乙型肝炎病毒、丙型肝炎病毒、梅毒螺旋体等。

(4)虫媒传播:被病原体感染的吸血节肢动物,如按蚊、人虱、鼠蚤等,于叮咬时把病原体传给易感者,可引起疟疾、流行性斑疹伤寒等。根据节肢动物的生活习性,往往有严格的季节性。

(5)血液体液传播:病原体存在于携带者或患者的血液或体液中,通过应用血制品、分娩或性交等传播,如疟疾、乙型病毒性肝炎、丙型病毒性肝炎和艾滋病等。

(6)医源性感染:指在医疗工作中人为造成的某些传染病的传播。一类指易感者在接受治疗、预防、检验措施时,由于所用器械受医护人员或其他工作人员的手污染而引起的传播,如乙型肝炎、丙型肝炎、艾滋病等;另一类是药品或生物制品受污染而引起的传播,如输注因子Ⅷ引起的艾滋病。

3. 易感人群

易感人群指对某种传染病缺乏特异性免疫力的人。易感人群在某一特定人群中的比例决定该人群的易感性。造成传染病流行的重要条件为易感者在某一特定人群中的比例达到一定水平,且又有传染源和合适的传播途径。

(二)影响传染病流行过程的因素

1. 自然因素

传染病与自然环境中的气象和生态等自然因素有密切关系。自然因素可通过降低机体的非特异性免疫力而促进流行过程的发展,如寒冷可减弱呼吸道抵抗力、炎热可减少胃酸的分泌等。此外,还有自然疫源性传染病或人畜共患病,即人类和脊椎动物之间自然感染与传播的疾病,如狂犬病、禽流行性感冒、沙门氏菌病、鹦鹉热等。

2. 社会因素

社会因素如社会制度、经济状况、生活条件和文化水平等在传染病流行过程中有决定性的影响。近些年,人们生活、文化水平不断提高,施行计划免疫政策,已使许多传染病的发病率明显下降或接近被消灭;随着地区、国家之间交流的增加,带有病原体的个体或物品自由流动可加快新发传染病的传播。

3. 人类行为因素

传染病的发生与传播与人类自身不文明、不科学的行为和生活习惯有关,如生食肉类是某些动物源性传染病传播的重要途径。此外,人类的生产行为若不能与自然和谐共处,也对新发传染病的发生产生重要影响,如过度伐木、造林和工业化生产,会增加与野生动物接触的机会,也带来气候、洪水、干旱等环境的改变。

四、传染病的预防与控制

应对传染病,其预防和控制的关键是及时报告和隔离患者,针对构成传染病流行过程的三个基本环节采取综合性措施,并根据各种传染病的特点,采取适当的措施,防止传染病继续传播。

(一)管理传染源

传染源的管理要做到"五早"原则、检疫期限达标、管理方法得当。

1. "五早"原则

为有效控制传染源,需通过有效的监测与管理机制,以达到早发现、早诊断、早报告、早隔离、早治疗(见图13-4)。

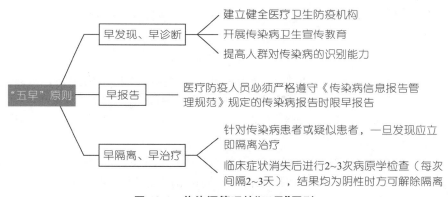

图13-4　传染源管理的"五早"原则

2. 检疫

检疫是对可能与传染病患者接触过的人或其他生物的活动加以限制,直到确认他们未曾受感染的一种措施。检疫期限由最后接触之日算起,至该病最长潜伏期。

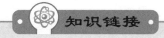

常见传染病检疫期限

麻疹:21天;水痘:21天;流行性感冒:最后一个患者发病后3天;细菌性痢疾:7天;猩红热:12天。

3. 管理方法

发现病原携带者,应对其采取管理、治疗、随访观察、调整工作岗位等措施。对动物传染源,如属于家禽、家畜,应尽可能加以治疗,必要时宰杀后加以消毒处理。

（二）切断传播途径

对于各种传染病,切断传播途径通常是起主导作用的预防措施,包括隔离和消毒。

1. 隔离

隔离是指将患者或病原携带者妥善地安排在指定的隔离单位,暂时与人群分离,积极进行治疗、护理,并对具有传染性的分泌物、排泄物、用具等进行必要的消毒处理,防止病原体向外扩散的医疗措施。

目前,主要是在标准预防的基础上,实施针对不同传播途径的隔离和基于保护易感人群的隔离。标准预防（standard precaution）是基于患者的血液、体液、分泌物（不包括汗液）、非完整皮肤和黏膜均可能含有感染性因子的原则,针对医院所有患者和医务人员采取的一组预防感染措施,包括手卫生,根据预期可能的暴露选用手套、隔离衣、口罩、护目镜或防护面罩,以及安全注射。

13-2　隔离途径与措施

2. 消毒

消毒主要是指清除或杀灭传播媒介上的病原微生物,使其达到无害化处理,主要是用化学、物理、生物的方法,包括预防性消毒和疫源地消毒。

（1）预防性消毒：对可能受到病原微生物污染的场所和物品进行消毒,如乳制品消毒、饮用水消毒、空气消毒等。

（2）疫源地消毒：对现有或曾经有传染源的场所进行消毒,其目的是消灭传染源排出的致病性微生物,分为随时消毒和终末消毒。随时消毒指当传染源还存在于疫源地时,对其排泄物、分泌物及其污染的物品或环境及时进行消毒,杀灭传染源排出的病原体。终末消毒是指当传染源痊愈、死亡或离开后所做的一次性彻底消毒,如患者使用过的被服类放入污物袋,消毒后再清洗。床垫、棉被和枕芯等也可用日光暴晒或送消毒室进行处理,以完全清除传染源播散、遗留的病原微生物。只有对外界抵抗力较强的致病性病原微生物才需要进行终末消毒,如霍乱、鼠疫结核、炭疽等。对外界抵抗力较弱的病原体如水痘、流感、麻疹等一般不需要进行终末消毒。

（三）保护易感人群

保护易感人群的措施包括增强非特异性免疫力和特异性免疫力两个方面。

1. 增强非特异性免疫力的措施

非特异性免疫是机体对进入体内异物的一种清除机制,可通过天然屏障作用（如皮肤、黏膜等）、体液因子作用（如补体、各种细胞因子等）等清除病原体。个体可通过营养、锻炼等措施增强机体免疫力（见图13-5）。

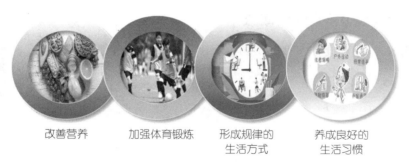

改善营养　　加强体育锻炼　　形成规律的　　养成良好的
　　　　　　　　　　　　　　生活方式　　　生活习惯

图 13-5　增强非特异性免疫力的措施

2.增强特异性免疫力的措施

特异性免疫是指对抗原特异性识别而产生的免疫。特异性免疫通常只针对一种传染病。增强特异性免疫力的方法主要是采用人工免疫法,分为人工主动免疫和人工被动免疫。

（1）人工主动免疫:指给易感者接种特异性抗原,刺激机体产生特异性抗体或致敏淋巴细胞,从而获得相应免疫力。人工主动免疫的特点是特异性抗原进入机体后需经过一段时间才能产生抗体,但抗体持续时间久,一般为 1～5 年。预防接种是预防传染病流行的重要措施(见图 13-6),属于人工主动免疫。

（2）人工被动免疫:指给人体注射含特异性抗体的免疫血清或细胞因子等制剂,使之立即获得免疫力,主要用于暂时预防或治疗。其特点是免疫效果产生快,维持时间短暂(一般约 3 周),如被宠物咬伤严重时立即接种狂犬病人免疫球蛋白属于人工被动免疫(见图 13-7)。

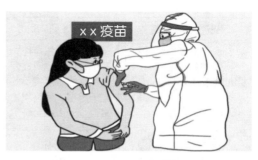

图 13-6　人工主动免疫

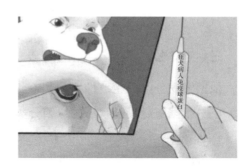

图 13-7　人工被动免疫

第二节　突发公共卫生事件

突发公共卫生事件的发生,对国家带来了人民健康、社会稳定、经济发展、环境安全等多方面的挑战和影响。因此,提高应对突发公共卫生事件的能力,对于保障人民健康、维护国家安全和社会稳定具有重要意义。根据突发公共卫生事件的特点,有不同的分类与分级。

一、突发公共卫生事件的概念

根据我国 2003 年颁布、2011 年修订的《突发公共卫生事件应急条例》，突发公共卫生事件指突然发生，造成或者可能造成社会公众健康严重损害的重大传染病疫情、群体性不明原因疾病、重大食物和职业中毒，以及其他严重影响公众健康的事件。

13-3 突发公共卫生事件应急条例

二、突发公共卫生事件的特点

突发公共卫生事件具有突发性、多样性、严重性、广泛性、处理的综合性和系统性、国际联动性的特点（见图 13-8）。

突发性和多样性	严重性和广泛性	处理的综合性和系统性	国际联动性
突发公共卫生事件多为突然发生，不易预测，且种类多	突发公共卫生事件一旦发生，可对经济社会、人民健康等产生不同程度的危害，且其发生时常波及多人甚至整个工作或生活的群体，影响广泛	由于突发公共卫生事件发生突然，其现场抢救、原因调查和善后处理等涉及多系统、多部门，政策性强，必须在政府领导下综合协调处理	在应对和处理突发公共卫生事件时，相关国家和国际社会必须团结协作，共渡难关
01	02	03	04

图 13-8　突发公共卫生事件的特点

三、突发公共卫生事件的分类

根据突发公共卫生事件引起紧急状态的原因和发生的原因进行分类。

（一）根据引起紧急状态的原因分类

1. 自然灾害突发公共卫生事件

由自然灾害引起的突发公共卫生事件，如地震灾害、海洋灾害等。

2. 人为灾害突发公共卫生事件

由人为因素或社会动乱引起的突发公共卫生事件，如恐怖袭击事件、交通运输事故等。

（二）根据发生的原因分类

突发公共卫生事件可由传染病、食物中毒、环境污染、自然灾害衍生、生产安全事故等原因导致（见图 13-9）。

四、突发公共卫生事件的分级

根据突发公共卫生事件性质、危害程度、涉及范围，突发公共卫生事件划分为特别重大（Ⅰ级）、重大（Ⅱ级）、较大（Ⅲ级）和一般（Ⅳ级）四级。

13-4 突发公共卫生事件的分级

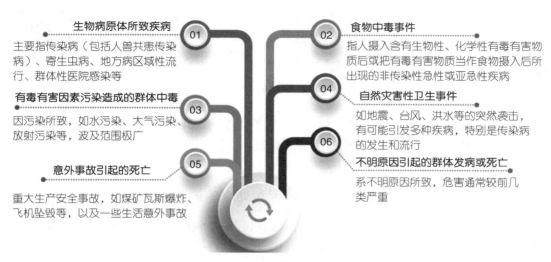

图 13-9 根据突发公共卫生事件发生的原因分类

第三节 传染病及突发公共卫生事件报告和处理

突发公共卫生事件的有效应对需要有有序的组织管理、科学的应对机制,风险管理、发现报告、全面处理是关键。在传染病及突发公共卫生事件的预防、应对救援及恢复阶段,公共卫生护士承担着关键角色。

一、传染病及突发公共卫生事件应急处理的基本原则

传染病及突发公共卫生事件应急处理需遵循预防为主、快速反应、协作应对、以人为本的原则。

(一)依靠科学,预防第一

传染病及突发公共卫生事件的应急处理需要尊重科学、依靠科学并按照科学规律办事,在处理时需要成立卫生领域专家组,征求专家组的意见,由专业人员编制应急预案。

(二)快速反应,分级管理

传染病及突发公共卫生事件具有突发性、意外性和危害性特点,其应急措施需要做到快速反应、及时准确,在最短的时间内控制局势发展。科学有序的分级管理是实现快速反应的基础。分级管理包括:①对突发公共卫生事件本身的分级管理,即按照突发公共卫生事件的损害程度不同分为不同等级;②按照行政管理等级进行划分,即在发生突发公共卫生事件时,事发地的县、市、省级人民政府及其有关部门按照分级响应的原则,做出相应级别应急反应。

(三)部门协作,各司其职

传染病及突发公共卫生事件会给社会带来较大的影响,通常会涉及多个领域,政府

在应对时需要动用多个部门和多方面人员的力量。这要求不同职能管理部门，如各级医疗、疾病预防控制、卫生监督之间实现协同运作，明晰政府职能部门与机构的相关职能，优化整合各种社会资源，组织一支精干的高效救援队伍，发挥整体作用。

13-5 传染病及突发公共卫生事件监测的部门协作

（四）以人为本，注重公平

在传染病及突发公共卫生事件的应对中，必须注重以人为本的原则，以确保相关人员的安全为基本前提。同时，需要遵循公平性原则，保证每个公民在需要的时候都能够获得相应的卫生保健服务。

二、传染病及突发公共卫生事件报告和处理的内容

传染病及突发公共卫生事件报告和处理的内容主要包括以下四个方面：传染病疫情和突发公共卫生事件的风险管理、发现与登记、相关信息报告、处理等（见图 13-10）。

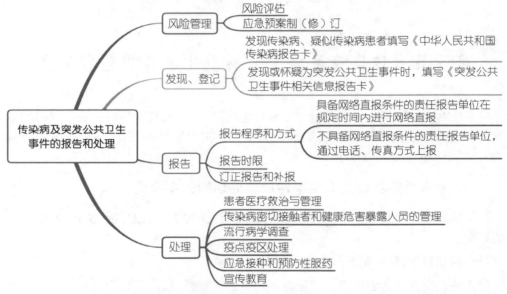

图 13-10 传染病及突发公共卫生事件的报告与处理

（一）传染病及突发公共卫生事件风险管理

传染病及突发公共卫生事件风险管理是指在疾病预防控制机构和其他专业机构指导下，各级职能部门主要协助开展传染病疫情和突发公共卫生事件的风险评估及报告，并完成应急预案的制（修）订。

1. 风险评估

传染病及突发公共卫生事件的风险管理过程中需进行潜在风险期和事件发生与风险防治期两个时期的评估。

（1）潜在风险期评估：主要指传染病及突发公共卫生事件已存在发生的风险但并未明显暴露的时期。该期主要是对预案和演练、监测和预警、队伍和能力、经费和物资保障

等方面进行全面监控和评估,使各级职能部门应对的准备工作充分,具备对传染病及突发公共卫生事件有效反应的能力(见图13-11)。

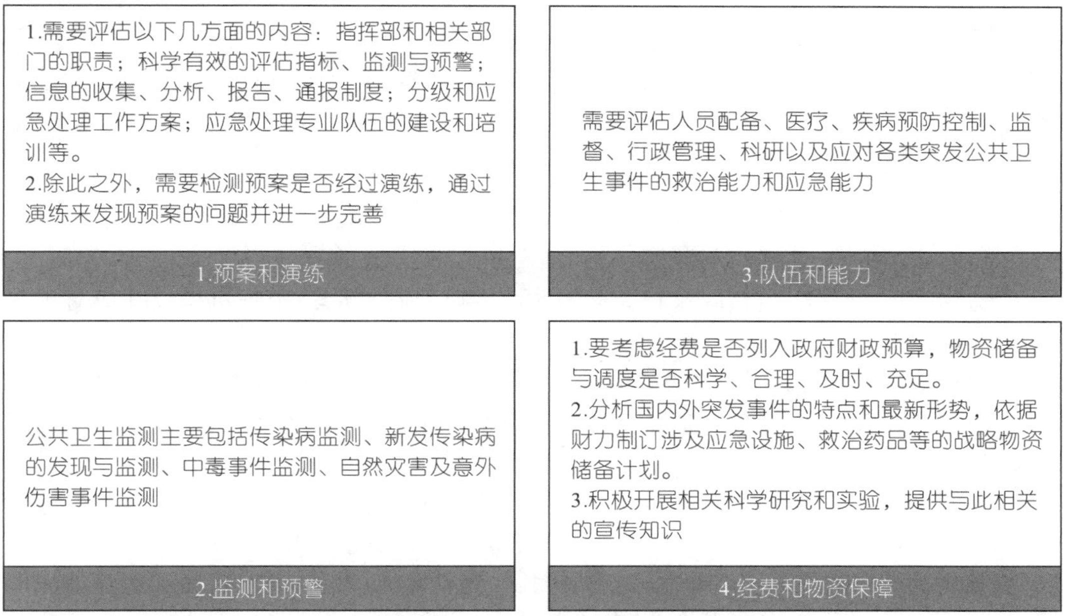

1.需要评估以下几方面的内容:指挥部和相关部门的职责;科学有效的评估指标、监测与预警;信息的收集、分析、报告、通报制度;分级和应急处理工作方案;应急处理专业队伍的建设和培训等。 2.除此之外,需要检测预案是否经过演练,通过演练来发现预案的问题并进一步完善	需要评估人员配备、医疗、疾病预防控制、监督、行政管理、科研以及应对各类突发公共卫生事件的救治能力和应急能力
1.预案和演练	**3.队伍和能力**
公共卫生监测主要包括传染病监测、新发传染病的发现与监测、中毒事件监测、自然灾害及意外伤害事件监测	1.要考虑经费是否列入政府财政预算,物资储备与调度是否科学、合理、及时、充足。 2.分析国内外突发事件的特点和最新形势,依据财力制订涉及应急设施、救治药品等的战略物资储备计划。 3.积极开展相关科学研究和实验,提供与此相关的宣传知识
2.监测和预警	**4.经费和物资保障**

图 13-11 传染病及突发公共卫生事件潜在风险期评估

(2)事件发生与风险防治期的评估:在应急管理过程中,对已采取或准备采取的应急措施和控制效果等进行评估。

1)评估内容:包括传染病及突发公共卫生事件的类型和性质、传染病及突发公共卫生事件影响的严重程度、目前已采取的应急措施和控制效果、传染病及突发公共卫生事件的发展趋势、是否需要启动应急预案的建议。

2)评估的程序:通过评估小组,对危险因素进行描述和排序(见图13-12)。

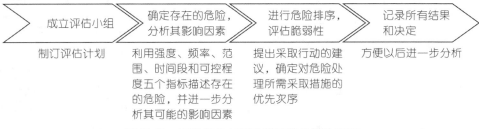

成立评估小组	确定存在的危险,分析其影响因素	进行危险排序,评估脆弱性	记录所有结果和决定
制订评估计划	利用强度、频率、范围、时间段和可控程度五个指标描述存在的危险,并进一步分析其可能的影响因素	提出采取行动的建议,确定对危险处理所需采取措施的优先次序	方便以后进一步分析

图 13-12 事件发生与风险防治期的评估程序

2.制(修)订应急预案

应急预案是针对可能的传染病及突发公共卫生事件预先制订的计划或方案,其制(修)订遵循灵活性、协调性、开放性、预见性、可操作性等原则。该计划或方案的制(修)订是在准确辨识和评估事故类型、潜在的危险、发生的可能性及发生过程、事故后果及影响严重程度的基础上,对危机处理机构职责、人员、技术、设施、救援行动及其指挥与协调等方面预先做出具体安排。应急预案制订流程包括六个方面(见图 13-13)。

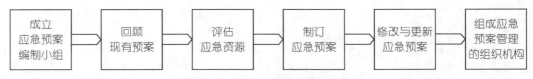

图 13-13　应急预案制订流程

（1）成立应急预案编制小组:主要是预案的制订者,根据预案涉及范围,包括协调组织人员、专家组成员,明确编制计划。

（2）回顾现有预案:包括国家相关应对预案、部门应急预案、组织机构以往应对预案等,以明确预案要求。

（3）评估应急资源:主要包括通信设备、个人防护设备、交通运输设备、进出控制设备、应急医疗设备、社会服务设备以及其他设备等所有应急设施设备,必要时还应包括工程设备。

（4）制订应急预案:主要内容包括传染病及突发公共卫生事件的分级和应急处理工作方案;应急处理专业队伍的建设和培训;监测与预警;信息的收集、分析、报告、通报制度;传染病及突发公共卫生事件预防、现场控制,应急设施、设备、急救药品和医疗器械以及其他物资和技术的储备与调度,患者的安置地点与转运方式等。

（5）修改与更新应急预案:预案制订者应要求所有对预案有责任的单位检查相关部分,并根据人员设备变化提出修改意见,并且做到每年至少复查预案一次。

（6）组成应急预案管理的组织机构:该机构的组成是为了更高效地应对传染病及突发公共卫生事件。

(二)传染病和突发公共卫生事件的发现、登记

首诊医生在诊疗过程中发现传染病患者及疑似患者后,按要求填写《中华人民共和国传染病报告卡》或通过电子病历、电子健康档案自动抽取符合交换文档标准的电子传染病报告卡;如发现或怀疑为突发公共卫生事件时,按要求填写《突发公共卫生事件相关信息报告卡》。

13-6　中华人民共和国传染病报告卡

(三)传染病和突发公共卫生事件相关信息报告

1.报告程序与方式

具备网络直报条件的机构,在规定时间内进行传染病和/或突发公共卫生事件相关信息的网络直报;不具备网络直报条件的,按相关要求通过电话、传真等方式进行报告,同时向辖区县级疾病预防控制机构报送《传染病报告卡》和/或《突发公共卫生事件相关信息报告卡》。

13-7　突发公共卫生事件相关信息报告卡

2.报告时限

（1）发现甲类传染病和乙类传染病中的肺炭疽、传染性非典型肺炎、埃博拉出血热、人感染禽流感、寨卡病毒病、黄热病、拉沙热、裂谷热、西尼罗病毒等新发输入传染病患者和疑似患者,或发现其他传染病、不明原因疾病暴发和突发公共卫生事件相关信息时,应按有关要求于 2 小时内报告。

(2)发现其他乙、丙类传染病患者、疑似患者和规定报告的传染病病原携带者,应于 24 小时内报告。

3. 订正报告和补报

发现报告错误,或报告病例转归或诊断情况发生变化时,应及时对《传染病报告卡》和/或《突发公共卫生事件相关信息报告卡》等进行订正;对漏报的传染病病例和突发公共卫生事件,应及时进行补报。

(四)传染病和突发公共卫生事件的处理

1. 患者医疗救治和管理

按照有关规范要求,对传染病患者、疑似患者采取隔离、医学观察等措施,对传染病及突发公共卫生事件伤者进行急救,及时转诊。

2. 传染病密切接触者和健康危害暴露人员的管理

协助开展传染病接触者或其他健康危害暴露人员的追踪、查找,对集中或居家医学观察者提供必要的基本医疗和预防服务。

3. 流行病学调查

协助对本辖区患者、疑似患者和突发公共卫生事件开展流行病学调查,收集和提供患者、密切接触者、其他健康危害暴露人员的相关信息。

4. 疫点疫区处理

做好医疗机构内现场控制、消毒隔离、个人防护、医疗垃圾和污水的处理工作,协助对被污染的场所进行卫生处理,开展杀虫、灭鼠等工作。

5. 应急接种和预防性服药

协助开展应急接种、预防性服药、应急药品和防护用品分发等工作,并提供指导。

6. 宣传教育

根据辖区传染病和突发公共卫生事件的性质和特点,开展相关知识技能和法律法规的宣传教育。

三、传染病及突发公共卫生事件报告和处理中的公共卫生护理要求

在传染病及突发公共卫生事件的预防、应对救援及恢复阶段,公共卫生护士需具备统筹管理能力、专业知识、紧急救护技能和良好的心理素质。传染病及突发公共卫生事件发生前期,公共卫生护士注重居民的预防教育和培训;发生期间,公共卫生护士需要连续、全程地参与传染病及突发公共卫生事件的救援;发生后,公共卫生护士参与各项恢复重建工作。

(一)传染病及突发公共卫生事件预防阶段

公共卫生护士在预防阶段的职责主要包括参与预案的制订与演练、评估可利用资

源、疾病发生监测、应急救援的组织管理工作、卫生宣教与免疫接种、保障环境卫生。

1. 参与预案的制订与演练

公共卫生护士需熟悉国家及各级卫生机构传染病和突发公共卫生事件的应急法规、政策及预案，并做好传染病及突发公共卫生事件相关的知识储备，如《中华人民共和国传染病防治法》、国家突发公共事件应急预案、国家自然灾害求助应急预案、常见突发公共卫生事件上报知识等。在此基础上参与本级卫生机构的突发公共卫生事件应急预案的制订与演练工作，并在预案演练后及时调整和修订预案。

2. 评估可利用资源

公共卫生护士的一个重要工作是评估可利用资源，以便于做好传染病及突发公共卫生事件的救援准备，评估内容包括充足的资金、患者的安置点、与其他医疗服务机构的合作协议、传染病及突发公共卫生事件的管理计划和突发公共卫生事件的评估工具。

3. 卫生宣教与免疫接种

针对全人群开展传染病及突发公共卫生事件的健康宣教及预防措施普及；按照人群优先接种秩序，积极开展成人和儿童免疫接种，并做好疫苗接种前后相关注意事项的宣教。

4. 保障环境卫生

空气、光线、水、食物、垃圾、公共场所、道路等环境卫生的管理有助于减少传染病的发生。公共卫生护士需协助保障不同场所的环境卫生，包括：①居住场所，如开展家庭卫生检查；②教育场所，如对学校建筑的卫生情况、学校生活用品以及教室的布置进行检查，保证学生在干净卫生的环境中学习；③生产场所，如定期对工厂或企业的环境卫生进行视察，包括饮食、食堂、厨房、宿舍等；④营业场所，如定期对街道饮食店进行检查，保障饮食卫生等。

5. 做好疾病发生监测

公共卫生护士需能够应用监测潜在危险、危险信息传递等领域的技巧，早期识别传染病及突发公共卫生事件的危险信号，并对所处环境存在的危险因素进行分析。做好疾病调查、案例管理工作，在疾病早期对案例做好延续护理，与地区流行病学家、医生等合作，在 24 小时内完成疾病调查和报告等。

（二）传染病及突发公共卫生事件发生阶段

公共卫生护士在传染病及突发公共卫生事件发生阶段主要承担照护者、管理者和教育者的角色。

1. 作为照护者的工作职责

公共卫生护士须做好传染病及突发公共卫生事件现场环境危险因素的评估，并掌握一定的急救技术；根据伤情的轻重缓急，按优先顺序提供紧急护理，同时为患者提供整体护理，充分考虑伤病员的情感、生理、心理、社会和文化方面的需求。

2. 作为管理者的工作职责

公共卫生护士需要做好信息的收集和判断，及时了解、分析、判断传染病及突发公共卫生事件现场情况，包括传染病及突发公共卫生事件的类型、严重程度、变化情况、卫生资源耗损情况、次生灾害的可能类型与发生先兆。同时,必要情况下做好信息的传递工作,及时与上级救治机构和指挥系统保持信息畅通,向相关政府机构、新闻媒体、公众及时反馈传染病及突发事件信息,减少社会恐慌,并负责与各个医疗机构的联络工作;根据患者情况将其转诊到合适的医疗机构,记录转诊情况以便追踪患者的去向。

3.作为教育者的工作职责

公共卫生护士应能提供二级预防教育,即对伤病员的早诊断和早治疗。公共卫生护士必须能够识别常见的健康问题,并协助医务人员使伤病员得到迅速的治疗;做好家庭访视工作,对已患有传染病的群众,公共卫生护士有前往群众家中访视并劝导其到当地专门的医院或门诊接受诊治的义务。

(三)传染病及突发公共卫生事件后阶段

公共卫生护士在传染病及突发公共卫生事件后阶段的主要工作职责是评估医疗护理需求、评价和修订应急预案、开展健康促进工作。

1.评估医疗护理需求

遵循三级预防的理念,即预防伤残、促进康复。具体包括:对患者接受的治疗护理进行评估,如是否需要转诊;对患者及其家属的心理状况进行评估,积极做好心理疏导和干预工作。

2.评价和修订应急预案

根据应急预案实施的结果,评价该预案是否达到减少死亡率、减少突发公共卫生事件相关损失、增加突发公共卫生事件护理知识等,并在以上评价指标的基础上有针对性地参与应急预案的修订。

3.开展健康促进

评估突发公共卫生事件对全民心理健康和公共卫生产生的不良影响,充分利用各种传播媒介,采取多种宣传形式,积极做好健康促进工作,对于出院患者做好健康指导和随访。

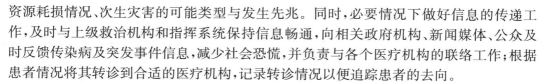

测试一下

1.影响传染病流行过程的因素有哪些?

2.制订传染病预案的流程是什么?

3.传染病及突发公共卫生事件的报告时限是什么?

拓展阅读

[1]林音,祝雪花.社区护士突发公共卫生事件应急救援能力的研究进展[J].护理研究,2021,35(6):1031-1036.

[2]卢次勇,王建明.预防医学[M].5版.北京:人民卫生出版社,2022.

[3]张艳,史岩,薛淑好,等.公共卫生护士的发展历程及启示[J].中华护理杂

志,2021,56(2):310-315.

[4]Rokkas P, Cornell V, Steenkamp M. Disaster preparedness and response: challenges for Australian public health nurses: a literature review[J]. Nursing & Health Sciences,2014,16(1):60-66.

[5]Yoshioka-Maeda K, Iwasaki-Motegi R, Honda C. Preventing the dysfunction of public health centres responding to COVID-19 by focusing on public health nurses in Japan[J]. Journal of Advanced Nursing,2020,76(9):2215-2216.

（梁　琦、郑迦棋）